生物医学分析化学

兰文军　张　静　主编

科学出版社
北　京

内 容 简 介

生命健康是人类社会生活和经济发展的永恒主题。不同于组织影像体内诊断，生物医学分析化学侧重分子生化体外诊断。鉴于目前尚缺乏适用的生物医学分析化学教材，山东省医药生物技术学会组织编写了本书，内容包括生化分析、免疫分析、分子诊断、即时检测、质谱检测、流式分析、体外诊断试剂的临床试验与生产体系。全书编排贯彻"职普融通、产教融合、科教融汇"的理念，强调知识的传承及转化。本书"知行合一"，既有基础理论的阐述，也有产业技术的介绍，同时还有编者的科研成果和工作总结，对生物医学分析化学及相关学科的人才培养具有较高的使用价值。

本书适合生物技术、生物工程、生物科学、药学、生物医学工程、生物医学等本科专业学生使用，也可作为研究生教材和企业员工培训参考用书。

图书在版编目（CIP）数据

生物医学分析化学 / 兰文军，张静主编．—北京：科学出版社，2023.9
ISBN 978-7-03-075508-7

Ⅰ.①生… Ⅱ.①兰… ②张… Ⅲ.①分析化学－应用－生物医学工程－教材 Ⅳ.①R318

中国国家版本馆CIP数据核字（2023）第083766号

责任编辑：席 慧 韩书云 / 责任校对：严 娜
责任印制：张 伟 / 封面设计：金舵手

科 学 出 版 社 出版
北京东黄城根北街16号
邮政编码：100717
http://www.sciencep.com

北京九州迅驰传媒文化有限公司 印刷
科学出版社发行 各地新华书店经销

*

2023年9月第 一 版 开本：787×1092 1/16
2024年2月第二次印刷 印张：15 1/2
字数：400 000

定价：118.00 元

（如有印装质量问题，我社负责调换）

编委会

主　编

兰文军　张　静

副主编

褚福禄　董金华　刘义庆　弭兆元　欧兰香
马翠萍　师　声　王洪春　杨　帆　张癸荣

编　者

董金华　单喜军	康复大学（筹）
冯照雷	山东省公共卫生临床中心
兰文军　张　静	齐鲁工业大学（山东省科学院）
李保伟	潍坊医学院
刘义庆　褚福禄	山东第一医科大学附属省立医院
陆　楠	山东大学基础医学院
马翠萍　赵晓丽	青岛科技大学
弭兆元　景叶松	山东英盛生物技术有限公司
欧兰香　张绍明　李文靖　苏真真　高丽鹤	山东莱博生物科技有限公司
石　超	青岛大学
师　声	山东大学附属生殖医院
王洪春　李晓丽　赵　瑞　张晓时	山东大学齐鲁医院
杨　帆　杨致亭　杨明霞　曹传美　尹　静　宋金玲	山东康华生物医疗科技股份有限公司
张癸荣　李明月	银丰生物工程集团有限公司

校　稿

兰文军　冯照雷　张　静

前言

为面向世界科技前沿、面向经济主战场、面向国家重大需求、面向人民生命健康，发展新时代高等教育，创新本科教育人才培养模式，培养德、智、体、美、劳全面发展的社会主义接班人，山东省医药生物技术学会生物标记与体外诊断技术专业委员会组织在教学、科研、生产及临检一线的专家学者编写了本书。

本书共7篇，内容包括生化分析、免疫分析、分子诊断、即时检测、质谱检测、流式分析、体外诊断试剂的临床试验与生产体系。内容编排上以学生为中心，贯彻“职普融通、产教融合、科教融汇”的理念，突出“问题导向”。本书在每篇开篇内容中首先归纳了相关知识的主要应用场景，以激发学生的学习兴趣、启发学生从应用场景中提出科学问题，并围绕科学问题思考解决方案在应用场景中的合理性和（或）意义。此外，本书也编排了相关科技发展史（含国际、国内）的内容，较详细地叙述了标志性科学人物和里程碑事件，以此引导学生树立正确的世界观、人生观和价值观。

生化分析、免疫分析和分子诊断是生物医学分析化学理论及实践的基石，本书分别详细阐述了相应的识别分子，即酶、抗体和寡核苷酸。同时，也较全面地归纳、介绍了目前主流的生物医学分析化学的方法学原理、检测试剂及配套仪器。在2019～2023年本书编写之际，呼吸道病毒肆虐全球，抗原和核酸即时检测（POCT）需求大幅上升。因此，为响应供给侧产业升级人才培养的需要，本书也对抗原和核酸POCT的原理进行了较为详尽的叙述。质谱检测和流式分析是生物医学分析化学必不可少的重要工具，在遗传代谢病筛查、机体小分子物质精准定量、细胞免疫学分析及细胞分泌因子检测等方面发挥着不可替代的作用。本书通过对质谱仪和流式细胞仪的工作原理、仪器结构及最新进展的叙述，力求达到“抛砖引玉”的效果，以加深学生对生物医学分析仪器物理特性的理解，并为单分子生物医学分析做知识铺垫。限于篇幅，还有一些内容（如电泳、高效液相色谱、凝血分析、微流控）及前沿知识（如基于基因编辑的病原微生物检测）未在本书涉及。

本书编写力求简明扼要、图文并茂，在阐明基础理论的同时，也兼顾产业技术的介绍，同时还有编者的科研成果和工作总结，对生物医学分析化学及相关学科的人才培养具有较高的使用价值，适合生物技术、生物工程、生物科学、药学、生物医学工程、生物医学等本科专业学生使用，也可作为研究生教材和企业员工培训参考用书。生物医学分析化学是汇聚医学、工学、交叉表观遗传学、药物基因组学及宏基因组学的前沿学科，由于编者水平有限，疏漏之处在所难免，敬请同行专家和广大读者批评指正，以便本书在使用过程中不断完善和提高。

《生物医学分析化学》编委会
2023 年 4 月于泉城济南

目录

绪 论

一、生物医学分析化学概述

（一）生物医学分析化学的定义及涉及学科

生物医学分析化学是指利用酶（酶促反应）、抗体、探针、配基、电极及色谱等工具特异性识别待测分子，通过观察关联的光谱学、电磁学等物理性质的变化，定性或定量分析与人类健康相关生物分子的一门交叉学科。

生物医学分析化学涉及化学、物理学、数学、生物学、医学、药学、电子科学与技术、机械工程、光学工程、生物医学工程、软件工程、计算机科学与技术、生物信息学等若干学科。以基因分型为例，需使用基于化学、生物学的体外诊断试剂盒，也需配套使用基于电子科学与技术、机械工程、光学工程、软件工程、计算机科学与技术的检测仪器，还需要利用药物基因组学或生物信息学解读数据。总之，生物医学分析化学是一门“看似简单，做好不易”的新兴交叉学科。

（二）生物医学分析化学的分类及内涵

生物医学分析化学按基本原理可分为生化分析、免疫分析、分子诊断、即时检测、质谱检测、流式分析、凝血分析、电泳及色谱分析等，其中酶、抗体、探针是生物医学分析化学的分子基础。使用更特异的识别分子以更快速、更准确及更稳定的方式识别靶点分子始终是人们追求的目标，因此生物医学分析化学始终处在不断演变、不断提高的发展过程中。

1. 生化分析　很多疾病都直接或间接地与酶功能缺陷或异常有关，因此酶活性或浓度的测定对体外诊断生物制品和药物开发具有重要的意义。检测血液、尿液等体液或分泌物中某些酶的活性或浓度，可反映某些组织、器官损伤的程度，从而辅助疾病的诊断。基于朗伯-比尔（Lambert-Beer）定律，使用分光光度计测定酶催化反应中的底物或产物的显色变化，可以检测酶的活性。同理，通过固定酶的用量也可以检测底物的含量。体外诊断常见的显色体系包括以下三种：辅酶脱氢酶系统、硝基苯衍生物反应系统、过氧化氢（H_2O_2）偶联的指示系统。因为分光光度计具有简便性，人们也常用其测定抗体抗原免疫反应液透光率（浊度）的变化，以检测蛋白质和抗体。此外，能够检测钠、钾等离子的离子选择电极也被归纳为生化分析。

2. 免疫分析　基因是遗传信息的携带者，蛋白质是功能执行者。免疫分析关注的核心内容是利用特异性抗体定性或定量分析抗原。免疫分析所使用抗体的亲和力、异质性、纯度等都会对免疫分析的灵敏度及准确度产生影响，因此抗体是从事体外诊断生物制品和药物研发的科研人员及生物公司所关注的重点。多克隆抗体在免疫检测中有诸多缺陷，科勒和米尔斯坦于1975年发明的杂交瘤单克隆抗体制备技术，将免疫分析带到了一个新的高度。由于工艺相对简单、成本较低，核酸适配子、塑料抗体近年也获得许多重要进展，但其实际运用大多局限于食品安全领域。目前，无论是在体外诊断领域，还是在药物发现领域，蛋白抗体仍然是主要的抗原识别分子。而且，免疫聚合酶链反应（PCR）和单分子免疫分析技术也显著提高了基于蛋白抗体的免疫分析的灵敏度。

3. 分子诊断 通过检测核酸，分子诊断可用于基因分型和突变识别，主要包括实时荧光定量聚合酶链反应（qPCR）、测序、基因芯片及原位杂交等方法，其中qPCR和测序是目前最常用的方法。PCR在体外模拟体内DNA复制，指数级地增加了目标的拷贝数，突破了印迹杂交的局限，是分子诊断的基础。PCR发明至今已经有30多年的历史，但PCR分子诊断也只是近年随着药物基因组学、表观遗传组学及宏基因组学研究的不断深入而得以迅速发展。qPCR的巧妙之处在于荧光信号“开”“关”的可控性，可以预见全光谱、可编程的多重聚合酶链反应（mPCR）是发展趋势之一。

核酸测序已发展至第三代单分子测序，但第二代测序是目前临床应用的主流。针对不同的应用场景和检测靶点，PCR和测序各有所长。一般认为，PCR成本低、操作简便、数据易解读；而测序更适用于高内涵及未知序列的确认。本书付梓之际，全外显子组测序（whole exome sequencing，WES）、全基因组测序（whole genome sequencing，WGS）、靶向测序（targeted sequencing）与mPCR产品在基因分型及伴随诊断领域“鏖战正酣”，同时宏基因组学二代测序（metagenomics next generation sequencing，mNGS）、靶向二代测序（targeted next generation sequencing，tNGS）与mPCR在临床病原体鉴别中也呈现日趋“白热化”的竞争态势。

4. 即时检测 即时检测（point of care testing，POCT）的定义比较宽泛，一般认为仪器小巧、易操作、易解读的检验技术都可定义为POCT，其突出特征是快速、简便，即短时间内简单操作就可获取结果。目前，基于免疫分析和纸层析的胶体金试纸POCT已经完全成熟；基于PCR的一体化核酸POCT异军突起；基于恒温扩增的核酸POCT也在不断完善中。典型的POCT包括血压腕表、血糖仪及试纸、肌钙蛋白试纸、病毒抗原检测试纸等。例如，利用血压腕表居家进行动态血压监测，可以做到：①提高早期无症状的轻度高血压或临界高血压的检出率；②结合心血管药物基因组学，用于监测药物的治疗效果，帮助选择药物、调整剂量与给药时间。由于具有快速和简便的特性，POCT在心肌梗死标志物肌钙蛋白的检测和大规模人群病毒感染筛查等应用场景中发挥着不可替代的重要作用。

5. 质谱检测 利用电磁场区分质核比差异的离子化样本、通过离子电子转换器检测离子流，质谱在生物医学领域中主要被应用于新生儿代谢物筛查、药物浓度监测、代谢物（氨基酸、脂肪酸、胆汁酸）检查、类固醇激素检测（内分泌检测）、微量元素检测、维生素族检测及微生物鉴定等。目前临床常用的质谱有用于小分子（50～2000 Da）定量检测的三重四极杆串联质谱、能提供精准分子质量并可以对大分子定性的飞行时间质谱，以及用于元素分析的电感耦合等离子体质谱等。质谱的独特价值未来可能更多地体现在直接检测蛋白质标志物的宏蛋白质组学、单分子生物分析领域。

6. 流式分析 流式细胞仪可在悬液中检测细胞或颗粒，检测下限低至50个藻红蛋白荧光分子，灵敏度高，准确性好，被广泛应用于细胞亚群分型、细胞活性分析、细胞抗原半定量及分泌因子完全定量等诸多领域。流式细胞仪素有“生物实验室CT”之称，其既可以分析细胞活性，也可以定量抗原，还可以检测核酸；不但可以检测胞内抗原，而且可以半定量胞膜受体，还可以完全定量分泌因子。近年来，显微成像流式、质谱流式及光谱流式等新体制流式细胞仪被不断衍生出来。这不但强化了流式检测功能，也拓展了其应用范围。与化学发光相比，流式抗原检测的显著特性是并行分析。以往流式主要用于细胞分析，但随着高感染病毒的暴发及嵌合抗原受体T细胞免疫疗法（chimeric antigen receptor T-cell immunotherapy，CAR-T）的出现，基于编码微球的分泌因子定量已逐渐普及。“样本进，结果出”（sample in，result out）的自动化、智能化流式细胞仪也已面市。

二、生物医学分析化学发展简史

1913年，美国科学家米凯利斯（Michaelis）和门顿（Menten）根据中间产物学说推导出酶催化作用的米氏方程，为酶学研究提供了重要的研究工具。1852年，比尔（Beer）参考了布格（Bouguer）和朗伯（Lambert）所发表的文章，提出了著名的朗伯-比尔定律（Lambert-Beer law），奠定了生化分析的理论基础。1854年，迪博斯克（Duboscq）和内斯勒（Nessler）等将此理论应用于定量分析化学领域，并设计了第一台比色计。

B淋巴细胞的分化及单克隆抗体产生的理论被称为克隆选择学说，其由伯内特（Burnet，1899～1985）于1957年首次提出。科勒（Kohler）和米尔斯坦（Milstein）在1975年发明了淋巴细胞与肿瘤细胞的杂交瘤技术，解决了制备单克隆抗体的难题。1959年，美国科学家亚洛（Yalow）和伯森（Berson）用放射性碘标记的胰岛素和抗胰岛素抗体的抗原抗体反应，建立了基于放射免疫分析技术的超微量胰岛素定量技术，从此免疫分析研究拉开了历史序幕。

PCR技术最早由穆利斯（Mullis，1944～2019）于1985年发明，成为核酸研究和分子诊断的“基石”。1977年，桑格（Sanger）在加减测序法的基础上创建了双脱氧法（又称链终止法）。1996年，罗纳吉（Ronaghi）和乌伦（Uhlen）建立了焦磷酸测序（pyrosequencing）法。2005年，454公司划时代地推出了基于焦磷酸测序原理的Genome Sequencer 20测序系统，这在测序史上是具有里程碑意义的大事件，其改变了测序的规模化进程，成为第二代高通量测序的先行者。纳米孔分析技术起源于Coulter计数器的发明及单通道电流的记录技术。内尔（Neher）和萨卡曼（Sakamann）于1976年利用膜片钳技术研究了膜蛋白及离子通道，推动了纳米孔测序技术的实际应用进程。1996年，卡萨诺维茨（Kasianowicz）等提出了利用α-溶血素测序DNA的新设想，这是生物纳米孔单分子测序的里程碑事件。

1971年，福克（Faulk）和泰勒（Taylor）首次将胶体金作为标记物用于免疫电镜技术，这标志着胶体金作为一种新型的有色标记物被应用到了免疫学领域。1989年，斯皮尔伯格（Spielberg）等将免疫渗滤技术、胶体金标记物和固相载体相结合，建立了胶体金免疫渗滤技术，实现了从电镜水平到斑点免疫诊断的应用。1990年，贝格斯（Beggs）等在胶体金免疫渗滤技术的基础上建立了更加简易、快速的胶体金免疫层析技术。

19世纪末，德国物理学家戈尔德施泰因（Goldstein）在一次低压放电实验中发现了正电荷粒子。随后德国物理学家维恩（Wien）也观察到放电实验中正对阴极的玻璃管壁上有泛绿的辉光。维恩在研究戈尔德施泰因发现的阳极射线时，制造了一台能测量原子质荷比的仪器，并在1898年通过对阳极射线的分析而测量了氢原子核的质量，这是首次对质子的测量。1912年，英国卡文迪许实验室的汤姆孙（Thomson）改进了维恩所做的仪器，制造了质谱仪的原型机。

1934年，摩尔多瓦（Moldavan）利用装载流动细胞的玻璃管和光电探测器在显微镜下测量了红细胞。1940年，孔斯（Coons）提出用结合荧光素的抗体去标记细胞内的特定蛋白。

1949年，库尔特（Coulter）设计了一种流体中悬浮粒子的计数方法——库尔特计数原理。库尔特计数原理的问世开创了血细胞分析自动化时代。1953年，帕克（Parker）和哈琴（Hutcheon）设计了一种全血单细胞分析装置，这是最早出现的流式细胞仪的雏形。1969年，富尔怀勒（Fulwyler）等基于细胞荧光设计出了第一台流式细胞仪，极大地推动了细胞生物学的发展。

三、生物医学分析化学对社会经济发展的影响

（一）健康生命机体，延长人类寿命

1. 提高生育质量 遗传代谢病病因复杂，临床表现多种多样，治疗效果不佳，对社会和家庭危害大。遗传代谢病除依据家族史和临床特征外，必须依靠实验室检查才能做出判断。20世纪初发现的第一个遗传代谢病——尿黑酸尿症（alkaptonuria）就是通过检测尿中尿黑酸的含量确定的。目前有100多种疾病通过检测生物标志物得到确诊，有效降低了出生缺陷病的发病率。

核型分析是细胞遗传学检测的金标准，但需要羊膜穿刺采取胎儿组织样本，易导致胎儿流产（发生率为5%）。也有的用外周血生化指标来进行胎儿的遗传学检查，但因为不是直接检测胎儿的染色体，准确性有待提高。卢煜明教授在1997年首次发现游离胎儿DNA存在于母体血浆中；2002年解决了从孕妇的血液中识别出胎儿DNA的关键问题；2008年建立了测序方法，显著提高了唐氏综合征的检出率。

2. 保障人类健康 高尿酸血症（痛风）是人体内嘌呤代谢异常而致尿酸合成增加、尿酸盐结晶沉积引起的病变，可累及患者足部发生炎症性关节炎。别嘌呤醇是目前高尿酸血症治疗的“基石”药物，但也可引发严重的超敏反应综合征——别嘌呤醇超敏反应综合征（allopurinol hypersensitivity syndrome，AHS）。*HLA-B* 58:01*基因频率高的亚裔在服药之前检测*HLA-B* 58:01*的基因型，可指导别嘌呤醇的用药，大幅降低AHS的发病率。

质谱在生物医学领域中也常被用于检测：营养健康领域的维生素；物质代谢相关的糖类、氨基酸、肉碱类物质；内分泌相关的孕激素、盐皮质激素、糖皮质激素、雌激素、雄激素；以及特定疾病的生物标志物，如预测心血管疾病的神经氨酰、用于嗜铬细胞瘤诊断的儿茶酚胺类物质。

（二）提供技术支持，推动产业发展

化学发光正逐步取代酶联免疫分析，2018年、2019年国内行业增速超过20%。虽然受到新冠疫情的影响，但国内化学发光市场规模2021年仍达到300亿元左右。当前分子诊断处于高速发展阶段，从最初的病原微生物鉴别、遗传病的诊断，发展到现在的心血管慢病管理、肿瘤早筛及伴随诊断，应用场景已逐步扩展至所有疾病谱，其中心血管慢病管理、肿瘤早筛各自均有千亿元市场规模前景。当前我国分子诊断市场规模略落后于欧美等发达国家，2017年市场规模近百亿元。2019年暴发的新冠疫情拉动了分子诊断试剂盒和仪器的销售，预计近3年国内分子诊断销售额年增长率在30%以上。

（三）控制疫情暴发，保持社会稳定

近几年暴发的新型冠状病毒肺炎（COVID-19）已成为全球突发公共卫生事件，疫情发

展呈现出长期化、复杂化态势。自新冠疫情暴发以来，国内外抗疫的经验和教训已充分表明：高效、快速、准确的实验室诊断技术是确保患者尽早收治、阻止疫情发展的关键环节；“抗原筛查、核酸诊断”是病毒感染防控的有效措施。

以微球芯片检测分泌因子，监测机体免疫状态，在病毒感染重症患者治疗中发挥着重要作用：①预警细胞因子风暴，区分细胞因子风暴的全身炎症反应综合征（systemic inflammatory response syndrome，SIRS）、代偿性抗炎反应综合征（compensatory anti-inflammatory response syndrome，CARS）、失代偿性炎症反应综合征（mixed antagonist response syndrome，MARS）3种免疫状态；②鉴别细菌/病毒感染；③指导临床激素和抗炎药的应用。

（兰文军）

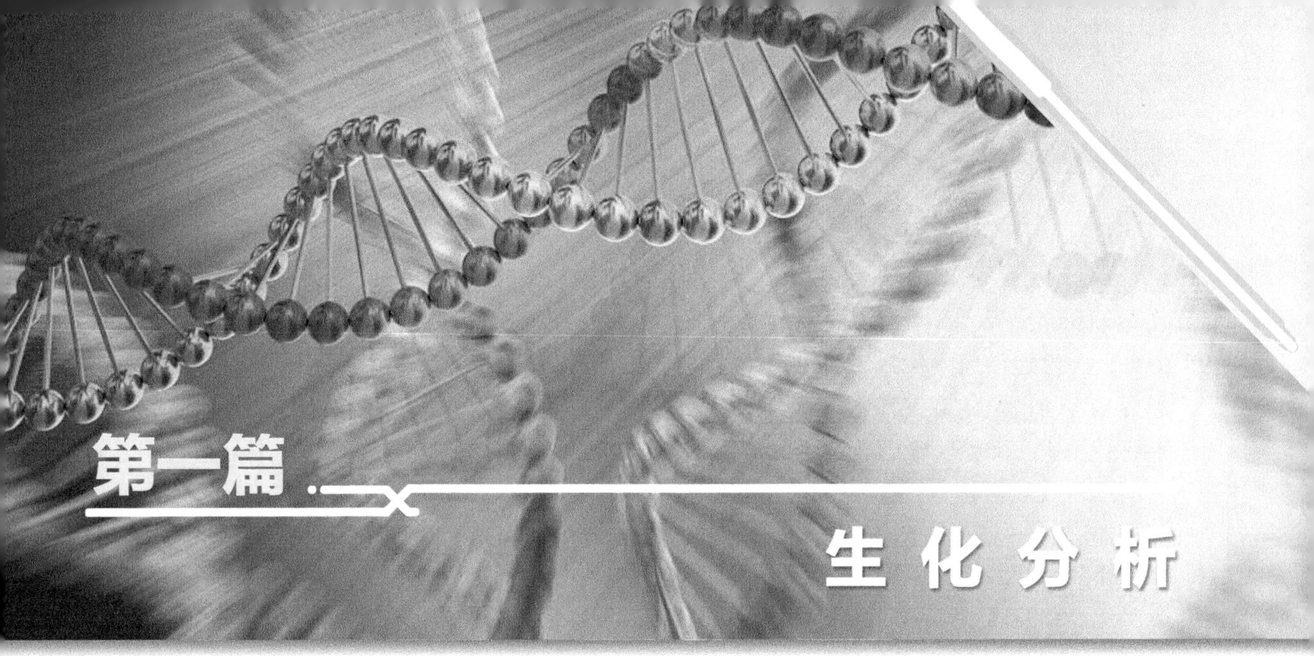

第一篇 生化分析

1886年德国建立了第一个临床实验室，1895年美国建立了第一个临床实验室。追溯历史，临床生化分析的整个孕育和发展到目前为止虽然只有100多年的历史，但其中有几次技术和概念方面的重大突破，促进了临床生化分析的进步和发展。

临床生化分析的发展，离不开蛋白酶学的发展。生物体内的新陈代谢是由一系列复杂而有序的化学反应完成的。这些化学反应在体外常需要高温、高压、强酸、强碱等严格的条件，而依赖于生物催化剂酶的辅助，在生物体内温和的环境中，几乎所有的反应都能够得以发生。

本篇的主要内容为临床生化分析的理论和应用，具体涉及蛋白酶的基础理论和临床应用、临床生化分析方法学原理及生化分析仪等内容。随着医学的发展，用于判断病情和诊断疾病的实验方法大量涌现，检测项目已进入分子水平，其结果的可靠性和临床价值日益提高。临床生化分析主要应用于以下几个方面。

1. 产前筛查 患有严重遗传代谢病的胎儿的出生不利于民族健康和社会发展。遗传代谢病病因复杂，临床表现多种多样，治疗效果不佳，对社会和家庭危害大。遗传代谢病除依据家族史和临床特征外，必须依靠实验室检查才能做出判断。20世纪初发现的第一个遗传代谢病——尿黑酸尿症就是通过检测尿中尿黑酸的含量而确定的。1952年，科里（Cori）证实葡萄糖-6-磷酸酶缺陷是糖原贮积症的主要病因，提出了酶检测诊断方法；接着建立了溶酶体贮积症的酶学检测方法，成为该病的主要诊断方法。20世纪60年代后期，美国格思里（Guthrie）建立了干血滴滤纸片枯草杆菌抑制法对新生儿进行筛查，至今仍被许多国家所采纳。目前有100多种疾病通过检测生物标志物得到确诊，有效降低了出生缺陷病的发病率。

2. 疾病诊断 许多研究证明，人体的生化代谢异常可能是疾病特有的，或者早于临床症状和体征出现，其异常和病情严重程度与预后相关。临床应用生物化学检验的结果来诊断疾病的范围很广，如肝、胆、胰、肾、心血管、骨骼、高脂血症、内分泌、神经、精神及肿瘤等疾病，而且已开展了许多能早期诊断疾病的检验项目，如尿微量白蛋白、转铁蛋白等肾小球损伤标志物；肌红蛋白、肌钙蛋白等心肌损伤标志物。1908年，沃尔格穆特（Wohlgemuth）首先提出尿淀粉酶测定作为急性胰腺炎的诊断指标，以后又有血清碱性磷酸酶和酯酶的测定。1954年，拉杜（LaDue）等先后发现血清乳酸脱氢酶及转氨酶含量在不少疾病中增高。近30年来临床酶学项目越来越多，已发展成为诊断酶学这一分支。目前方法学上又有了很大发展，同工酶的概念和检测及酶谱分析，都大大地增加了诊断的特异性和灵敏度。

3. 给药监测 根据血液及其他体液中的药物浓度，调整药物剂量，能够保证药物治疗的有效性和安全性。患者对治疗药物的反应和代谢存在着个体差异，为使药物达到最佳疗效，减少毒副作用，必须依据不同个体对药物的反应情况调整给药剂量。一些药物根据临床表现和生化指标就可以判断疗效。例如，降压药可通过观察血压的下降程度来判断其降压效果；利尿药、降糖药等可通过水肿程度、血糖和尿糖值来判断疗效。但是，部分药物缺乏直观简单的效应指标，且有些药物剂量与血药浓度之间只在一定范围内呈线性关系，只能通过监测血中的药物浓度来调整用药方案，以获取较好的疗效。20世纪60年代末和70年代初，研究者相继报道了普鲁卡因胺和地高辛药物效应与血药浓度的关系。治疗性药物监测工作在现代医院中占有的比例日益增加。在有些大型医院中，它的工作量已达整个临床生物化学工作的1/3左右。

第一章 蛋白酶

第一节 发展历史

人类对酶的了解经历了漫长的过程。4000多年前，古希腊人就知道用糖发酵造酒。我国在周代以前就已经开始采用发酵的方式制酱、酿酒和造醋，并在18世纪康熙年间提出“酶者，酒母也”。18世纪末期，意大利科学家斯帕兰扎尼（Lazzaro Spallanzani）发现胃液中含有某种消化分解食物的化学成分，但未明确该化学成分的性质。酶学的研究历史可以追溯至1833年，法国的帕扬（Anselm Payen）和佩尔索（Jean-Franois Persoz）用乙醇从麦芽的抽提液中分离得到一种可将淀粉水解成可溶性糖的物质，将其命名为diastase，也就是我们熟知的淀粉酶，这是人类首次分离出酶并发现其具有催化活性和热敏感性。1836年，德国科学家施万（Theodor Schwann）首次从动物胃液中分离出能消化白蛋白的物质，并将其命名为pepsin，即胃蛋白酶，解开了斯帕兰扎尼留下的消化之谜。1857年，巴斯德（Louis Pasteur）证明“发酵”是酵母细胞生命活动的结果。1876年，库内（William Kuhne）把酵母中能够使乙醇发酵的物质命名为“酶”（enzyme）。

酶的近代研究主要集中在酶的化学本质和催化功能方面。1896年，德国化学家布赫纳（Eduard Buchner）提出：酶可以不依靠细胞而产生作用，并因此获得诺贝尔化学奖。1902年，亨利（Victor Henri）基于蔗糖水解实验提出了酶的中间产物学说。1913年，美国科学家米凯利斯（Leonor Michaelis）和门顿（Maud Menten）根据中间产物学说推导出酶催化作用的米氏方程，为酶学研究提供了重要的研究工具。1926年，美国科学家萨姆纳（James B. Sumner）从刀豆种子中提取出脲酶的结晶，并首次通过化学实验证实脲酶是一种蛋白质。随后，科学家相继提取出胃蛋白酶、胰蛋白酶等多种酶的蛋白质结晶，同时指出酶是一类具有生物催化作用的蛋白质。从此酶学研究迅速发展，众多科学家因在酶学研究中取得重大发现而获得诺贝尔奖。酶的研究历史就是蛋白质的研究历史，也是生物化学和分子生物学的研究历史。

1981年，美国科学家切赫（Thomas Cech）和他的同事在研究中发现四膜虫L19 RNA在一定条件下具有与“酶”类似的催化活性。为了与酶区分，切赫将它命名为ribozyme，译名“核酶”。核酶的发现极大地拓展了酶的传统观念。1986年，特拉蒙塔诺（Alfonso Tramontano）等发现所合成的单克隆抗体具有酶的特性，因此将其命名为催化性抗体（catalytic antibody），又名抗体酶（abzyme）。之后，一系列采用生物技术合成、改造的非蛋白质和非核酸生物催化剂（如模拟酶、人工酶、杂交酶、克隆酶等）相继问世。核酶、抗体酶及仿生生物催化剂极大地丰富了原有的生物催化剂的概念。但酶仍然是生物体内最主要的生物催化剂。

第二节　酶的基础知识

随着酶学相关研究的不断发展，核酶、抗体酶等生物催化分子相继被发现，酶的概念得到了很大的拓展。但传统意义上，天然酶的化学本质仍然主要是蛋白质，具有蛋白质的相应理化性质和生物学特点。从结构上看，酶与其他蛋白质一样，具有一级、二级、三级，甚至四级结构，分子结构的完整性决定了酶催化作用的实现。

一、酶的概念

酶（enzyme）是由生物细胞产生的、对特异性底物具有高度特异性和高效催化能力的生物大分子。由酶催化的反应称为酶促反应。其中，酶促反应中被酶催化的物质称为底物（substrate，S），经酶催化生成的物质称为产物（product，P），酶所具有的催化功能称为酶的活性，酶丧失催化功能称为酶失活；加速酶促反应的物质称为酶的激活剂（activator），减慢甚至终止酶促反应的物质称为酶的抑制剂（inhibitor）。

二、酶的命名

酶的命名包括习惯命名法和系统命名法两种。

（一）习惯命名法

习惯命名法一般是以酶的催化底物、反应性质和酶的来源命名。例如，催化氧化反应的酶称为氧化酶，催化脱氢反应的酶称为脱氢酶，水解淀粉的酶称为淀粉酶。当同一种酶的来源不同时，可在前面加上来源部位，如唾液淀粉酶等。

（二）系统命名法

系统命名法由国际生物化学与分子生物学联盟（International Union of Biochemistry and Molecular Biology，IUBMB）制定。系统命名法规定，每种酶的名称应包括底物名称和反应类型两部分，如果酶催化的反应中有两种或多种底物，则底物之间用“：”分开。同时，应对酶进行分类编号，分类编号由 4 组数字组成，编号前冠以EC［为酶学委员会（enzyme commission）的缩写］，数字间用“.”分隔。例如，乳酸脱氢酶的系统命名法，催化的反应是

$$\text{乳酸}+NAD^+ \xrightarrow{\text{乳酸脱氢酶}} \text{丙酮酸}+NADH+H^+$$

反应体系中有乳酸和NAD^+两种底物，它的系统名称是乳酸：NAD^+乳酸脱氢酶。其分类编号为EC1.1.1.27，第一组数字表明该酶属于六大类中的哪一类；第二组数字指出该酶属于哪一个亚类；第三组数字指出该酶属于哪一个亚亚类；第四组数字表明该酶在亚亚类中的顺序号。

三、酶的分类

（一）根据酶的分子组成分类

1. 单纯酶（simple enzyme）　分子组成中仅含有蛋白质的酶，水解后的产物只有氨基

酸，如脲酶、核糖核酸酶、淀粉酶、溶菌酶等水解酶类。

2. 结合酶（conjugated enzyme） 除了由氨基酸构成的蛋白质部分，此类酶分子中还有非蛋白质组分。其中，蛋白质部分称为酶蛋白（apoenzyme），非蛋白质部分称为辅因子（cofactor）。酶蛋白和辅因子单独存在时都无催化活性，只有两者结合成完整的酶分子，才具有催化活性，因此这种酶也称为全酶（holoenzyme）。酶促反应中，酶蛋白决定酶促反应的特异性，而辅因子决定酶促反应中电子、原子或某些基团的转移，即决定催化反应的类型。根据与酶蛋白结合的牢固程度的不同，可将辅因子分为辅酶和辅基两类。

1）辅酶（coenzyme） 多为小分子有机化合物等，与酶蛋白结合比较疏松，一般为非共价键结合，可以用透析或超滤等方法去除。辅酶在酶促反应中主要起传递氢原子、电子或转移化学基团等作用，常含有B族维生素衍生物或卟啉类小分子化合物。在大多数情况下，一种酶蛋白只能与一种辅酶结合，组成一种全酶，催化一种或一类底物进行某种化学反应；而一种辅酶可以与不同的酶蛋白结合，组成多种全酶，分别对不同的底物起催化作用。

2）辅基（prosthetic group） 一般与酶蛋白通过共价键结合，结合牢固，不能用透析或超滤等方法去除，常见的有金属离子，如K^+、Na^+、Mg^{2+}、Ca^{2+}、Mn^{2+}、Zn^{2+}、Fe^{2+}、Fe^{3+}等。有的金属离子与酶的结合较为紧密，提取过程中不易丢失，这类酶称为金属酶（metalloenzyme）；有的金属离子与酶的结合是可逆的，这类酶称为金属激活酶（metal activated enzyme）。辅基的作用主要有：参与电子的传递；连接酶与底物，起桥梁作用；稳定酶的特定空间构象；通过中和电荷、降低反应中的静电斥力等方式影响酶的活性。

有些酶可以同时含有不同类型的辅因子。例如，细胞色素氧化酶既含有血红素，还含有Cu^+/Cu^{2+}；琥珀酸脱氢酶同时含有黄素腺嘌呤二核苷酸（FAD）和Fe^{2+}。

（二）根据酶蛋白的分子结构和大小分类

1. 单体酶（monoenzyme） 仅含有一条多肽链的酶，其分子质量较小，为13～35 kDa，这类酶大多数是催化水解反应的酶，如核糖核酸酶、溶菌酶、胰蛋白酶等。

2. 寡聚酶（oligomeric enzyme） 由多个相同或不同的亚基以非共价键相连组成的酶，其分子质量从35 kDa到几百万kDa，如蛋白激酶A、苹果酸脱氢酶、琥珀酸脱氢酶等。

3. 多酶复合物（multienzyme complex）或多酶体系（multienzyme system） 生物体内的代谢大多需要多种酶连续催化完成。这些催化不同化学反应，但功能相关、彼此嵌合在一起形成的酶复合体称为多酶复合物。它有利于一系列反应的连续进行。其分子质量较大，一般都在几百万kDa以上。例如，丙酮酸脱氢酶复合体由丙酮酸去氢酶、二氢硫辛酰基乙酰基转基酶、二氢硫辛酰基去氢酶三种酶组成。

4. 多功能酶（multifunctional enzyme） 有些酶在进化的过程中发生基因融合，具有多种催化功能的相关酶融合成一条多肽链，这类酶称为多功能酶。一个多功能酶可能有多个酶活性中心，分别催化不同的化学反应。例如，脂肪酸合酶是由7种具有不同催化功能的酶融合在一条多肽链中形成的多功能酶。

（三）根据酶促反应的性质分类

1. 氧化还原酶类（oxidoreductases） 催化底物进行氧化还原的酶类，包括氧化酶和还原酶，如乳酸脱氢酶、琥珀酸脱氢酶等。

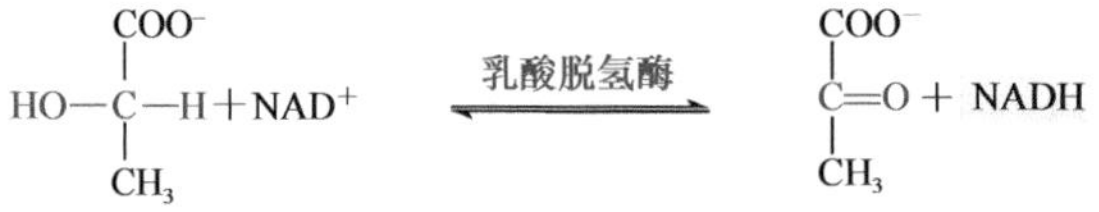

乳酸盐　　　　丙酮酸盐

2. 转移酶类（transferases）　催化不同底物间进行某些基团转移或交换的酶类，如丙氨酸氨基转移酶、甲基转移酶、激酶等。激酶可催化磷酸基团的转移。例如，已糖激酶可催化磷酸基从ATP转移至葡萄糖，使之转化为6-磷酸葡萄糖。

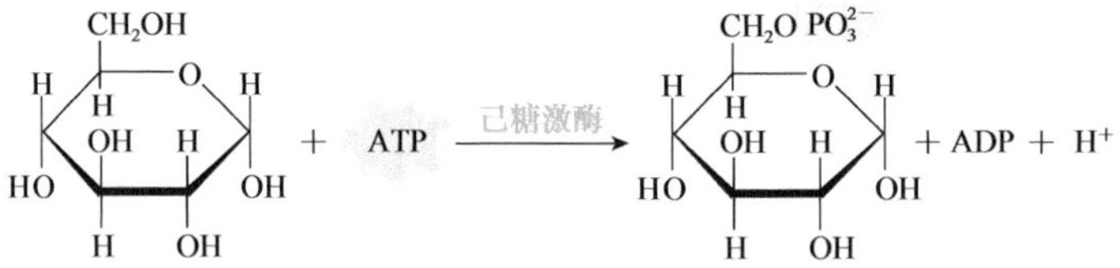

葡萄糖　　　　6-磷酸葡萄糖

3. 水解酶类（hydrolases）　催化底物发生水解反应的酶类，如淀粉酶、蛋白酶、酯酶等，分别催化糖苷键、肽键、酯键。

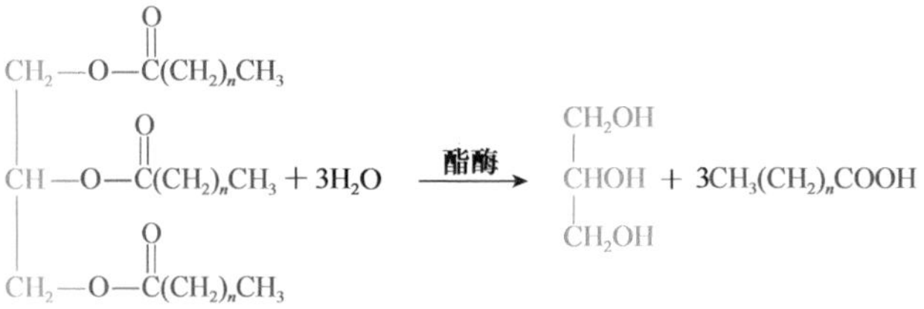

甘油三酯　　　　甘油　　脂肪酸

4. 裂解酶类（lyases）　催化一种化合物裂解成两种产物或其逆反应的酶类，如醛缩酶、柠檬酸合酶、延胡索酸酶等。在三羧酸循环中，延胡索酸酶催化延胡索酸/苹果酸酯键水合或脱水的可逆反应。

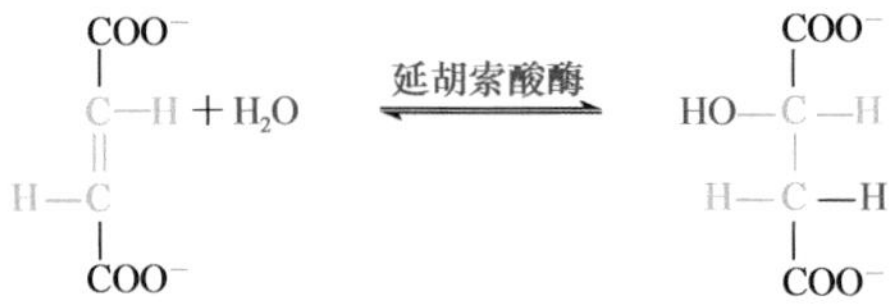

延胡索酸　　　　苹果酸

5. 异构酶类（isomerases）　催化同分异构体之间相互转变的酶类，如磷酸丙糖异构酶、磷酸己糖异构酶、磷酸甘油酸变位酶等。磷酸甘油酸变位酶可催化3-磷酸甘油酯转化为2-磷酸甘油酯。

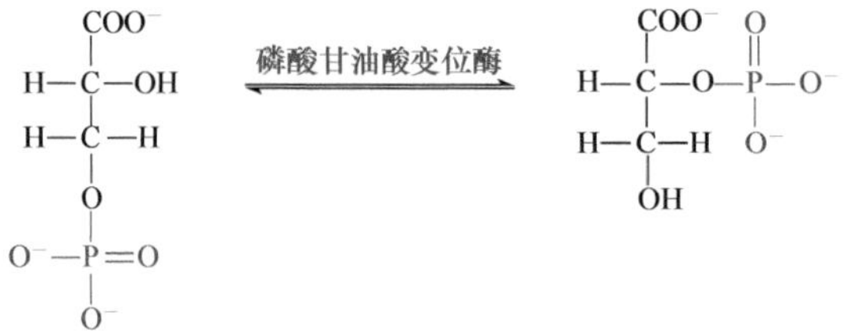

3-磷酸甘油酯　　　　2-磷酸甘油酯

6. 合成酶类或连接酶类（ligases） 催化2分子底物化合成1分子产物，同时偶联ATP消耗的酶类，如DNA聚合酶、DNA连接酶、谷胱甘肽合成酶等。DNA连接酶将2个DNA片段的酯键形成磷酸二酯键，借此可将DNA双链上的两个缺口连接起来。

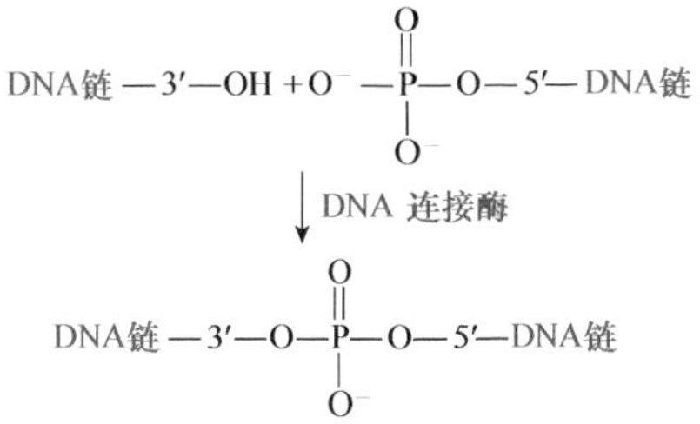

7. 同工酶（isoenzyme） 具有相同的催化功能，但分子结构、理化性质及酶反应动力学特性［如米氏常数（K_m）］各不相同的一组酶称为同工酶。乳酸脱氢酶（lactate dehydrogenase，LDH）是最先被发现的同工酶，由4个亚基组成，亚基有骨骼肌型（M型）和心肌型（H型）两种。

四、酶的必需基团与活性中心

酶分子中与活性密切相关的化学基团称为酶的必需基团（essential group）。常见的必需基团有丝氨酸残基的羟基、半胱氨酸残基的巯基、组氨酸残基的咪唑基及酸性氨基酸残基的非α-羧基等。

这些必需基团在一级结构上可能相距很远，但在空间结构上可以彼此靠近而形成特定的区域。酶分子中能与底物特异结合并将底物转化为产物的特定空间结构，称为酶的活性中心（active center）或活性部位（active site）。辅酶或辅基参与酶活性中心的形成。

构成酶活性中心的必需基团有结合基团（binding group）和催化基团（catalytic group）两类。其中，结合基团负责与底物结合，使之与酶形成酶-底物（ES）复合物；催化基团则使底物发生化学反应并将其转变成产物。此外，还有一些必需基团虽然不参与活性中心的组成，但对维持酶活性中心应有的空间构象和作为调节剂的结合部位而言是必需的，这些基团是酶活性中心外的必需基团。酶活性中心对维持酶的催化活性至关重要，一旦酶的活性中心被破坏，酶的催化活性也随即丧失。

五、酶的催化特点

作为生物催化剂，酶具有一般催化剂的共性：酶只能催化热力学上允许的反应；在反应前后，酶的质和量不会发生变化，只能使反应达到平衡点的速度加快，而不能改变反应的平衡点。除了具有一般催化剂的共性以外，酶还有以下独特的特点。

（一）高效性

酶具有极高的催化效率，对同一化学反应，酶比一般催化剂催化反应的速度快10^7～10^{13}倍。例如，脲酶催化尿素的水解速度是H^+催化作用的7×10^{12}倍。

（二）特异性

酶对所催化的底物具有较严格的选择性，即一种酶仅作用于一种或一类化合物，或一定的化学键，并生成特定的产物。酶的这种特性称为酶的特异性或专一性。根据酶对底物的选择程度不同，其特异性可分为以下三种类型。

1. 绝对特异性（absolute specificity） 此类酶仅作用于一种底物，催化一种反应，生成一种特定的产物。例如，脲酶仅能催化尿素水解生成CO_2和NH_3；琥珀酸脱氢酶仅能催化琥珀酸与延胡索酸之间的氧化还原反应。

2. 相对特异性（relative specificity） 此类酶可催化一类化合物（group specificity）或作用于一种化学键（linkage specificity）。例如，己糖激酶可催化多种6碳糖的磷酸化，而磷酸酶对一般的磷酸酯键都有水解作用。

3. 立体异构特异性（stereo specificity） 此类酶对底物分子的立体异构体具有选择性。例如，某些糖代谢的酶类仅作用于D-葡萄糖及其衍生物，对L-葡萄糖及其衍生物则无催化活性。

（三）不稳定性

对于大多数以蛋白质为本质的酶来说，凡是能引起蛋白质变性的因素（如强酸、强碱、高温、重金属盐、有机溶剂、紫外线等），都能使酶蛋白变性，影响酶的活性，甚至使酶完全失活。

（四）可调节性

酶促反应速率的快慢取决于酶活性的强弱。酶活性受机体内多种因素的调节。例如，酶生物合成的诱导和阻遏调节、酶的化学修饰调节、抑制剂和激活剂的调节、代谢物的反馈调节及神经体液因素的调节等。通过酶活性的调节，可以改变机体内物质代谢反应的速度和方向，使生命活动中各种物质代谢有条不紊地进行，适应不断变化的内、外环境。

六、酶原和酶原激活

大多数的酶天然具有催化活性，但有些酶在细胞内合成后并不随即具有催化活性，只有在某些因素的作用下，经过一定的加工、剪切，使其空间构象发生改变后才表现出酶活性。这种无活性的酶前体称为酶原（zymogen或proenzyme）。从无活性的酶原转变为有活性的酶的过程称为酶原激活。

酶原激活实际上是酶活性中心形成或暴露的过程。胃蛋白酶、胰蛋白酶、糜蛋白酶等初分泌时都是以酶原形式存在的，在一定条件下才转化成相应的酶。例如，胰蛋白酶原进入小肠后，在Ca^{2+}作用下被肠激酶激活，分子构象发生改变，形成酶的活性中心，从而成为有催化活性的胰蛋白酶。胰蛋白酶原被肠激酶激活后，生成的胰蛋白酶除可以自身激活外，还可进一步激活糜蛋白酶原、羧基肽酶原A和弹性蛋白酶原，从而加速对食物的消化过程（图1-1）。

酶原只能在特定部位、环境和条件下才能被激活成酶，这一特性具有重要的生理意义，可以避免细胞产生的蛋白酶对自身的消化，还保证了酶在特定部位与环境发挥其催化作用，从而保证体内代谢过程的正常进行。消化管的蛋白酶初分泌时以酶原形式存在，能保护消化器官本身不被酶水解破坏。若胰蛋白酶原在胰腺内被激活，往往就会导致急性胰腺炎。血液中凝血与纤维蛋白溶解系统的酶类也都以酶原的形式存在，激活的凝血因子会使凝血酶原转化为凝血酶，促进血液凝固。酶原的激活是生物体内一种重要的酶活性调节方式，使酶能在特定的组织适时地表达其生物学活性，对相应反应起调控作用。

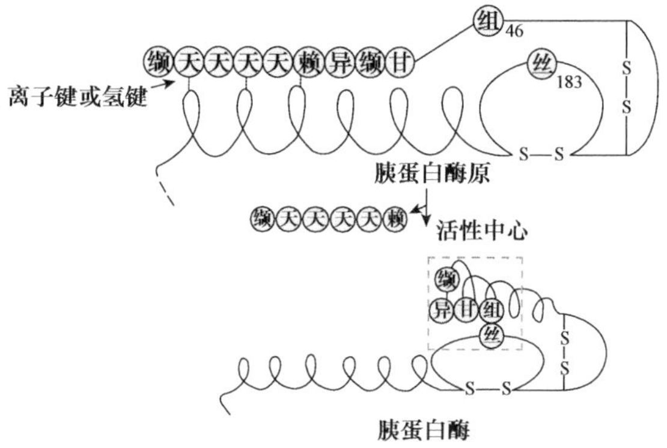

图1-1 胰蛋白酶原的激活示意图

第三节 酶促反应

一、米氏方程

1913年，米凯利斯（Michaelis）和门顿（Menten）提出了酶促反应速率和底物浓度关系的数学表达式，即著名的米曼氏方程，简称米氏方程。其中，V_{max}为最大反应速率，[S]为底物浓度，K_m为米氏常数，V为底物S在不同浓度时的反应速率。

$$V=\frac{V_{max}\times[S]}{K_m+[S]}$$

米氏常数K_m的意义如下。

（1）当酶促反应速率进行到最大反应速率一半时（即$V=1/2V_{max}$），K_m值等于此时的底物浓度，即$K_m=[S]$。也就是说，米氏常数是酶促反应速率为最大反应速率一半时的底物浓度（单位是mol/L）。

（2）K_m是酶的特征性常数之一，仅与酶的结构、底物和反应环境（如温度、pH、离子强度等）有关，与酶的浓度无关。

（3）通过K_m值可判断酶与底物的亲和力。K_m值越大，酶与底物的亲和力越小，酶促反应速率也就越慢；K_m值越小，酶与底物的亲和力就越大，酶促反应速率也就越快。

（4）如果一种酶有多个底物，则不同底物有各自特定的K_m值。K_m值最小的底物是该酶的天然底物，即最适底物。

二、酶催化的基本原理

（一）降低活化能

酶和一般催化剂一样，都能降低反应的活化能。在反应体系中，底物分子所含能量的平均水平较低，很难发生化学反应。在反应的任何瞬间，只有那些能量较高、达到或超过一定水平的过渡态分子（即活化分子）才有可能发生化学反应。由于酶与底物的特异结合是释能反应，释放的结合能是降低活化能的主要能量来源，因此酶比一般催化剂能更有效地降低反应的活化能，使底物只需较少的能量便可进入反应过渡态（图1-2）。

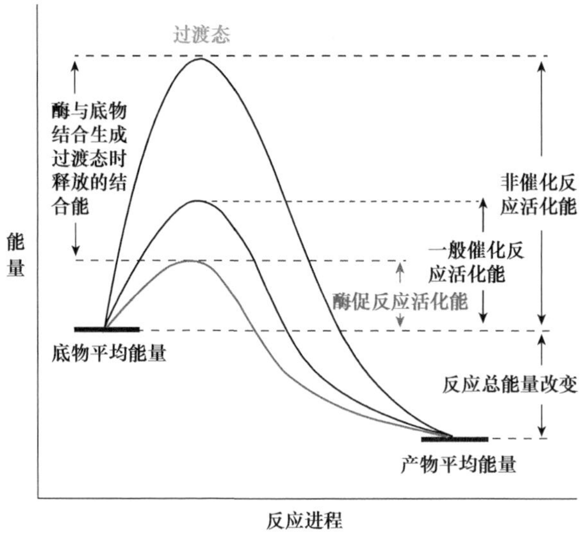

图1-2　酶促反应活化能的变化

（二）形成过渡态

酶活性部位的结合基团能否有效地与底物结合，将底物转化为过渡态，并释放结合能，从而降低活化能，是酶能否发挥其催化作用的关键。

三、影响酶促反应的因素

影响酶促反应的因素主要包括酶浓度、底物浓度、温度、pH、激活剂和抑制剂等。

（一）酶浓度

酶促反应中，当底物足够时，增加酶浓度，酶促反应速率也会相应加快，且二者呈正比例关系，即酶浓度越高，酶促反应速率越快。

（二）底物浓度

底物浓度是影响酶促反应速率最主要的因素。底物浓度的变化对反应速率的影响趋势呈矩形曲线。底物浓度较低时，反应速率随底物浓度的增高而急剧加快，两者成正比关系。随着底物浓度继续增高，反应速率增加的幅度会不断降低。当反应进行到一定程度以后，即使继续增加底物浓度，反应速率也不再增大，即达到最大反应速率（V_{max}）。这说明此时酶的活性中心已被底物饱和。所有的酶均有此饱和现象，只是达到饱和时所需的底物浓度不同而已。

（三）温度

酶促反应速率达到最大反应速率时的温度是酶作用的最适温度。人体多数酶的最适温度为37℃。当反应体系的温度低于最适温度时，随着反应体系温度的升高，底物分子的热运动加快，增加分子碰撞的机会，提高酶促反应速率。有研究显示，反应体系每升高10℃，反应速率可增加1.7～2.5倍。温度对酶促反应速率具有双重影响。升高温度一方面可加快酶促反应速率，另一方面也增加酶变性的机会。温度升到60℃以上，大多数酶即开始变性；80℃时，多数酶的变性已不可逆转，即使温度下降也不能使酶活性恢复。但低温一般不破坏酶，只是使酶活性变弱，当温度再升高时，酶活性又增强。

温度对酶促反应速率的影响在临床实践中具有以下重要的意义。

（1）临床上低温麻醉就是利用酶的这一性质以减慢组织细胞的代谢速率；

（2）可利用低温保存酶制剂、生物制品和酶检测标本（如血清等）；

（3）临床上可用高温消毒灭菌；

（4）进行实验室检查时通过适当提高温度、缩短时间等方法可进行酶的快速检测。

（四）pH

酶分子的许多极性基团在不同的pH条件下解离状态不同，其所带电荷的种类和数量也各不相同。酶活性中心的某些必需基团往往仅在某一解离状态下才最容易与底物结合或具有最大的催化活性。因此，pH的改变对酶催化作用的影响很大，酶只在一定pH范围内才具有催化活性。酶促反应速率达到最大反应速率时溶液的pH即为酶的最适pH。溶液环境偏离最适pH越远，酶活性越低，过酸、过碱都可使酶变性或失活。虽然不同的酶最适pH各不相同，但除少数酶（如胃蛋白酶的最适pH为1.8）以外，人体内多数酶的最适pH均为弱碱性（图1-3）。

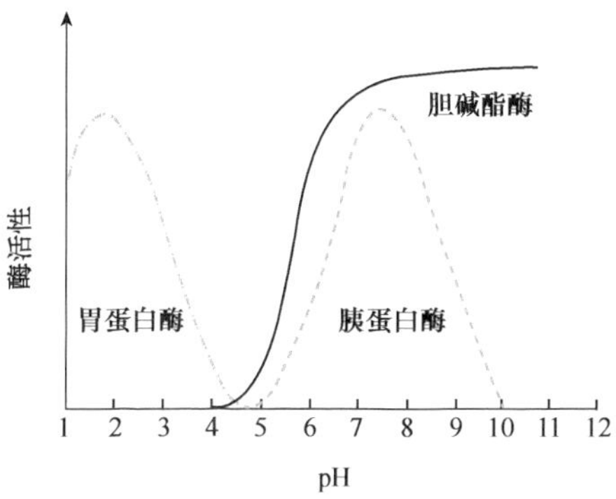

图1-3 pH对酶活性的影响

最适pH不是酶的特征性常数，而是受底物的种类和浓度、缓冲溶液的性质与浓度、介质的离子强度、温度及反应时间等因素的影响。因此，在测定酶活性时应选择最适pH，并应用适当的缓冲液，以维持酶较高的催化活性和稳定性。

（五）激活剂

激活剂大多为金属离子（如Mg^{2+}、K^{+}、Mn^{2+}等），少数为阴离子（如Cl^{-}等），可分为必需激活剂和非必需激活剂。酶促反应中不可缺少的激活剂称为必需激活剂（essential activator），如Mg^{2+}是己糖激酶的必需激活剂。而有些酶没有激活剂存在时活性很低，有激活剂存在时酶活性显著提高，这种激活剂称为非必需激活剂（non-essential activator），如Cl^{-}是唾液淀粉酶的非必需激活剂。激活剂在参与酶活性中心的构成、促进酶与底物结合、稳定酶分子构象等方面具有重要作用。另外，还有许多有机化合物激活剂，如胆汁酸盐等。从作用机制来看，激活剂可与酶活性中心以外的部位结合，进而使酶蛋白构象发生变化，使酶活性中心更适合与底物结合，催化底物生成产物。

（六）抑制剂

能使酶催化活性下降而不引起酶蛋白变性的物质，称为抑制剂。酶的抑制剂多与酶活性中心内、外的必需基团相结合，从而抑制酶的催化活性，去除抑制剂后酶活性可得以恢复。根据抑制剂和酶作用方式的不同，酶的抑制作用分为不可逆性抑制与可逆性抑制两大类。

1．不可逆性抑制剂　不可逆性抑制剂常与酶活性中心的必需基团以共价键结合，使酶失活而不能用透析、超滤等方法予以去除，只能通过共价键解离的方式才能使酶的活性恢复。例如，当发生敌百虫、敌敌畏等有机磷类杀虫剂中毒时，有机磷农药特异性地与乙酰胆碱酯酶活性中心丝氨酸残基的羟基结合，使乙酰胆碱酯酶失活，导致乙酰胆碱储积，使胆碱能神经持续兴奋，患者可出现恶心、呕吐、多汗、肌肉震颤、惊厥等症状。只有采用解磷定才能破坏共价键，解除有机磷对酶的抑制作用，使乙酰胆碱酯酶活性恢复。相应的反应式如下。

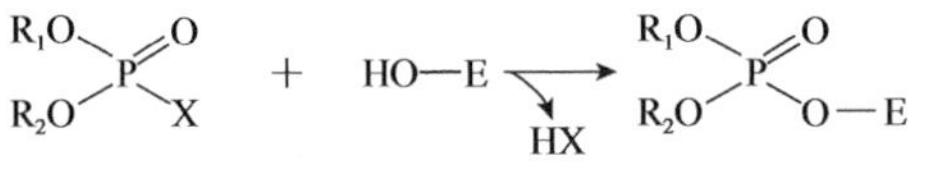

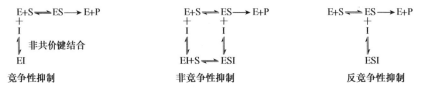

有机磷化合物　　乙酰胆碱酯酶　　磷酰化胆碱酯酶

R_1:烷基、胺基等；R_2：烷基、胺基、氨基等；X：卤基、烷氧基、酚氧基等

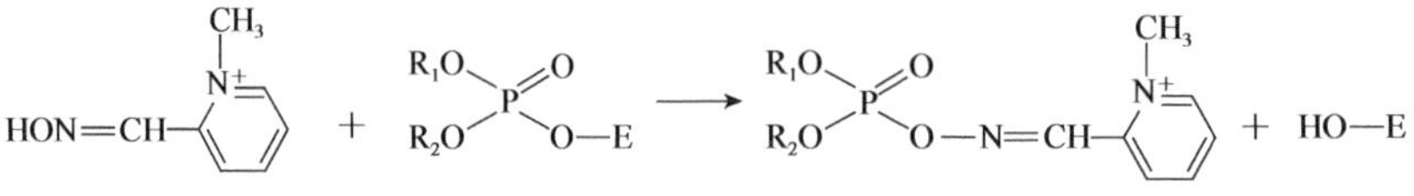

解磷定　　磷酰化胆碱酯酶　　磷酰化解磷定　　乙酰胆碱酯酶

2．可逆性抑制剂　抑制剂与酶的必需基团以非共价键结合，使酶活性降低而不使酶蛋白变性，这种抑制作用称为可逆性抑制。可逆性抑制的作用力相对较小，可用透析、超滤等方法除去抑制剂，使酶活性恢复。根据抑制剂的作用机制，将可逆性抑制分为竞争性抑制、非竞争性抑制和反竞争性抑制三类。

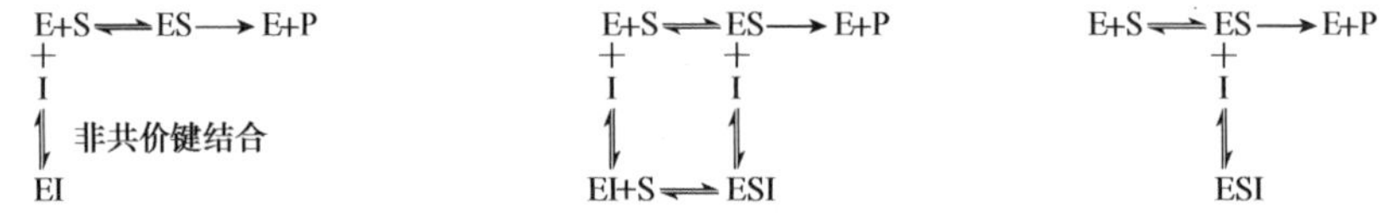

竞争性抑制　　非竞争性抑制　　反竞争性抑制

1）竞争性抑制剂　竞争性抑制剂与底物结构相似，可与底物同时竞争酶的活性中心，妨碍底物与酶结合，影响产物的生成，这种作用称为竞争性抑制（competitive inhibition）。竞争性抑制的强弱取决于底物和抑制剂的相对浓度。底物浓度增加时，竞争性抑制作用减弱。反之，竞争性抑制剂浓度增加时，酶催化底物生成产物的作用减弱。

竞争性抑制的原理被广泛用于药物研发，如磺胺类药物、甲氧苄啶、阿糖胞苷、氟尿嘧啶等都是利用竞争性抑制的原理研发出来的。细菌在生长繁殖过程中，因为不能利用环境中的叶酸，只能在二氢叶酸合成酶的催化下，以对氨基苯甲酸为底物合成二氢叶酸（FH_2），后者在二氢叶酸还原酶的作用下生成四氢叶酸（FH_4）。四氢叶酸是一碳基团的载体，而一碳基团是细菌合成核酸的必需物质。磺胺类药物与对氨基苯甲酸的结构相似，是二氢叶酸合成酶的竞争性抑制剂。甲氧苄啶与二氢叶酸的结构相似，是二氢叶酸还原酶的竞争性抑制剂。通过两者的作用，可使细菌合成的四氢叶酸减少，导致细菌核酸合成受阻，从而抑制细菌的生长和繁殖。人体能从食物中直接利用叶酸，故不受磺胺类药物的影响。

2）非竞争性抑制剂　非竞争性抑制剂与酶活性中心外的必需基团结合，使酶的空间构象发生改变，引起酶活性下降。由于底物与抑制剂之间无竞争关系，因此称为非竞争性抑制（non-competitive inhibition）。非竞争性抑制剂（I）的结构与底物（S）不相似，它结合于酶活性中心外的部位，从而影响酶活性。酶因结合了底物和非竞争抑制剂而成为酶-底物-抑制剂复合体（ESI），不能催化底物分解成产物。

非竞争性抑制的抑制程度由抑制剂的浓度决定，不能通过增加底物浓度的方法来减弱抑制作用。非竞争性抑制剂不影响酶与底物结合，所以酶促反应的K_m值不变，而最大反应速率（V_{max}）会降低。

3）反竞争性抑制剂　抑制剂不直接与酶结合，而是与酶-底物复合物（ES）结合成为酶-底物-抑制剂复合体（ESI），从而抑制底物转化成产物，这种抑制作用称为反竞争性抑制（uncompetitive inhibition）。

第四节　酶学方法

20世纪初，人们发现体液中酶的水平与临床疾病有一定的相关性，可以用来辅助疾病诊断。1908年，沃尔格穆特（Wohlgemuth）建立了尿液淀粉酶的检测方法，使得淀粉酶成为临床检测工具。1929年，埃尔曼（Elman）发现急性胰腺炎患者血清淀粉酶水平明显升高，并建立了血清淀粉酶的检测方法。之后，临床诊断酶学发展迅速。30年代，人们发现临床测定碱性磷酸酶（ALP）可用于诊断骨骼疾病，随后发现不少肝胆疾病，尤其是患有梗阻性黄疸时此酶常明显升高。1954年，拉杜（LaDue）等发现急性心肌梗死（AMI）患者血清中天冬氨酸氨基转移酶（AST）明显增多。20世纪70年代初，研究人员发现用肌酸激酶（CK）同工酶（CK-MB）诊断AMI比CK特异性更高，CK-MB因此一度被公认为诊断AMI的“金标准”。与此同时，一些自动化的仪器设备和相关技术相继进入临床实验室，使得诊断酶学（diagnostic enzymology）进入了一个崭新的时期。

目前已有百余种酶被应用于临床诊断与研究。临床酶学分析已占临床化学实验室常规工作量的25%～40%。临床上以检测血清中的酶的应用最为广泛，根据需要也可测定尿液及其他体液（如胸腔积液、腹腔积液、脑脊液）中的酶来辅助临床诊断。

一、工具酶

通常，我们把酶学分析中作为试剂用于测定化合物浓度或酶活性浓度的酶称为工具酶。常用工具酶多为氧化还原酶类。在一系列利用工具酶的反应中，一般将工具酶及其辅助底物设定为过量，而将待测化合物或待测酶设定成限速因素。

近年来在临床生化检验中，许多项目的测定均有工具酶参与，即所谓共同（或通用）反应。最常用的有两类分光光度法：一类是利用较高特异性的氧化酶产生过氧化氢（H_2O_2），再加氧化发色剂进行比色的方法；另一类是利用NAD(P)H在340 nm具有特征性光吸收，而$NAD(P)^+$在340 nm处没有特征性光吸收，使氧化-还原酶反应连接到NAD(P)-NAD(P)H的正/逆反应后，直接通过分光光度法或其他方法来测定NAD(P)H的变化量。

临床化学测定中，可利用葡萄糖氧化酶、尿酸氧化酶、胆固醇氧化酶、甘油氧化酶、丙酮酸氧化酶等工具酶测定葡萄糖、尿酸、胆固醇、甘油、丙酮酸等在体液中的水平。相应底物被氧化生成H_2O_2，其后H_2O_2通过以氢（或电子）为受体的指示酶和以NAD（P）H为辅酶参与的两类指示反应进行检测。前者主要有两类工具酶参与反应：过氧化氢酶（或称触酶）及过氧化物酶（peroxidase，POD），两者均为含三价铁的指示酶。以指示酶POD最为常用，主要催化以下两种反应。

一种是在POD的直接催化下，H_2O_2氧化芳香族胺色素原生成有色的色素，此类色素原供氢体有邻联甲苯胺、联苯胺、邻联茴香胺和3,3′,5,5′-四甲基联苯胺。

另一种是有些供氢体借氧化及缩合反应，与4-氨基安替比林或3-甲基-2-苯并噻唑酮腙缩合而产生各种颜色的化合物。

二、酶的测定方法

常用的酶的测定方法包括酶活性的测定和酶质量的测定。酶活性的测定主要有固定时间法（简称定时法，fixed time assay）和连续监测法（continuous monitoring assay）两种。酶质量的测定主要有免疫酶法。酶活性测定主要利用酶有加速化学反应（催化）的特性，通过测定被加速化学反应的反应速率，根据酶促反应中底物的减少量或产物的生成量来计算酶活性浓度的高低。这种浓度的确切名称是“酶的催化活性浓度”，或简称为“酶活性浓度”。测定酶的催化活性浓度是临床最为常用的方法，具有迅速、灵敏、成本低等特点。

（一）酶活性的测定

1. 酶活性测定方法

1）定时法　定时法是根据固定时间内底物消耗量或产物的生成量计算酶活性，这是早期测定酶活性浓度的方法，这类方法有多种命名，如“取样法”或“终点法”。

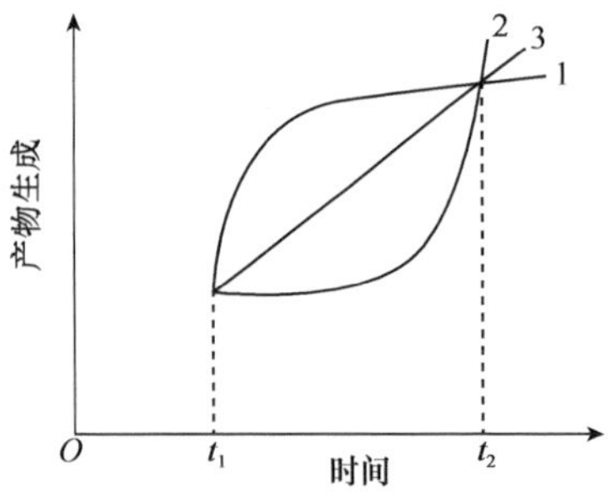

图1-4　定时法中可能引起的误差

定时法中酶促反应有三种可能过程。图1-4中，虽然从t_1到t_2三种反应所生成的产物量相同，但实际反应过程有很大差别。曲线1说明酶促反应速率到时间t_2时已经减慢；曲线2说明在反应早期存在一个延滞期；只有曲线3用定时法可以准确测定代表酶活性浓度的反应速率。因此，用定时法准确测定酶活性浓度，必须了解不同酶促反应速率和时间的关系，应先做预试验找出酶促反应速率恒定的时期，确定线性时间，然后在这段时间内进行测定，避开延滞期和一级反应。

2）连续监测法　连续测定酶反应过程中某一反应产物或底物的浓度随时间变化的多点数据，求出酶反应初速度，间接计算酶活性浓度的方法称为连续监测法。随着各种自动生化分析仪的广泛使用，连续监测法已逐步取代定时法而成为临床实验室测定酶活性浓度最常用的方法。连续监测法分为直接法和间接法两类。

（1）直接法。这类方法是在不终止酶促反应的条件下，直接通过测定反应体系中底物或产物理化特性的变化，如吸光度、荧光、旋光性、pH、电导率、黏度等，从而计算出酶活性浓度。直接法虽然简单，但只有底物与产物之间在理化性质等方面存在显著差异时，才能使用直接法。故至今也只有很少一部分酶能用直接法进行测定。

（2）间接法。采用酶偶联反应是间接法测定酶活性的主要技术特点。如果酶促反应的底物或产物无可直接检测的成分，则可将反应某一产物偶联到另一个酶促反应中而达到检测的目的，即为酶偶联法。最简单的酶偶联反应（单底物反应且只有一个工具酶）模式为

$$A \xrightarrow{E_1} B \xrightarrow{E_2} C$$

被测定酶（E_x）催化的反应称为始发反应，产生被检测物质产物C（如NADH）的反应称为指示反应，相应的偶联酶（第二个酶）称为指示酶（E_i）。如果一些酶促反应找不到合适的指示酶与其直接偶联，还可以在始发反应和指示反应之间加入另一种酶，将两者连接起来，此反应称为辅助反应。其模式为

$$A \xrightarrow{E_1} B \xrightarrow{E_2} C \xrightarrow{E_3} D$$

一般习惯将最后一个酶称为指示酶（E_i），其他外加的酶均称为辅助酶（E_a）。个别情况下还可能使用两种或两种以上的辅助酶。这一连串酶促反应称为酶偶联体系。临床常规酶学分析所用的酶偶联法中，多以脱氢酶为指示酶。通过监视其反应物NADH或NADPH于340 nm处吸光度的变化速率，可以很容易地监测指示酶反应。

用酶偶联法测定酶活性浓度时，并不是刚一开始的反应就全部反映了所测定的酶活性。这是因为在偶联反应中存在以下时相（图1-5）。①预孵育期。反应一开始只存在底物A，不存在指示酶的反应。②延滞期。加入底物启动反应，在启动后的一段时间内，产物B开始出现并逐渐增加，但仍处于较低水平，指示酶反应速率也较低，不能代表测定酶的反应速率V_x，这一时期称为延滞期。③线性反应期。随着产物B增加到一定程度，E_x和E_i催化的反应速率相同，达到了稳态。此阶段特定波长处（如340 nm）的吸光度才会有明显的线性变化。④偏离线性期。最后由于底物消耗，反应速率又减慢。设计或选择酶活性测定方法时，如用酶偶联法，延滞期越短越好，测定时间一定要避开此期。在酶偶联法中，选用适当的指示酶是一个重要的问题。最简单的方法是根据$V_x/(K_m)_x=V_i/(K_m)_i$的比值来选择指示酶的用量V_i，式中V_x为测定酶的测定上限，$(K_m)_x$和$(K_m)_i$分别为测定酶和指示酶的米氏常数。

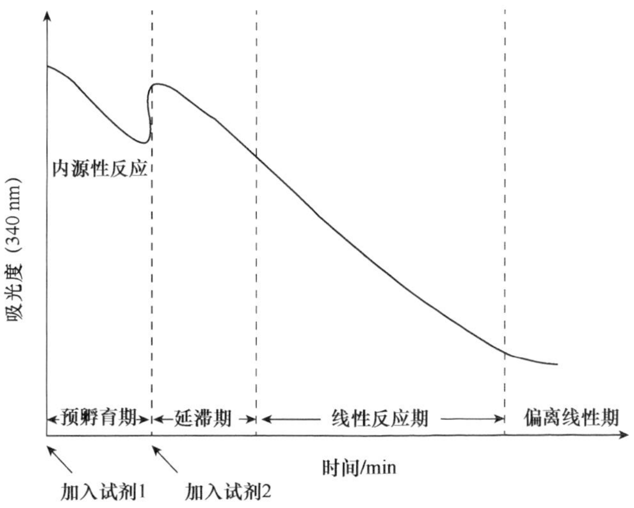

图1-5 酶偶联法测定丙氨酸转氨酶（ALT）活性时的吸光度变化

2. 酶活性浓度单位 酶活性浓度单位测定的不是酶的绝对量而是浓度，以每单位体积

所含的酶活性单位数表示。常用的酶活性单位有惯用单位、国际单位和开特（Katal）单位。

1）惯用单位　20世纪50年代以前酶活性单位命名混乱，常用首先报告该种酶测定方法的临床酶学家的名字来命名其单位，如测定淀粉酶（AMY）的索莫吉（Somogyi）单位、转氨酶的卡门（Karmen）单位、ALP的金（King）单位等。酶不同，酶活性单位也不同，即使是同一种酶也因测定方法不同而有数种活性单位，参考范围差别也很大，既引起混乱，又不便于互相进行比较，给临床实际应用带来很大不便。

2）国际单位　1963年，国际生物化学与分子生物学联盟（IUBMB）推荐采用国际单位统一表示酶活性的大小，即在25℃及其他最适条件下，每分钟能催化1 μmol底物转变的酶量为一个国际单位。经过多次的更新、修订，1976年对酶活性单位的定义为：在特定的条件下，1 min内使底物转变1 μmol的酶量为一个国际单位，以IU表示。1 IU＝1 μmol/min。目前国内外大多数临床实验室常省略国际二字，即常将IU简写为U。

3）Katal单位　1978年，为了使酶活性单位与国际单位制（SI）的反应速率相一致，国际生物化学联合会（IUB）推荐用Katal 单位（也称催量，可简写为Kat)，即在规定条件下，每秒钟催化1 mol底物的酶量。1 Katal＝1 mol/s。我国法定计量单位制中的酶催化活性单位为Katal，其对血清中酶量而言显然过大，故常用单位为μKatal或nKatal。

$$1\ \text{Katal}=60\times10^{6}\ \text{U},\ 1\ \text{U}=1\ \mu\text{mol/min}=16.67\ \text{nmol/s}=16.67\ \text{nKatal}$$

3. 酶活性阈值　通过比较酶活性浓度单位偏离参考区间的程度或通过计算其正常上限倍数，可分析受试者的生理或病理变化。参考区间、正常上限倍数的应用说明如下。

1）参考区间的应用　由于临床实验室进行酶学测定时所选仪器、试剂和方法不同，加上生物学变异等对酶活性的影响，常常导致实验室之间所得参考区间差别甚远，故应根据各自情况对各种酶建立各自的参考区间。

2）正常上限倍数的应用　在分析酶学报告时，除传统测定的报告方式［酶单位/升（U/L）］外，也提倡用正常上限（upper limits of normal, ULN）倍数作为酶活性浓度的表示法。所谓正常上限倍数，是指把酶测定值转换为正常上限值的倍数。简单地说，就是测定值除以正常上限值。不难发现，使用不同的方法，其单位、测定值和参考范围均不一致，在解释来自不同方法的结果时，几乎很难看出其间确实有差异，但如果将各测定值分别转换成ULN值，则容易比较。例如，将ULN进一步适当分级，制定出轻度、中度及极度增加的范围，一目了然。有些酶测定要考虑到不同性别、年龄时，用ULN换算更能正确表达，不至于发生误判。

4. 酶活性的干扰因素　测定酶活性浓度的临床标本多是体液，其中除被测定的酶外，还存在其他酶和成分，因此在实测反应中可能出现一些副反应或旁路反应，这些都会对测定反应产生干扰。常见的干扰因素如下。

1）其他酶和物质的干扰　反应体系各成分除可能引起被测定酶反应外，还有可能与其他酶反应而干扰测定。

2）酶的污染　因试剂用酶多从动物组织或细菌中提取，易污染其他酶，如不设法除去将引起测定误差。

3）非酶反应　有些底物不稳定，没有酶的作用就会自行反应。

4）分析容器的污染　分析容器或管道污染而混杂其他一些物质，可能会影响酶的活性。

5）沉淀形成　使用分光光度法测定酶活性时，如有沉淀形成或组织匀浆中颗粒的下沉都会引起吸光度变化。

同时，也有部分分析前因素会对酶活性测定产生干扰。

1）溶血　部分酶在红细胞膜或红细胞内的浓度远高于细胞外，如乳酸脱氢酶、苹果酸脱氢酶、已糖激酶等，少量血细胞的破坏就可能引起血清中酶活性明显升高。

2）抗凝剂　草酸盐、柠檬酸盐和乙二胺四乙酸（EDTA）等抗凝剂为金属螯合剂，可抑制需要Ca^{2+}的淀粉酶，也可抑制需要Mg^{2+}的肌酸激酶（CK）和5′-核苷酸酶（5′-NT）。草酸盐既可与丙酮酸或乳酸发生竞争性抑制，又能与乳酸脱氢酶及NADH或NAD^{+}形成复合物，从而抑制催化的还原反应或氧化反应。草酸盐、柠檬酸盐均对胆碱酯酶有抑制作用。EDTA还能抑制碱性磷酸酶。氟化物也可抑制胆碱酯酶。故用上述抗凝剂分离的血浆一般不宜做酶活性测定。肝素是黏多糖，对丙氨酸氨基转移酶（ALT）、AST、CK、乳酸脱氢酶（LD或LDH）和酰基载体蛋白（ACP）无影响，适于急诊时迅速分离血浆进行测定，但可使γ-谷氨酰转肽酶（γ-GT）升高，使淀粉酶活性降低，使用时需加注意。

3）标本储存温度　血清白蛋白对酶蛋白有稳定作用。若无细菌污染，某些酶（如AST、γ-GT和ALP等）存在于白蛋白中可在室温保存1～3天而对活性影响不大。有些酶极不稳定，如血清前列腺酸性磷酸酶，在37℃放置1 h，活性可下降50%。大部分酶在低温中可稳定较长时间，标本如在离体后不能及时测定，应及时分离血清或血浆并置冰箱冷藏。

5. 酶活性测定的最适条件　测定酶活性浓度方法所选择的测定条件应是酶促反应的"最适条件"，即指在所选择温度下能使酶促反应的催化活性达到最大。主要与下述一些因素有关。

（1）如底物、辅因子、活化剂、缓冲液和变构剂的种类和浓度；

（2）指示酶和辅助酶的种类和浓度；

（3）反应混合液的pH和离子强度；

（4）其他可变因素，如已知抑制剂的去除。

在某些情况下，为了使最终测定系统达到最大的测定重复性，可考虑对最适条件进行适当修改。

（二）酶质量的测定

临床上常说的酶浓度，严格来说是指酶的质量浓度。人体体液中大多数酶的含量在μg/L水平，甚至更低，因此酶活性浓度的测定是目前主要的测定方法。但20世纪70年代以后，随着免疫学技术的发展，酶的定量分析技术出现了许多利用酶的抗原性，通过抗原-抗体反应直接测定酶蛋白质量的新方法。与经典的测定酶活性的方法比较，酶质量浓度测定法不仅灵敏度高，还可以测定一些以前不易测定的酶，为临床提供了更多新的信息和资料。

（三）同工酶的检测

根据同工酶理化性质、生物学特性等方面的不同特点，可以对同工酶进行总活性和各组分活性的分别检测。常用的方法有电泳法、层析法和免疫分析法等。

1. 电泳法　同工酶氨基酸组成不同，等电点不同，电泳迁移率也就不同，据此可用电泳法分离鉴定。常用于分离同工酶的电泳法有醋酸纤维素薄膜电泳（CAE）、琼脂糖凝胶电泳（AGE）、聚丙烯酰胺凝胶电泳（PAGE）等。以乳酸脱氢酶（LDH）同工酶为例，H亚基含酸性氨基酸比M亚基多，在pH 8.6的碱性缓冲溶液中带负电荷较多，电泳速度比M亚基快，电泳结束时由正极向负极依次有LDH1、LDH2、LDH3、LDH4、LDH5共5条同工酶条带。电泳结束后，可用含乳酸、NAD^+、吩嗪二甲酯硫酸盐（PMS）和氯化硝基四氮唑蓝（NBT）的染色液将区带染色，染色原理为：LDH催化乳酸脱氢，脱下的氢由NAD^+传递给PMS，再由PMS传递给NBT，NBT还原为紫红色的化合物而使区带染色。染色后洗脱背景染料，用光密度扫描仪扫描区带，或将区带切下洗脱比色测定。

电泳法简便、快速、分离效果良好，一般不会破坏酶的天然状态，是研究同工酶最为广泛的方法。电泳分离后区带显色是电泳法分析的关键步骤之一。

2. 层析法 离子交换层析和亲和层析等方法常用于同工酶的提纯与制备，也可用于临床同工酶常规检测。同工酶分子荷电量不同是离子交换层析法分离的基础，常用的离子交换剂有二乙氨基乙基纤维素（DEAE-C）、二乙氨基乙基葡聚糖A-50（DEAE-Sephadex A-50）、二乙二羟丙氨乙基葡聚糖A-50（QAE-Sephadex A-50）等。根据同工酶免疫学特性不同，可以将其抗体结合于葡聚糖凝胶或琼脂糖凝胶上作为固定相，用亲和层析法加以分离；根据同工酶底物专一性不同，也可以将底物结合于葡聚糖凝胶或琼脂糖凝胶上作为固定相，用于亲和层析。

3. 免疫分析法 由于同工酶的一级结构不同，其免疫化学性质也不同。利用纯化的同工酶免疫动物制备特异性的抗血清，此抗体只与该同工酶产生特异性免疫反应。因此，抗原决定簇不同的同工酶可用特异的免疫反应来识别。应用较多的免疫分析法有免疫抑制法、免疫沉淀法等。

4. 其他分析方法

1）*底物专一性分析法* 不同的同工酶底物专一性不同，K_m值也不同，如同工酶之间K_m差别足够大，可通过测定其K_m值加以鉴定。例如，胞质AST（s-AST）的K_m为5.07 mmol/L，线粒体AST（m-AST）的K_m为0.7 mmol/L。

2）*选择性抑制法* 同工酶各亚型对抑制剂的敏感程度不同，或同一抑制剂对不同的同工酶有不同的抑制作用。例如，前列腺释放的酸性磷酸酶（ACP）受L-酒石酸的抑制，而由破骨细胞、红细胞等释放的ACP则不受L-酒石酸的抑制。待测标本在不含L-酒石酸反应体系中测定，可得到总ACP活性；在含L-酒石酸基质中测定，得到破骨细胞、红细胞型ACP活性；而总活性与后者之差则为前列腺ACP活性。

3）*pH分析法* 不同的同工酶可有不同的最适pH，如同工酶之间最适pH差别足够大，可通过调节缓冲液pH，使待测同工酶维持完整活性的同时，其他同工酶活性受到抑制。

4）*热失活分析法* 利用不同同工酶的耐热性不同进行分析与鉴定。例如，将可疑血清置于45℃ 20 min测定肌酸激酶（CK）活性，发现CK-BB和CK-MB几乎完全失活，而CK-MM不受影响。

第五节 酶学分析的临床应用

酶是机体实现正常物质代谢、维持生长和生命活动的必要条件，也是很多疾病诊断和治疗的基础。当某种酶的合成或功能异常时，机体物质代谢过程异常，引起机体发育异常和功能异常，就会表现为疾病。很多先天性代谢障碍都是基因突变导致酶的异常引起的。例如，白化病是由酪氨酸羟化酶缺乏导致的，蚕豆病是由6-磷酸葡萄糖脱氢酶缺乏而引起的。先天性苯丙氨酸羟化酶缺陷将导致苯丙氨酸及其代谢产物苯丙酮酸在体内蓄积，抑制5-羟色胺的生成，导致智力发育迟缓和苯丙酮尿症。很多后天疾病也与酶的功能异常有关。例如，急性胰腺炎患者胰腺产生的蛋白水解酶被异常激活，对胰腺进行消化导致胰腺组织严重损伤。肝炎或严重肝病的患者，其肝细胞结构和功能损伤，合成的氨基转移酶、凝血酶等严重不足，将导致蛋白质代谢异常和机体血液凝固障碍。

临床上，很多疾病都直接或间接地与酶功能缺陷或异常有关，因此酶活性或浓度的测定对疾病的诊断具有重要的意义。检测血液、尿液等体液和分泌物中的某种或某些酶的活性或浓度，可反映某些组织器官损伤的程度，从而辅助疾病的诊断。其中血清的酶学检测在临床占有很大比例。

一、血清酶的来源和去路

（一）血清酶的来源

根据酶的来源及其在血浆中发挥催化功能的情况，可将血清酶分成血浆特异酶和非血浆特异酶两大类。

1. 血浆特异酶 主要指在血浆中发挥特定催化作用的酶，也称血浆固有酶，如与凝血过程有关的凝血酶原及一些凝血因子，与纤维蛋白溶解有关的纤溶酶原等。血浆特异酶常以酶原形式分泌入血，在一定条件下被激活，引起相应的生理或病理变化。血浆特异酶大多数在肝中合成，当肝功能减退时，血浆中这些酶活性降低。属于这类性质的酶还有胆碱酯酶、铜氧化酶（铜蓝蛋白）和脂蛋白脂酶等。

2. 非血浆特异酶 非血浆特异酶在血浆中浓度很低，并且在血浆中很少发挥催化作用，可进一步细分为以下几种。

1）*外分泌酶* 即来源于消化腺或其他外分泌腺的酶，如胰淀粉酶、胰脂肪酶、胃蛋白酶、胰蛋白酶和前列腺酸性磷酸酶等。它们在血液中的含量与相应的分泌腺的功能及疾病有关。

2）*细胞酶* 即存在于各组织细胞中进行代谢的酶类。随着细胞的新陈代谢，有少量酶释放入血。其中大部分无器官专一性，只有小部分来源于特定的组织，有器官专一性。这类酶细胞内外浓度差异悬殊，病理情况下极易升高，其下降的临床意义很小。这些酶最常用于临床诊断，如转氨酶、LDH、CK等。

（二）血清酶的去路

一般认为，血清中酶的清除方式与其他血浆蛋白质类似。血清酶的半衰期是指酶活性下降至原来活性一半时所需的时间（$t_{1/2}$），一般以半衰期代表酶从血液中清除的快慢。

二、血清酶变化的机制

（一）合成异常

1. 合成减少 在某种疾病状态下，细胞合成酶的能力下降，从而引起血清中相应酶的水平降低。例如，肝功能损害时，合成酶（如凝血酶等）的能力下降，血清中相应的酶明显减少。

2. 合成增加 某些疾病造成细胞异常增殖，导致细胞合成的酶明显增多。例如，前列腺癌细胞可产生大量ACP，肝癌患者甲胎蛋白（AFP）表达明显增高。

（二）释放增加

某些酶在细胞内的活性远高于血清，当细胞受损时，酶从细胞中释放入血，可使血清酶水平明显升高，如肝炎时血清ALT、AST表达明显升高。

（三）排出异常

有些酶（如血清淀粉酶）由肾排出，当肾功能减退时，血清淀粉酶活性升高；碱性磷酸酶（ALP）等酶在肝中合成后通过胆管排入肠道发挥作用，当胆道梗阻时，逆行入血，使血清酶活性明显升高。

三、血清酶的生理差异

（一）性别

多数血清酶在男女体内差异不大，但少数酶，如CK、ALP及γ-GT等有性别差异，男性高于女性。其原因可能与血清酶的来源组织不同有关。例如，男子的肌肉比女子发达，含CK较多，释放至血清中的也相应增多。也可能与酶受激素的直接调节有关，如雌激素可以抑制γ-GT 的合成。性别差异也见于同工酶，年轻女性因含雌激素较多，血清中LDH的含量明显高于老年女性和各年龄段男性。

（二）年龄

血清中有些酶的活性随年龄而变化。新生儿血清中ALP略高于成人，1～5岁增至成人的2～3倍，然后逐渐下降，到10～15岁ALP又明显升高，可达成人的3～5倍，20岁后降至成人值；ACP也有类似的情况。CK在出生后24 h内可达成人的3倍，1～12岁内保持较稳定的水平，青春期再增高，以后逐渐降低，直至 20岁后趋向恒定。而LDH在出生时也为成人的2倍，以后逐渐下降，至14岁和成人值一致。年龄差异也见于同工酶，如与成人不同，儿童尤其是新生儿，常出现LDH1＞LDH2。也有少数酶，如AMY，新生儿比成人低。有些酶，如γ-GT、CK、ALP等，老年人都有轻度升高。

（三）进食

血清中大多数酶不受进食的影响。但高脂、高糖饮食后血清 ALP 活性升高。而酗酒可使血清γ-GT 升高，如未累及肝，戒酒后酶活性下降。此外，禁食数天可导致血清AMY下降。

（四）运动

激烈的肌肉运动可使血清中多种酶，如CK、LD、AST、血清醛缩酶（ALD）和ALT等活性升高，升高幅度与运动量、运动时间、运动频率及骨骼肌所含的酶有关。长时间剧烈运动，血清酶活性升高幅度最大，而训练有素的运动员，其血清酶升高幅度比普通人小。短时间剧烈运动后，血清AST升高出现的时间最早，当运动停止后，酶活性逐渐下降，其中ALD

和CK恢复最快，AST和LD次之，而ALT最慢。但长时间运动时CK上升最快，升高程度也最显著。

（五）妊娠

妊娠时随着胎盘的形成和长大，胎盘组织可分泌一些酶进入母体血液，如耐热ALP、LD、亮氨酸氨基肽酶（LAP）和ALT等，引起血清中这些酶升高，在妊娠后期（7～9个月）更为明显。孕妇血清CK活性仅为月经初潮前的1/2左右，但在分娩时子宫肌肉强烈收缩，可导致CK活性升高，且通过同工酶分析发现CK-BB活性也增高。

（六）其他

血清中有些酶与同工酶有种族差异。例如，土耳其南部的人们体内葡萄糖-6-磷酸脱氢酶（G-6-PD）缺陷和变异的发生率可高达60%，而在我国广东为8.6%。此外，一些酶活性还与体重和身高的增长、体位改变、昼夜变化及家庭因素等有关。

四、血清酶学检测

（一）丙氨酸氨基转移酶

转氨酶是催化α-氨基酸和α-酮酸之间氨基移换的一组酶。其中，丙氨酸氨基转移酶（alanine aminotransferase，ALT）和天冬氨酸氨基转移酶（AST）最具有临床意义，是临床实验室中最常用的检测项目之一。转氨酶广泛存在于肝、心肌、骨髓肌、肾、脑、胰、肺、白细胞和红细胞中。这些组织损伤或坏死时，酶从这些组织细胞中释放出，致使血清中ALT或AST活性增高。

由于肝细胞中所含的ALT活性最高，因此肝疾病，如病毒性肝炎、肝硬化、脂肪肝等患者血清ALT升高明显。除了肝细胞疾病，某些药物或毒物（如氯丙嗪、异烟肼、乙醇、四氯化碳等）也会导致肝细胞损伤，从而引起血清ALT水平明显升高。

（二）天冬氨酸氨基转移酶

天冬氨酸氨基转移酶（aspartate aminotransferase，AST）在心肌、肝及骨骼肌细胞内，尤其在线粒体中含量丰富，测定该酶的活性对心肌梗死、肝病及肌营养不良有很大的临床价值。

AST来源于肝细胞，肝疾病，尤其是酒精性肝病，常导致血清AST明显升高。除肝细胞外，AST在心肌细胞中也较为丰富。心肌梗死时，血清中AST活性增高，发病后6～12 h内明显升高，48 h达到高峰，3～5天恢复正常。此外，肌炎、胸膜炎、肺炎等也可导致AST活性有一定程度的升高。

（三）γ-谷氨酰转肽酶

γ-谷氨酰转肽酶（γ-glutamyltransferase，γ-GT或GGT）是催化γ-谷氨酰基转移的酶，在肾、前列腺、胰腺和肝中表达较高。

γ-GT在肝中合成后，随胆汁排出进入肠道。胰腺癌、胆结石、胆道闭锁等患者胆汁排泄障碍时，γ-GT反流入血，血清中GGT水平明显升高。急性肝炎、慢性肝炎活动期等肝细胞疾病患者，其血清γ-GT水平也有一定程度的升高。酒精性肝病、药物性肝损害也常导致γ-GT水平升高。

（四）碱性磷酸酶

碱性磷酸酶（alkaline phosphatase，ALP或AKP）由肝细胞合成后，随胆汁排入肠道发挥催化作用。胆汁排泄障碍时，血清ALP水平升高明显。肝细胞疾病患者血清ALP水平也有一定程度的升高。但值得注意的是血清ALP在成骨细胞中活性远高于血液，其在血清中的水平与骨骼的生长、骨骼疾病密切相关，纤维性骨炎、骨软化病、骨转移癌等患者，其血清ALP水平也会有明显的升高。

（五）乳酸脱氢酶

乳酸脱氢酶（lactate dehydrogenase，LDH）是糖酵解过程中的关键酶，催化乳酸与丙酮酸之间的转换。LDH广泛存在于人体及其他动物的各种组织细胞中，在人体心脏、肾及骨骼肌内最为丰富。体内所有细胞的细胞质中存在着不同的LDH同工酶。

血清LDH增高见于心肌梗死、肝炎、肺梗死、白血病及某些恶性肿瘤患者。心肌梗死和心肌炎患者以LDH1和LDH2水平升高为主，LDH1/LDH2值大于1，且持续时间较长。骨骼肌和肝细胞损伤时，LDH5＞LDH4。急性肝炎、肝硬化、肝癌患者的LDH5水平均明显升高，而急性肝炎患者的LDH1、LDH2水平下降，肝硬化时LDH2水平下降，肝癌时LDH1/LDH3大于1。患肺、胰、脾等疾病时，LDH2、LDH3、LDH4水平升高。

血清与浆膜腔积液LDH的比值有助于浆膜腔积液性质的鉴定。

（六）肌酸激酶

人类的肌酸激酶（creatine kinase，CK）的亚基可由不同的基因编码而合成，各自的基因产物分别称CK-M（肌肉）、CK-B（脑）、CK-Mi（线粒体）。测定的血清肌酸激酶活性是同工酶CK-MM（骨骼肌型）、CK-MB（心肌型）和CK-BB（脑型）及合成后修饰形成的巨CK的总活性。

CK-MB对心肌梗死的诊断较AST、LDH的特异性高，但持续时间较短，2～4 h活性开始增高，可高达正常上限的十几倍，2～4天恢复正常。病毒性心肌炎时，CK-MB也明显升高，有助于诊断及判断预后。各种原因导致的骨骼肌损伤可引起血清CK-MM活性增高，重症肌无力、肌萎缩、肌营养不良、皮肌炎时CK-MM可呈现轻中度增高。脑血管意外、脑膜炎等中枢神经系统疾病患者血清中，可发现CK-BB水平明显升高。

（七）淀粉酶

淀粉酶（amylase，AMY）分为α和β两类，植物和细菌中的淀粉酶为β-淀粉酶（β-AMY），而动物中的淀粉酶属于α-淀粉酶（α-AMY），是一种淀粉内切酶。α-AMY主要存在于胰腺、唾液腺及其分泌液中，由肾排出体外。

血清、尿液α-AMY的检测主要用于胰腺炎的诊断。急性胰腺炎时，血清α-AMY水平迅速增高，超过正常值上限2倍，持续48～72 h，尿α-AMY可在此后7天左右升高。胰腺外伤、胰腺癌、胆管阻塞等患者可因为胰腺导管受阻而引起α-AMY水平增高。此外，胃穿孔、腹膜炎等也可使α-AMY水平升高。

流行性腮腺炎患者的血和尿中的α-AMY活性显著增高。肾功能损伤时，α-AMY排泄障碍，血清中α-AMY水平也可增高，尿α-AMY水平降低。

（八）脂肪酶

脂肪酶（lipase，LPS）主要来源于胰腺，其次为胃及小肠。

急性胰腺炎时，血清脂肪酶显著升高，可持续10～15天，而血清淀粉酶持续时间较短。慢性胰腺炎、肝癌、乳腺癌的部分患者，也可发现血清脂肪酶水平增高。骨折、软组织损伤手术后，因脂肪组织破坏，也可导致脂肪酶水平升高。

（九）胆碱酯酶

胆碱酯酶（choline esterase，ChE）在体内有两类，一类是乙酰胆碱酯酶（acetylcholine esterase，AChE），又称为真胆碱酯酶，主要分布于红细胞、肺、脾、神经末梢及脑灰质中；另一类为丁酰胆碱酯酶（butyrylcholine esterase，BUChE），又称为假胆碱酯酶，主要分布于肝、胰、心、脑白质及血清中。

测定血清AChE常作为有机磷中毒的重要诊断方法，有机磷中毒患者血清中AChE活性明显降低。肝功能损害时，血清胆碱酯酶（SChE）活性降低。

（十）腺苷脱氨酶

腺苷脱氨酶（adenosine deaminase，ADA）是在核酸分解代谢中发挥重要作用的酶，广泛分布于动物的多种组织，其中阑尾、小肠黏膜和脾中含量最高。

肝出现疾病时，ADA与转氨酶同时检测有重要的鉴别诊断价值。阻塞性黄疸时，ADA水平升高不明显；而肝细胞黄疸时，ADA水平与转氨酶水平同步升高。慢性肝病和肝硬化患者，转氨酶水平升高的患者较少，但ADA水平升高显著，阳性率很高。

结核菌感染，常导致胸腔积液、腹腔积液、脑脊液中ADA活性增高，对结核性胸膜炎、腹膜炎及脑膜炎具有较高的敏感性和特异性。

五、其他体液酶学检测

（一）尿液酶

正常尿液中酶的含量极少，当肾疾病、泌尿系统疾病时不同分子质量的酶蛋白滤过肾小球或从肾小管、泌尿道上皮细胞分泌。目前对尿液中的酶了解较多的有40余种，如AMY、*N*-乙酰-β-D-氨基葡萄糖苷酶（*N*-acetyl-β-D-glucosaminidase，NAG）、白细胞酯酶（leucocyte esterase）、溶菌酶（lysozyme）、丙氨酸氨基肽酶（alanine aminopeptidase，AAP）、β-葡糖醛酸糖苷酶（β-glucuronidase，GRS）、亮氨酸氨基肽酶（leucine aminopeptidase，LAP）、LDH、ALP、γ-GT等。

1. 淀粉酶（AMY） AMY主要由唾液腺或胰腺分泌，有S型（唾液腺型）和P型（胰腺型）两种同工酶，P型同工酶在尿中比例较高。急性胰腺炎、急性腮腺炎时血清、尿液中AMY活性均升高，血清AMY 3～12 h即明显升高，12～24 h可达峰值，此后逐渐下降，2～

5天可降至正常；而尿液AMY活性升高则迟于血液淀粉酶12～24 h，但其高值可维持1周乃至更长时间，且其活性比血清AMY高1倍以上，因此尿液AMY在急性胰腺炎诊断中有较大意义。尿液AMY在临床应用时应注意以下事项：①用于诊断急性胰腺炎时，应排除肾病和巨淀粉酶血症；②考虑尿液淀粉酶活性影响因素，如AMY在酸性尿中不稳定，草酸盐、柠檬酸盐、乙二胺四乙酸、氟化物皆可抑制AMY活力，口服避孕药、磺胺、氨甲酰甲基胆碱、麻醉止痛剂等可使其结果偏高；③急性阑尾炎、胰腺癌、胆石症、肠梗阻或溃疡时，也可使AMY结果升高。

2. *N*-乙酰-β-D-氨基葡萄糖苷酶（NAG） NAG主要来自肾近曲小管上皮细胞。尿液NAG活性升高，除可能有前列腺炎和精液混入外，还是各种肾小管早期损伤的敏感标志物，也是糖尿病性肾病早期发现和病程监测的重要项目。例如，未控制的糖尿病［空腹血糖（fasting plasma glucose，FPG）＞11.1 mmol/L］尿液NAG活性升高，饮食控制和胰岛素治疗1～2个月后，其活性下降约50%；合并糖尿病性肾病和视网膜病的1型糖尿病，尿液NAG活性显著升高，给予胰岛素治疗，血糖下降的同时，尿液NAG活性也下降。另外，尿液NAG升高直接反映肾病综合征、肾小球肾炎、高血压肾病及狼疮性肾炎的发生和发展，并有重要的随访意义。同时，尿液NAG及其同工酶对肾盂肾炎、上下输尿管等尿路感染反应灵敏，对治疗药物的毒性反应强烈，并在肾重金属中毒、肾移植排斥反应监测等方面具有重要意义。但应注意，尿液NAG测定时，标本中不能混入精液和红细胞，并同时测定尿肌酐。

3. 白细胞酯酶 细胞质中含有嗜苯胺蓝颗粒的细胞，如中性粒细胞、嗜酸性粒细胞、嗜碱性粒细胞、单核细胞和淋巴细胞均含有白细胞酯酶。尿液中白细胞酯酶活性升高（或定性试验阳性）提示尿路炎症，如肾或下尿道炎症，包括肾盂肾炎、膀胱炎、尿道炎和前列腺炎。

（二）浆膜腔积液酶

人体胸腔、腹腔和心包腔统称为浆膜腔（serous cavity）。病理情况下浆膜腔内有大量液体滞留而形成浆膜腔积液（serous effusion），积液因部位不同可分为胸腔积液、腹腔积液、心包腔积液，根据产生的原因和性质又可分为漏出液和渗出液。已发现浆膜腔积液中的酶有数十种之多，比较有临床意义的有LDH、腺苷脱氨酶（adenosine deaminase，ADA）、溶菌酶（lysozyme，LZM）、AMY、ALP、血管紧张素Ⅰ转化酶（angiotensin Ⅰ converting enzyme，ACE）等。浆膜腔积液中的酶学检查有助于鉴别积液的来源，并对疾病诊断和治疗监测具有重要的意义。

腹腔内出现过多积液称为腹水（ascites），腹水含有LDH和ADA等多种酶。漏出液LDH活性与血清相近，积液LDH/血清LD＞0.6。腹水ADA参考范围为0～45 U/L（比色法或紫外分光光度法），其升高主要见于结核性渗出液（约10%的结核性腹水ADA活性不升高），而恶性腹水中ADA多为低值。如腹水中AMY活性显著高于血清（几倍至几十倍），则提示胰腺炎或胰腺创伤所致腹水。大多数小肠扭转穿孔患者的腹腔穿刺积液中ALP活性升高，约为血清ALP的2倍，并随病情进展而增加。

胸腔积液鉴别诊断以漏出液-渗出液鉴别为基础，漏出性胸腔积液最常见的病因是失代偿性心力衰竭，而大多数渗出性胸腔积液是由肺炎、恶性肿瘤或肺部栓塞等原因诱发。LDH参考区间：＜200 U/L（漏出液，速率法），＞200 U/L（渗出液，速率法）。胸腔积液ADA参考范围为0～45 U/L（比色法或紫外分光光度法），胸腔积液中按ADA活性高低顺序可能的病因依次为结核性、癌性、非炎症积液。该酶在结核性积液中显著升高的特点，对结核性胸腔积液的诊断具有极高的特异性。约90%的急性胰腺炎患者、胰腺创伤等所致的胸腔积液中，AMY含量可高达血清含量的3倍，如淀粉酶（AMS）＞300 U/L，则多见于原发性或继发性腺癌。例如，胸腔积液LZM/血清LZM＞1.0，常提示为结核性胸腔积液；若比值＜1.0，则恶性胸腔积液的可能性较大。胸腔积液中ACE＞30 U/L，胸腔积液ACE/血清ACE＞1，可提示为结核性胸腔积液，若胸腔积液ACE＜25 U/L，胸腔积液ACE/血清ACE＜1，则可能为癌性。另外，胸腔积液ALP/血清ALP应＞1，如＜1，则提示可能为癌性胸腔积液。

正常情况下，心包腔内含20 mL左右清澈、浆液性、淡黄色液体。若液体超过50 mL，则视为心包积液（pericardial effusion）。心包积液LDH参考范围：＜200 U/L（漏出液），＞200 U/L（渗出液）。另外，心包积液ADA＞50 U/L、溶菌酶＞80 mg/mL时，不排除结核性心包积液。

（三）脑脊液酶

正常人由于血脑屏障完整，脑脊液内酶浓度比血清内酶浓度低；当颅脑损伤、颅内肿瘤或脑缺氧时，血脑屏障破坏，细胞膜通透性改变，脑脊液内酶量增加，且与脑细胞坏死程度和细胞膜的损害程度有关。疾病状态下，脑脊液中酶的种类较多，常用的有神经元特异性烯醇化酶（neuron specific enolase，NSE）、溶菌酶、ADA、CK及脑型同工酶（CK-BB）、LDH及其同工酶、ALT、AST、谷氨酸脱羧酶（GAD）、α1-抗胰蛋白酶（α1-AT）、磷酸己糖异构酶（PHI）等。

1. ALT、AST 正常脑脊液ALT、AST活性明显低于血清酶活性。脑脊液ALT、AST升高常见于脑梗死、脑萎缩、急性颅脑损伤、中毒性脑病及中枢神经系统转移癌等。AST在阿尔茨海默病（AD）组患者中明显升高，且高于其他原因引起的痴呆。tau蛋白与AST联合检测对AD诊断的特异性为83%，而单纯检测tau蛋白对AD诊断的特异性仅为50%。在排除其他疾病引起AST升高的情况下，可将AST与tau蛋白的联合检测作为AD诊断的辅助生化指标。

2. LDH及其同工酶 正常脑脊液乳酸脱氢酶（CSF-LDH）明显低于血清酶活性。CSF-LDH水平升高常见于细菌性脑膜炎、脑血管病、脑肿瘤及脱髓鞘病等疾病。恶性肿瘤和细菌性脑膜炎CSF-LDH增高程度较良性肿瘤和病毒性脑膜炎明显，如部分细菌性脑膜炎患者CSF-LDH可达800 U/L，同工酶谱以LDH4、LDH5为主（正常CSF-LDH同工酶以LDH1、LDH2为主），而病毒性感染时CSF-LDH及其同工酶基本正常。脑梗死、脑出血或蛛网膜下腔出血急性期，患者CSF-LDH水平明显升高，并随病情恢复而下降，而肿瘤源性昏迷、瘫痪患者CSF-LDH随病情严重呈进行性升高。CSF-LDH同工酶还可作为急性缺血性脑血管病患者疗效和病情判断的指标，该病患者CSF-LDH同工酶变化主要为LDH1、LDH2、LDH3水平升高，LDH4和LDH5水平无明显改变，随治疗及病情好转LDH1/LDH2值明显下降。癌性脑膜炎CSF的LDH1/LDH2值显著低于继发性脑转移瘤患者，因此CSF的LDH1/LDH2值可用于脑转移瘤和癌性脑膜炎的辅助诊断指标。

3. NSE 烯醇化酶是细胞代谢过程中参与糖酵解过程的关键酶，由α、β、γ三种亚基组成αα、ββ、αβ、γγ、αγ 5种同工酶，其中γγ型烯醇化酶称为神经元特异性烯醇化酶，定位于脑灰质神经细胞和末梢神经元。正常情况下，CSF中NSE含量极低，当神经元受损或血脑屏障破坏时，存在于神经元和神经内分泌细胞中的NSE被释放入脑脊液。CSF-NSE可用于诊断急性脑血管病的病灶大小、脑损伤程度及预后，如急性缺血性脑血管病患者CSF-NSE水平升高，且升高程度与CT所示的梗死面积相关。CSF-NSE是癫痫持续状态后脑损伤的敏感指标，癫痫发作60 min时，CSF-NSE升高到基础值的3～4倍，而此时血清NSE变化不明显。另外，CSF-NSF是新生儿缺氧缺血、心源性脑缺氧缺血、阿尔茨海默病认知缺损、血管性痴呆的诊断及预后指标。

4. ADA ADA来自T淋巴细胞，结核性脑膜炎患者脑脊液中ADA水平增高程度明显高于其他性质的脑脊液，且其阳性率可达80%～90%。因此，测定脑脊液中ADA可用于结核的诊断及鉴别诊断。另外，CSF-ADA与抗结核治疗和病情发展也有一定关系。

5. 溶菌酶 脑脊液溶菌酶水平升高常见于细菌性脑膜炎。例如，化脓性脑膜炎和结核性脑膜炎，且其升高与蛋白质、糖、白细胞，尤其是中性粒细胞关系密切，在结核性脑膜炎中增高更为明显，且随病情变化而增减。因此，测定脑脊液中溶菌酶含量可用于结核性脑膜炎的鉴别诊断及预后判断。

6. CK及脑型同工酶（CK-BB） 正常脑脊液CK活性低于血清，升高常见于化脓性脑膜炎、结核性脑膜炎、进行性脑积水、继发性癫痫、多发性硬化症、蛛网膜下腔出血、慢性硬膜下水肿、脑供血不足及脑肿瘤等，其中化脓性脑膜炎尤为明显。CK-BB是脑组织细胞内的正常成分，急性脑血管病时病灶内细胞膜受到破坏，CK释放入细胞间隙并进而扩散至脑脊液，使CSF中CK-BB水平迅速升高。脑血管病急性期尤其是病程3天以内CSF-CK-BB活性升高最明显，此期测定CSF-CK-BB有助于临床判断病灶范围、程度及预后；若3天后其活性仍很高，则脑损伤原因可能依然存在，这可视为判断中枢神经系统再次受损的生化指标之一。脑出血急性期CSF-CK-BB活性明显高于脑梗死急性期，且活性达峰值后，脑出血患者CSF-CK-BB水平下降速度也快于脑梗死患者。脑出血患者、脑梗死患者CSF-CK-BB水平持续升高，预后效果较活性下降者差。缺氧性脑损伤、脑外伤、脑外伤术后、脑肿瘤术后等CSF-CK或CSF-CK-BB水平明显升高，CSF-CK-BB与脑损伤严重程度和患者死亡相关，与颅内压增高无关，活性高低与伤情估计格拉斯哥昏迷评分法（Glasgow coma scale，GCS）成反比。

7. α1-抗胰蛋白酶（α1-AT） α1-AT是一种急性炎症反应性糖蛋白，正常人CSF-α1-AT活性较低，不易测出。当发生中枢神经系统病变时，CSF-α1-AT水平可增高，以化脓性脑膜炎时增高最为显著，其次为结核性脑膜炎。化脓性脑膜炎、结核性脑膜炎、脑出血和脑栓塞患者CSF-α1-AT和总蛋白水平成正相关，脑出血和脑栓塞患者CSF-α1-AT/血清α1-AT值与CSF白蛋白/血清白蛋白值成正相关，CSF-α1-AT可作为中枢神经系统（CNS）疾病鉴别及血脑屏障完整性的诊断指标之一。

思 考 题

1. 简述酶的概念。
2. 简述酶催化的特点。
3. 试述酶催化的基本原理。
4. 试述血清酶的来源、去路及变化机制。

（王洪春、陆楠、李晓丽、张晓时、赵瑞）

第二章 临床生化分析

第一节 发展历史

1852年，比尔（Beer）参考了布格（Bouguer）在1729年和朗伯（Lambert）在1760年所发表的文章，提出了分光光度的基本定律。1854年，迪博斯克（Duboscq）和内斯勒（Nessler）等将此理论应用于定量分析化学领域，并且设计了第一台比色计。1904年，福林（Folin）开始用比色法测定肌酐、尿酸、尿素、血糖等，建立了化学成分比色分析法、目测比色法，对这一领域的发展起了决定性的推动作用。1918年，美国国家标准局制成了第一台紫外可见分光光度计。20世纪50年代，泰克尼康（Technicon）公司制造了世界上第一台自动生化分析仪，主要应用于临床实验室的比色分析。

20世纪初，科学家开始研究人体内体液标本的化学成分，如蛋白质、糖、氨基酸等的病理变化。1918年，利希特鲁兹（Lichtuitz）出版了《临床化学》，其为该领域的第一部教科书。1931年，美国耶鲁大学的彼得斯（Peters）和美国洛克菲勒大学的斯莱克（Slyke）又出版了两卷《临床化学》专著，首次概括了血液化学的主要内容，标志着临床生化学科的初步形成。

1920年，我国吴宪教授在北京协和医学院成立了生物化学系，成为当时我国医学生物化学教学与研究的中心，培养了我国第一批生物化学家和临床生物化学工作者，并报告了我国正常成人血液化学成分的正常参考值。20世纪60年代，我国生产出基于悬镜式检流计的581型光电比色计。随后又生产出了721型可见分光光度计、各种型号的紫外分光光度计，适应并推动了国内临床医学的发展。

随着科学技术的不断进步，临床生化实验室面临诸多挑战：服务逐渐增加，周转和测试需求增加，但支出逐渐减少。这要求临床生化实验室工作者应具备丰富的管理学、电子学、计算机、人工智能等知识；掌握全面检验技术操作和仪器维修的技能；能够利用实验室信息管理系统（laboratory information management system，LIMS）对实验数据进行筛选、加工处理，进而为临床提供诊断、治疗和预后的依据。

第二节 方法学原理

生化分析包括光化学分析法和离子选择电极。光化学分析法又分为比色法和比浊法。比色法是通过检测特定波长光的吸收而测定待测物浓度的方法；比浊法是通过检测光的散射或透射强度而测定被测物质浓度的方法，主要用于血清特种蛋白的检测。20世纪80年代以后，针对电解质的快速、简便的离子选择电极法也在临床检验中得到了广泛的应用。

一、比色法

（一）光的特性

光是一种电磁波。我们日常所见到的白光是400～760 nm的电磁波，是由红、橙、黄、绿、青、蓝、紫色按不同比例混合而成的复合光。不同波长的光被人眼所感受到的颜色是不同的。在可见光之外的长波方向是红外线，短波方向是紫外线。

光除波动性外，还具有微粒性。在辐射能量（E）时，光是以单个的、一份一份的能量形式辐射的（$E=h\nu$），其中，ν为光的频率，h为普朗克常量。同样，光被吸收时，也是一份一份地被吸收的。因此，光由具有能量的微粒组成，这种微粒被称为光子。不同波长的光子具有不同的能量。波长越短，即频率越高，能量越大，反之亦然。光子的存在可以从光电效应中得到充分的证明，这也是自动生化分析仪进行吸光度测量的基础。

把某两种颜色的光按照一定比例混合，能得到白光，这两种颜色就称为互补光。图2-1中处于直线关系的两种光为互补色光。

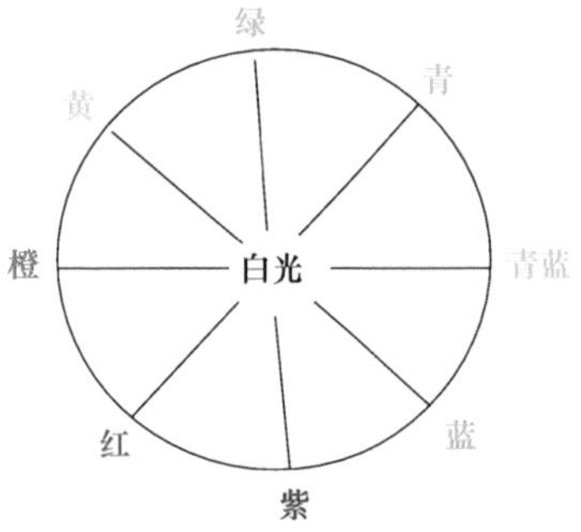

图2-1　互补色光示意图

物质的颜色与光的吸收、透过、反射有关。由于物质的性质和形态不同，因此呈现出不同的颜色。透明物质的颜色就是它透过光波的颜色。不透明物质的颜色是其反射光波的颜色。有色溶液对光的吸收是有选择性的。各种溶液之所以会呈现不同的颜色，是溶液中的有色质点（分子或离子）选择性地吸收某种颜色的光所致。实践证明，溶液所呈现的颜色是它主要吸收光的互补色。例如，一束白光通过高锰酸钾溶液时，绿光大部分被吸收，其他光透过溶液。从互补色光示意图（图2-1）可看出，透过光中除紫色外，其他颜色的光两两互补，透过光中只剩下紫色，所以高锰酸钾呈紫色。

通常用吸收曲线（也叫吸收光谱）来描述溶液对各种波长的光的吸收情况。让不同波长的光通过一定浓度的有色溶液，分别测试它对各种波长的光的吸收程度（用吸光度A表示），以波长为横坐标、吸光度为纵坐标，所得到的曲线称为溶液的吸收曲线或吸收光谱。

对于任何一种有色溶液，都可以测绘出它的吸收曲线。光吸收最大处所对应的波长叫最大吸收波长。浓度不同的同一种溶液，其吸收光谱的形状和最大吸收波长是一样的，即不同物质都具有特定的吸收光谱。例如，图2-2所示为4-NP（对硝基酚）溶液的不同浓度的吸收光谱。从图中可看出，在可见光范围内，该溶液对波长为400 nm左右的光吸收程度最大。从图2-2中还可看出，溶液的浓度越大，对光的吸收程度越大，因此可利用这部分光线通过溶液后被吸收的程度来确定溶液的浓度。

由于有色物质对光的吸收具有选择性，因此在进行比色测定时，只能用光波中能被有色溶液吸收的那部分光线，即应该用单色光进行比色测定。对于不被有色溶液所吸收的光线，则应在未透过有色溶液之前或透过有色溶液之后将其消除掉。

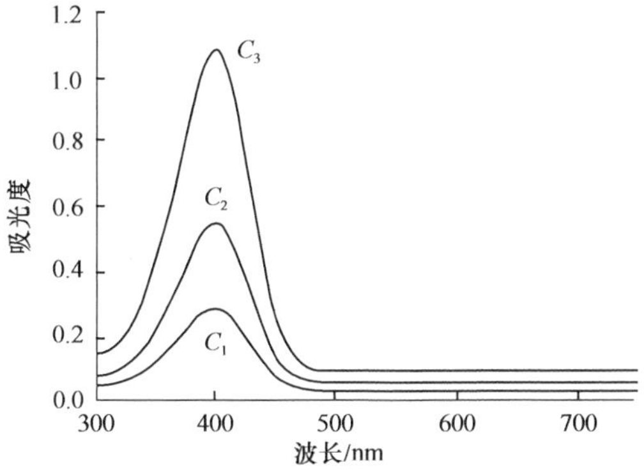

图2-2　同一溶液三种浓度（C）的吸收光谱（$C_3>C_2>C_1$）

（二）朗伯-比尔定律

朗伯-比尔（Lambert-Beer）定律是利用比色、分光、吸收光谱等检测溶液浓度或物质含量的理论基础，也是生化分析仪的测量基础。

朗伯-比尔定律又称为光的吸收定律。如图2-3所示，某一波长单色光，经过浓度一定、厚度为L的均匀溶液，入射光强度为I_0，透过光的强度为I_t；当入射光强度一定时，溶液的吸光度（absorbance，A）与溶液的浓度C、液层厚度L成正比，即$A=KCL$，式中：$K=A/(CL)$，称为吸光系数，表示有色溶液在单位浓度和单位厚度时的吸光度。K值的大小取决于吸光物质的性质、入射光波长、溶液温度和溶剂性质等，与溶液浓度大小和液层厚度无关。但K值的大小因溶液浓度所采用的单位的不同而异。

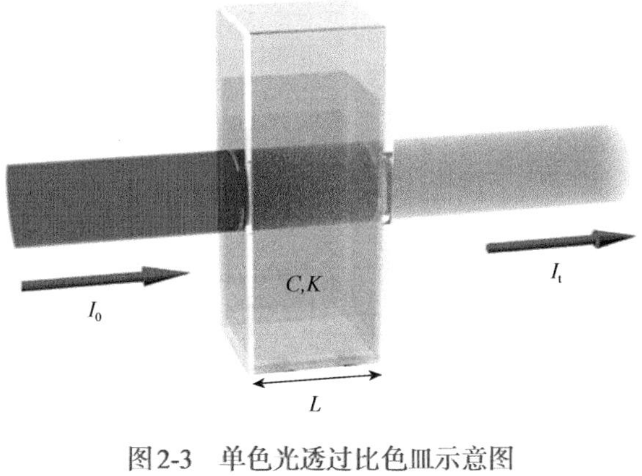

图2-3　单色光透过比色皿示意图

在入射光波长、溶液的温度和种类一定的条件下，K为定值。吸光度A与透射比T呈负对数关系（图2-4），表达式如下：

$$A=\lg(I_0/I_t)=-\lg(I_t/I_0)=-\lg T=KCL$$

式中，I_0和I_t分别为入射光及通过样品后的透射光强度；A为吸光度；C为样品浓度；L为液层厚度；K为吸光系数；T为透射比，即透射光强度与入射光强度之比。

朗伯-比尔定律有一定的适用范围：①入射光为平行单色光且垂直照射；②吸光物质为

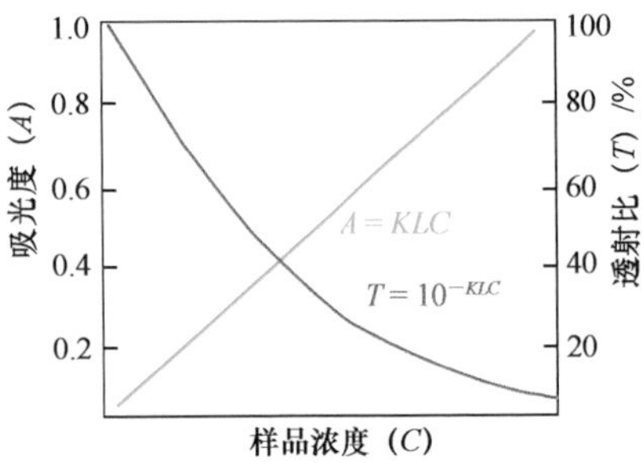

图2-4　吸光度（A）、透射比（T）与样品浓度（C）的关系

均匀非散射体系，适用于固体、液体和气体样品；③吸光质点之间无相互作用；④辐射与物质之间的作用仅限于光吸收，无荧光和光化学现象发生；⑤待测物在一定浓度范围之内；⑥在同一波长下，各组分吸光度具有加和性，如果溶液中同时存在两种或两种以上的吸光性物质，则测得的该溶液的吸光度等于溶液中各吸光性物质吸光度的总和，即$A_{(a+b+c)}=A_a+A_b+A_c$。

朗伯-比尔定律为什么需要平行单色光？在非单色光的条件下，由于待测物质在各个波段下吸光系数K的不同，相关曲线也出现不同程度的偏离，如图2-5所示。而实际上，理论上的单色光是不存在的，我们所做的只能是让入射光的光谱带宽尽可能得小，要尽可能地靠近单色光。

若溶液不是稀溶液，则非单色入射光、光的散射/折射、溶液化学变化及仪器因素等均可引起定律的偏离。溶液可发生解离、缔合、生成络合物或溶剂化等化学变化，其中解离是偏离朗伯-比尔定律的主要化学因素。高浓度有色溶质的解离程度发生变化，溶液浓度（大于0.01 mmol/L）也发生改变，吸收质点之间的平均距离缩小到一定程度，邻近质点彼此的电荷分布都会相互受到影响。此影响能改变对特定辐射的吸收能力，相互影响程度取决于C，可导致A与C线性关系发生偏差（图2-6），所以朗伯-比尔定律在低浓度时才准确。

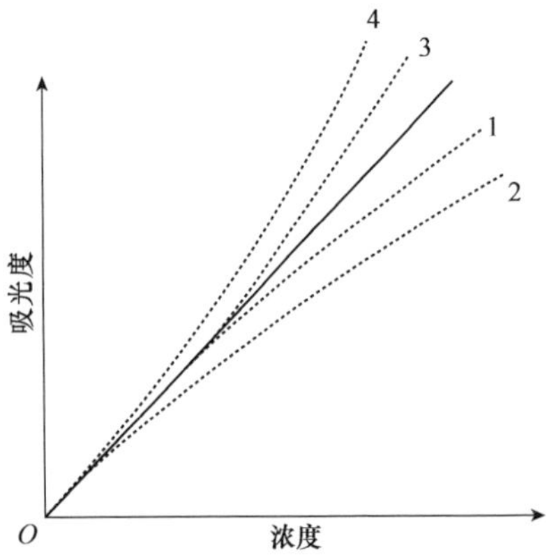

图2-5　复色光对朗伯-比尔定律的偏离
（1～4代表4种非单色光）

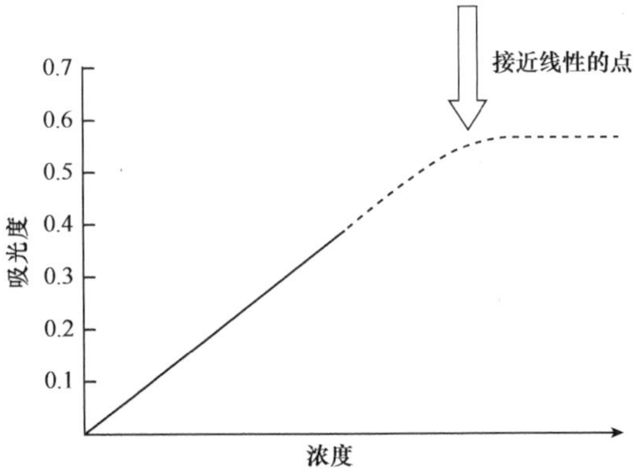

图2-6　朗伯-比尔定律偏移

朗伯-比尔定律在大型生化仪中的应用分为两种模式，即前分光模式和后分光模式（图2-7）。前分光模式是单色器将全波段光线分为某一波长的单色平行光，然后单色平行光经过反应杯溶液到达接收器。后分光模式是光源灯发出全波段光线，光线经凸透镜成为不同波段平行光，平行光经过反应杯溶液，衍射光栅将出射光线分为不同波长的单色光，最后通过光电信号检测各种光线强度。

（三）显色体系

比色法临床生化分析中，常见的显色体系包括以下几种：辅酶脱氢酶系统、硝基苯衍生

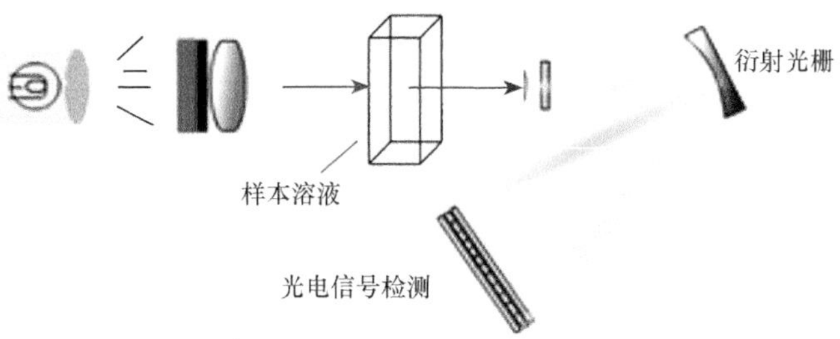

图2-7 大型生化仪的后分光模式

物反应系统、过氧化氢偶联的指示系统及其他显色反应。

1. 辅酶脱氢酶系统 辅酶脱氢酶（NADH和NADPH）在340 nm有特征性吸收峰，而NAD和NADP在340 nm无特征性吸收峰，利用其偶联的脱氢酶（工具酶）反应，根据340 nm吸光度的变化可以测定物质的浓度或活性。

该指示系统常用的工具酶有乳酸脱氢酶（LDH）、苹果酸脱氢酶（MDH）、谷氨酸脱氢酶（GLDH）、葡萄糖-6-磷酸脱氢酶（G6PDH）、α-羟丁酸脱氢酶（α-HBDH）。

目前利用此指示系统进行测定的临床项目有丙氨酸氨基转移酶（ALT）、天冬氨酸氨基转移酶（AST）、肌酸激酶（CK）、乳酸脱氢酶、肌酸激酶MB型同工酶（CK-MB）、α-羟丁酸脱氢酶等。

2. 硝基苯衍生物反应系统 硝基苯衍生物在405 nm有特征性吸收峰，根据405 nm吸光度的变化，可以测定物质的浓度或活性。

目前利用此指示系统进行测定的临床项目有碱性磷酸酶（ALP）、γ-谷氨酰转移酶（GGT）、α-淀粉酶（α-AMY）等。

3. 过氧化氢偶联的指示系统 过氧化氢（H_2O_2）在过氧化物酶（POD）的作用下，可使单一的或成对的无色的色素原氧化成有色的色素，导致某一波长吸光度的增加，因此可用来测定物质的浓度或活性。

被测物质通过酶作用产生的H_2O_2与4-氨基安替吡啉（4-AAP）、苯酚，在POD的存在下，可生成红色醌亚胺化合物。红色醌亚胺化合物在546 nm处有光吸收峰。

目前利用此指示系统进行测定的临床项目有总胆固醇（TC）、三酰甘油（TAG）、高密度脂蛋白胆固醇（HDL-Ch）、低密度脂蛋白胆固醇（LDL-Ch）、葡萄糖（氧化酶法）、肌酐（肌氨酸氧化酶法）、尿酸等。

4. 其他显色反应 除了上述三种常见显色反应，生化分析仪上还有一些其他不同类型的显色反应，举例说明如下。

蛋白质中的肽键在碱性溶液中能与铜离子作用产生紫红色络合物，在一定浓度范围内颜色反应强度与蛋白质的浓度成正比，用于总蛋白（total protein，TP）的测定。

溴甲酚绿（BCG）在非离子去污剂月桂醇聚氧乙烯醚（Brij-35）的存在下，可与白蛋白形成紧密结合的绿色复合物，用于白蛋白（ALB）的测定。

重氮苯磺酸盐与胆红素生成红紫色偶氮胆红素，用于总胆红素和直接胆红素的测定。

甲基麝香草酚蓝（MTB）在碱性条件下可与钙（Ca）、镁（Mg）形成有色络合物，用于钙、镁的测定。

二、比浊法

（一）分类

比浊法通常用于蛋白类物质浓度的检测，分为透射比浊法和散射比浊法。透射比浊法通常与生化分析仪的比色法共用光度计，而散射比浊法需要专门的浊度计，通常用于特定蛋白分析仪。也有些特定蛋白分析仪中，同时使用了散射比浊光路和透射比浊光路。

（二）光散射原理

光的散射是指光通过不均匀介质时，一部分光偏离原方向传播的现象。此时可引起光能量损失，光的传输不再具有很好的方向性，偏离原方向的光称为散射光。散射作用是入射光作用于粒子后向各个方向发射的光，即可绕过粒子发生光线，因此成为散射或衍射光。由于入射光不一定是单色的，因此当光照射到胶体溶液后，粒子发生的光学现象是很复杂的。

根据入射光波长与粒子的相对大小，有以下几种散射理论：瑞利（Rayleigh）散射、德拜（Debye）散射和米氏（Mie）散射。

瑞利公式适用于微粒的直径远小于入射光波长时，通常上限为波长的1/10，即1～300 nm。此时散射光线的强度与入射光波长的4次方成反比，也就是说，波长越短，散射光越强。此外，散射光在光线前进方向上和反方向上的程度是相同的，而在与入射光垂直方向上程度最低。瑞利散射时，在波长不变的情况下，粒子体积越大，散射光越强。当粒子直径与入射光波长比例大于1/10时，各方向上的散射光强度不尽相同，即变为不对称或各向异性了，正向散射光强度趋于增加。这种情况事实上已经偏离了瑞利提出的共识，为此德拜和米氏先后对公式进行了修正。这些修正反映了散射光的不对称性与粒子大小，以及和入射光波长之间的相关性变化，即德拜所做的修正适合于粒径略小于入射光波长的情况，米氏修正更适合于粒径等于或大于入射光波长的场合。如图2-8所示为散射光强度与波长的关系图。

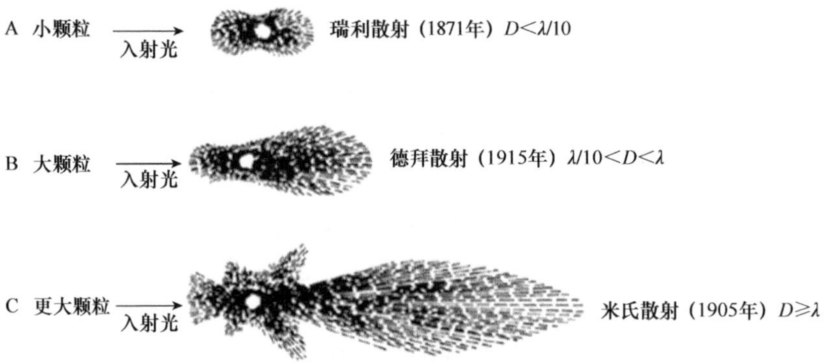

图2-8 三种散射的对比图示（D代表微粒直径，λ代表入射光波长）

当一束光通过带有微小粒子的悬浮液和胶体溶液时，光可发生散射。在免疫反应过程中，可溶性抗体和可溶性抗原相互结合，形成免疫复合物粒子，混合物系统中的粒子由小变大，散射并不恪守某一个固定公式，实际上随着反应的进行，由瑞利公式的关系逐渐向德拜和米氏的修正公式过渡和转移。当一束光通过带有微小粒子的溶液时，同时会受到光散射和光吸收两个因素的影响，使得出射光的强度减弱。因此，在生化分析仪上，常采用基于非线性校准的透射比浊法。

（三）散射比浊法与透射比浊法的对比

散射比浊计和透射比浊计的检测器排列不同，检测方式也不同，其应用上各有优势。

理论上讲，散射比浊测量有优势，因为在较黑暗的背景下仍可被测量。两种方法的比较数据显示：散射比浊法的灵敏度要比透射比浊法高出约1倍（表2-1）。这是因为光电倍增管等敏感检测器在常规仪器检测中并未得到普及，而且标本稀释等分析前步骤也会对测量造成影响等。然而，透射比浊法有着精密度高的优势（表2-2），散射比浊法使用较高的标本稀释倍数会对精密度产生反向作用。目前，乳胶增强技术可以使透射比浊法达到与散射比浊法相当的检测灵敏度。所以总体来看，近年来随着全自动生化分析仪的发展，以及乳胶增强技术等试剂技术的应用，散射比浊法在灵敏度上的相对优势已经不突出，基于透射比浊法的检测性能已经可以得到良好保证。同时，得益于其明显的测试效率优势，透射比浊法的应用也越来越广泛。

表2-1　透射比浊计和散射比浊计的灵敏度（白蛋白检测限）

透射比浊（340 nm）	散射比浊（90°，405 nm）
70 ng	30 ng

表2-2　透射比浊计和散射比浊计测定的精密度（抗体检测）

IgG/（g/L）	透射比浊CV/%	散射比浊CV/%
3.1	2.74	4.67
10.7	1.85	4.17
23.4	1.90	4.30

注：CV为变异系数（coefficient of variant）

（四）显色体系

常见的比浊法显色体系为抗原抗体反应指示系统。特异性抗体与抗原（待测物质）在相应的缓冲环境中反应生成抗原抗体复合物，形成一定的浊度，导致特定波长光的强度改变。在抗体过剩的前提下，改变程度与抗原浓度成正比。

目前利用此指示系统进行测定的临床项目有载脂蛋白A1（ApoA1）、载脂蛋白B（ApoB）、脂蛋白（a）[（Lp（a）]、免疫球蛋白G（IgG）、免疫球蛋白A（IgA）、免疫球蛋白M（IgM）、补体C3、补体C4、C反应蛋白（CRP）等。

三、离子选择电极

人体体液的溶质从化学性质上可分为电解质和非电解质。电解质通常是指在溶液中能解离成带电离子而具有导电性能的一类物质，在临床体液分析中最常检测的是钾（K^+）、钠（Na^+）、氯（Cl^-）和碳酸氢盐（HCO_3^-）及钙（Ca^{2+}）、无机磷、镁（Mg^{2+}）等。外界环境的改变和某些外源性因素的影响，以及人体的器官、系统的疾病所引起的全身性病理过程均有可能引起或者伴有电解质代谢的紊乱，严重时可能会危及生命，特别是对心脏和神经系统的影响最大。因此，电解质的测定在临床实验室检验项目中有着至关重要的意义。

临床检测电解质的方法有许多，包括传统的化学沉淀法（1992年我国卫生部已发文规定在临床检验项目中将这种方法淘汰），以及20世纪40年代研制成功的火焰光度计法（50年代以后广泛应用于临床医学检验中）。20世纪80年代以后，快速、简便的离子选择电极法在临床检验中得到了广泛的应用。

（一）基本原理

离子选择电极（ISE）是一种电化学传感器，其关键部件中有对电位响应和选择性起决定性作用的敏感膜，将离子活度转换成电位信号。在一定范围内，电位与溶液中特定离子活度的对数呈线性关系，通过与已知离子浓度的溶液比较可求得未知溶液的离子活度。在实际检测过程中，离子选择电极必须要与一支参比电极（其电位不随溶液中被测离子活度的变化而变化）构成一个测量电池（原电池，化学能转变为电能的装置），再用仪器测量这个电池的电动势（图2-9）。

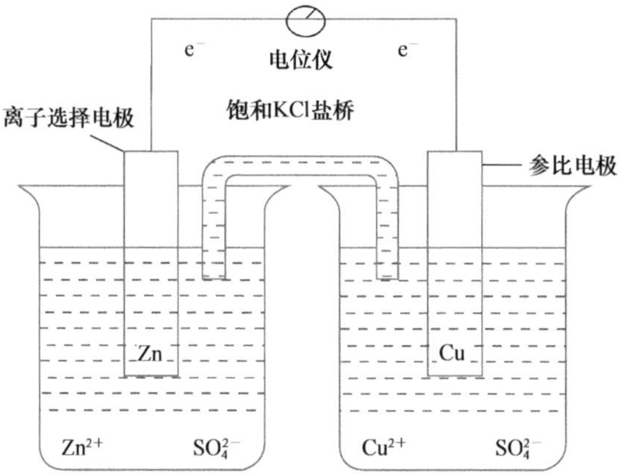

图2-9 铜锌原电池装置示意图（引自邹雄和吕建新，2006）

离子活度代表溶液中离子的“有效浓度”，即离子在化学反应中起作用的“表观浓度”，其与离子的质量浓度的关系式如下：

$$a=rc$$

式中，a为活度；r为活度系数；c为浓度（通常用mmol/L表示）。当溶液浓度很低时，正、负离子间的作用力减弱，此时r近似于1，$a\approx c$。

常用选择性系数K_{AB}^{pot}评估电极区别待测与干扰离子的尺度。其值越小，电极对A离子的选择性（与B离子比较）越佳。电极的选择性系数并非真正的常数，而是与实验条件有关，因此不能用选择系数直接对被测样本进行干扰校准，但是可以用选择性系数估算干扰离子对被测离子响应电位时的偏差。

（二）电极构造

离子选择电极的基本构造如图2-10所示。

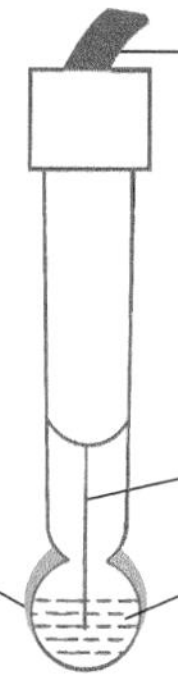

图2-10 离子选择电极的基本构造（膜电极的构成）（引自邹雄和吕建新，2006）

（三）电极类型

1. 钾离子选择电极 目前使用广泛的钾离子选择电极是以缬氨霉素中性载体为活性材料的聚氯乙烯膜电极，其次是以冠醚类中性载体为活性材料的聚氯乙烯膜电极。由于它是利用钾离子和缬氨霉素的强络合力而达到高的选择性，且不易被样品的蛋白质干扰，因此可直接分析生化样品。

2. 钠离子选择电极 钠离子选择电极通常采用的是对钠离子敏感的含有铝硅酸钠的玻璃膜电极，它通过测量透过水化层-样品相界面的钠离子交换作用而产生的电位，对钠离子有很高的选择性。当pH小于5时，它会受到氢离子的干扰。pH对血液样本检测的影响不是很大，因为血液的pH通常大于5。但其对尿液的检测有一定的影响，故在进行尿液标本检测时需加入缓冲剂。长时间使用时，电极老化，可用NH_4HF_2溶液冲洗后再活化可恢复电极的灵敏度。

3. 氯离子选择电极 氯离子的膜电极可分为液膜电极和固态膜电极。多采用的是对氯离子敏感的氯化银/硫化银混晶压片氯电极和氯化银单晶氯电极。在电解质分析仪中的氯电极为溶剂聚合物膜氯离子选择电极，因样本中Cl^-可以与电极发生某种程度的反应，故电极寿命较短。

4. 钙离子选择电极 钙离子选择电极属于液膜电极。磷酸二癸钙是一种液体离子交换剂，它难溶于水而溶解在有机溶剂中，对钙离子有特殊的选择性。将磷酸二癸钙渗透在一个多孔塑料膜内构成液态膜，膜与待测溶液间形成相界面，便具备了离子选择电极特性，用于检测钙离子。

5. 参比电极 因为单个电极的电位无法测量，所以在测量离子选择电极的电极电位时必须具有参比电极。参比电极是指在一定的温度、压力条件下，当待测溶液中的被测离子的浓度改变时，其电极电位仍保持恒定的电极。

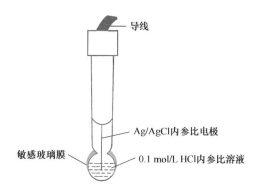

1）甘汞参比电极 在临床化学领域多用甘汞电极代替标准氢电极作为参比电极来进行电势测定。甘汞参比电极是由金属汞与KCl溶液（0.1 mol/L、1 mol/L或饱和KCl）中的Hg与$HgCl_2$接触而制成。其反应式为$HgCl_2(s)+2e \rightleftharpoons Hg(l)+2Cl^-$。甘汞电极的电势随制备时所用的KCl溶液浓度而改变，但在一定温度及KCl浓度下，甘汞电极对当量氢电极的电势是一定的。例如，25℃时0.1 mol/L KCl甘汞电极对于当量氢电极的电势为+0.3376 V；而1.0 mol/L KCl甘汞电极的电势为−0.2848 V；饱和甘汞电极的电势为+0.2458 V。性能优良的参比电极具有稳定的电极电位和良好的重现性。甘汞电极取代标准氢电极后，电池电动势的计算公式如下：

$$E=E_{甘}+\frac{2.301\,258RT}{nF}\times\lg\frac{[H]_1^+}{[H]_2^+}$$

式中，E为电池电动势；$E_{甘}$为甘汞电极电动势，在一定条件下$E_{甘}$是常数；R为气体常数［(8.3143 J/(mol·K)］；T为热力学温度；F为法拉第常量（96 500C）；n为响应离子的电荷数，响应离子为阳离子时取“+”号，响应离子为阴离子时取“−”号；$[H]_1^+$为电极膜外溶液的H^+活度；$[H]_2^+$为电极膜内溶液的H^+活度。

至此，我们阐释了国际纯粹与应用化学联合会（IUPAC）推荐的定义，即离子选择电极是电化学敏感体，它的电位与溶液中给定离子的活度的对数呈线性关系，此即血气分析仪pH测定和电解质离子选择电极的测定原理。

2）银-氯化银（Ag/AgCl）参比电极　由Ag/AgCl浸入KCl溶液中组成，在KCl溶液中电极反应$Ag-e^-\longrightarrow Ag^+$于固定的氯离子溶液中，其电极电位稳定，重现性好，使用方便，被广泛用作参比电极。在25℃时，不同浓度KCl溶液的Ag/AgCl电极的电极电位如表2-3所示。

表2-3　25℃时不同浓度KCl溶液的Ag/AgCl电极的电极电位

名称	0.1 mol/L银-氯化银电极	标准银-氯化银电极	饱和银-氯化银电极
KCl溶液浓度/(mol/L)	1.0	1.0	饱和
电极电位/V	+0.2880	+0.2223	+0.1990

第三节　生化分析仪

生物化学自动化分析仪（生化分析仪）是由计算机控制，将生物化学分析中的取样、加试剂、去干扰、混匀、保温反应、检测、计算结果、可靠性判断、显示和打印及清洗等步骤组合在一起自动进行操作的分析仪器。

一、发展历程

20世纪50年代，斯凯格斯（Skeggs）首次介绍了一种临床生化分析仪的原理，产生了世界上第一台用于临床生物化学检验的自动分析仪（auto analyzer），这是一台单通道、连续流动式分析仪，只能以光密度值的形式报告结果。

1964年，Skeggs又报道了可以同时测定多个项目的自动化分析仪。

20世纪70年代中期，计算机技术的迅猛发展，加速了自动生化分析仪的发展进程。由计算机控制，分析速度每小时可达100多项，同时检测多个项目的多通道连续流动式及离心式自动化分析仪不断问世。

20世纪80年代至今，随着科学技术，尤其是医学科学的发展，各种自动生化分析仪和诊断试剂均有了显著发展，开放的、分立式为主的自动生化分析仪遍布全球。

自动生化分析仪可进行定时法、连续监测法等各种反应类型的分析测定。除了一般的生化项目测定，有的还可进行激素、免疫球蛋白、血药浓度等特殊化合物的测定，以及酶免疫、荧光免疫等分析方法的应用。它具有快速、简便、灵敏、准确、标准化、微量等特点，近年来已成为临床实验室分析最常用的检验仪器。

生化分析仪通过对血液或者其他体液的分析来测定各种生化指标，如转氨酶、总蛋白、白蛋白、胆固醇、甘油三酯、肌酐、葡萄糖、淀粉酶、无机磷、钙等。结合其他临床资料，进行综合分析，可以帮助诊断疾病，对器官功能做出评价，确定今后治疗的基准等。自动生化分析仪依据不同分类标准，可分成不同的种类：①根据自动化程度的不同，主要分为全自动式生化分析仪和半自动式生化分析仪。②根据结构原理的不同，主要分为连续流动式、分立式、分离式和干片式，其中分离式和干片式也是分立式的一种。分立式自动生化分析仪是目前各实验室普遍使用的自动生化分析仪。急诊检验多使用干片式自动生化分析仪。本节重点介绍分立式自动生化分析仪。

二、分立式自动生化分析仪

分立式自动生化分析仪于20世纪60年代问世，是目前国内外实验室应用最多的一类自动生化分析仪，一般都可以任意选择测定项目，故又称为任选式自动生化分析仪。

（一）工作原理

所谓分立式自动生化分析仪，是指按手工操作的方式编排程序，并以有序的机械操作代替手工操作，用加样针将样品加入各自的反应杯中，试剂针按一定时间自动定量加入试剂，经搅拌器充分混匀后在一定条件下反应，按程序依次完成各项操作的自动分析仪器。仪器操作过程中的各环节用传送带连接，按顺序依次操作，故称为“顺序式分析”。

（二）基本结构

分立式自动生化分析仪由加样系统、比色系统、供排水系统和计算机系统组成（图2-11）。

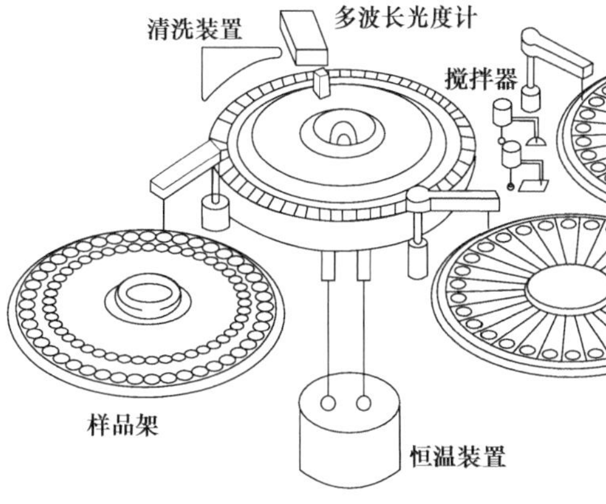

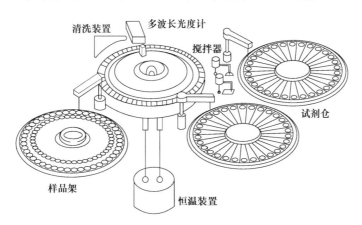

图2-11　分立式自动生化分析仪基本结构示意图（引自府伟灵和徐克前，2013）

1. 加样系统　该系统的功能是通过模仿手工操作，识别样品和试剂，并把它们加入反应器中，包括放置样品和试剂的场所、识别装置、机械臂和加液器等。

1）样品盘或样品架　样品盘是指放置待测标本的转盘，可放置一定数量的样品杯或不同规格的采血试管，通过样品盘的转动来控制样品的进样。样品架是可放数支样品杯或采血试管（多为5支）的试管架，厂家根据不同的检测需求设定不同的颜色，方便临床操作。例如，放置定标品的架子为黑色，放置质控品的架子为白色，放置普通样本的架子为灰色。样品架的移动通过样品传送带来进行。样品架较样品盘更具有优势，随着样品架的移动及样品的被检测，可不断追加已放置样品杯或采血试管的样品架；通过样品架的移动能将样品传送到另一个分析模块，甚至另一台分析仪上再进行分析。带读码器的分析仪可以直接扫描样品管上的条形码信息，并将信息传送至联机电脑，由后者检索数据库中该样品的检验项目等信息，再将样品信息反馈给分析仪的控制电脑，由其指令分析仪进行分析测定；无条形码时需人工输入样品的相关信息及检测项目。

2）试剂仓　常见的转盘式试剂仓，内装放置实验项目所用的试剂瓶的转盘。通常试剂仓都设有冷藏装置（5～15℃），以提高在用试剂的稳定期。例如，罗氏的cobas8000自动分析仪c701模块具有两个试剂仓，每个试剂仓可放置35个试剂瓶，且有条形码读码器，设有条形码检查系统，可对试剂的种类、批号、存量、有效期和校准曲线等进行核对校验。而罗氏的cobas8000自动分析仪c502模块具有在线自动装载、卸载试剂的功能，运行时可以自动更换试剂，空试剂盒可以自动退出。

3）加液器　包括定量吸量器和加样针两部分，一般由特殊的硬质玻璃或塑料制成。机械臂根据计算机的指令携带样品针或试剂针移动至指定位置，由吸量器准确吸量，转移至反应杯中。目前的定量吸取技术采用脉冲数字步进电机定位，定位准确，故障率低。多数仪器有两套取样装置，分别取样本和取试剂。加样针与试剂针均设有液面感应器，防止探针损伤和减少携带污染。有的分析仪设有凝块检测报警系统，当探针遇到样品中的血凝块等物质阻塞时，仪器会自动报警、冲洗探针，并跳过当前样品，继续对下一样品加样。有的还有智能化防撞装置，当遇到阻碍时探针立即停止运动并报警。为防止取样针交叉污染，绝大多数仪器采用水洗方式（又有瀑布式和涌泉式之分），在吸取另一个样品前对接触样品的样品针内外壁进行冲洗；也有的采用化学惰性液膜的方式来隔绝样品与取样针内外壁之间的接触。

4）搅拌器　分为机械式搅拌混匀和超声混匀两种方式，由电机和搅拌棒组成，搅拌棒在电机运动带动下高速转动，使反应液和样品充分混匀。搅拌棒的下端是一个扁金属杆，表面涂有一层不粘涂层或特殊的防黏附清洗剂，可减少携带率，降低携带污染率。罗氏cobas 8000分析系统采用超声波混匀技术，不需搅拌棒，可减少交叉污染和仪器耗水量，达到最佳混匀效果。

2. 比色系统

1）光路系统　多数自动生化分析仪的光源采用卤素钨丝灯，工作波长为325～800 nm。卤素灯的使用寿命较短，一般只有1000～1500 h。多数生化分析仪可自检光源强度，当灯的发光强度不够时，仪器会自动报警，停止检测，应立即更换灯泡进行校准后再继续使用。光路由一组透射镜、聚光镜、比色杯和分光元件等组成。根据光路设计方式不同，可分为前分光和后分光两种。目前大多数生化分析仪采用后分光测定技术。后分光测定是将光源发出的白光（混合光）先照射样品杯，然后用分光元件分光，再进行吸光度的检测，可以在同一体系中测定多种成分。后分光不需移动仪器比色系统中的任何部件，可同时选用双波长或多波长进行测定，这样可降低比色的噪声，提高分析的精确度和降低故障率。

2）比色杯　自动生化分析仪的比色杯是反应杯。比色杯的光径为0.5～1 cm，多采用硬质石英玻璃、硬质玻璃、无紫外线吸收的丙烯酸塑料等，使用寿命不一。光径小的节省试剂，减少样品用量。当比色杯光径小于1 cm时，部分仪器可自动校正为1 cm。大多数生化分析仪都有比色杯自动冲洗装置，在仪器完成比色分析后做自动反复冲洗、吸干的动作，并自动做空白检查，检测合格的比色杯可继续循环使用。如未通过自动检查，分析仪会自动报警或停止工作，提示更换比色杯。

3）单色器　单色器是使不同波长的光以不同角度发散的组件，按色散元件的不同，分为棱镜单色器、光栅单色器和滤光片式单色器。棱镜既简单又便宜，但其色散是弯曲且非线性的，长波色散率小，短波色散率高，因此要得到相同的光谱强度，狭缝宽度要随波长而改变，并且各光谱线间隔不同，为非匀排光谱。滤光片表面镀膜易变质，导致滤光片的透射率降低，使光电信号减弱而导致测量结果不准确。光栅镜片则不会出现类似问题。经光栅分光后的单色光，在中心波长、半波宽等影响生化检测准确度的技术参数上都优于滤光片，使得使用光栅作为分光系统的生化分析仪的检测结果更加准确。全自动生化分析仪多采用光栅分光。

4）信号检测器　检测器将光学系统产生的光信号转换成电信号并加以放大，再把它们传送至数据处理单元。自动生化分析仪的检测器一般为硅（矩阵）二极管，信号传送方式有光电信号传送和光导纤维传送两种。光导纤维传送技术更先进，可消除电磁波对信号的干扰，传送速度更快，目前新设计的高档自动生化分析仪均采用光导纤维传送技术。

5）恒温装置　自动生化分析仪通过温度控制系统保持孵育温度的恒定，以保证反应的正常进行。温度调控由计算机控制，反应温度通常为25℃、30℃、37℃，理想的孵育温度波动应小于±0.1℃。常见的保持恒温的方式包括：① 水浴循环式，即在比色杯周围充盈水，通过加热器控制水的温度。其特点是温度恒定，可达±0.1℃，但升温缓慢，开机预热时间长，需特殊的防腐剂以保证水质的洁净，且要定期更换循环水。② 恒温空气浴式，即在比色杯与加热器之间隔有空气。其特点是方便、速度快、保养简单，但稳定性和均匀性较水浴循环式稍差。因为酶对反应温度的要求高，所以酶学反应一般不用此法。

6）清洗装置　一般由吸液针、吐液针和擦拭刷组成。探针和搅拌棒采用激流式等方式自动冲洗。清洗工作流程为吸出反应液、注入清洗剂、吸干、注入超纯水、吸干、擦干等步骤。清洗液有碱性和酸性两种，不同分析仪根据需要选择。值得注意的是，对于常规冲洗还不能清除交叉污染的实验要根据检测反应添加特殊冲洗步骤，以减少交叉污染或携带污染。

3. 供排水系统　自动生化分析仪中有很多供水管道与电磁阀。电磁阀与输液泵供给各个部件的冲洗与吸液、恒温循环水浴用水等都由预设参数控制。若去离子水的供应中断，机器将自动报警并停机。

4. 计算机系统　随着计算机技术的发展，计算机已成为自动生化分析仪的核心，标本和试剂的识别、恒温控制、冲洗控制、数据处理、定标与质控监控、仪器各种故障的报警等整个分析过程都由计算机控制完成。计算机与分析仪相结合，一般具有以下功能。

1）样品和试剂的识别　扫描贴在样品管及试剂瓶上的条形码以识别样品和试剂，自动将样品和试剂信息录入计算机，再将条形码信息转换成相应的动作，贯穿在整个分析过程中。

2）自动吸样及混匀、恒温　加样过程由机械臂根据计算机指令完成。机械臂的一端装有吸液针，可通过注射器式、蠕动泵式及气动泵式进行加液。功能正常的吸加液体装置应能准确地吸加液量至指定位置。混合装置多采用磁力、机械搅拌或超声混匀的方式，使样品和试剂充分混匀。混合的力度和时间由计算机控制。仪器的恒温温度有25℃、30℃、37℃三种温度可供选择，自动生化分析仪多采用37℃，温度的调控和恒定均由计算机控制完成。

3）数据处理　随着计算机技术的进步，自动生化分析仪的数据处理功能日趋完善，如反应进程中吸光度、各种测定方法、各种校准方法、室内质控结果的统计等，自动生化分析仪都可进行处理。计算机还可以查看仪器的性能指标、仪器的运行状态、追踪标本位置等。自动生化分析仪中的质控和患者结果还可通过仪器计算机与实验室信息管理系统的对接进行联网管理。

自动生化分析仪均采用程序控制的自动分析。分析程序一经确定，工作时只要简单地输入测定项目或编码，仪器即可按编制程序自动完成测定、计算和报告。具体的控制程序因厂家、仪器而异，一般分为固定程序和自编程序两种。固定程序由厂家预先设定，常与指定试剂配套；有的不能更改，有的也可由用户修改。它与配套试剂一同使用时，既方便工作，质量也比较可靠，但成本较高。自编程序灵活实用，便于开发新项目，程序的灵活性明显。

思 考 题

1. 简述生化分析的临床意义。
2. 简述Lambert-Beer定律及其适用范围。
3. 简述离子选择电极的基本原理。

（王洪春、李晓丽、陆楠、张晓时、赵瑞）

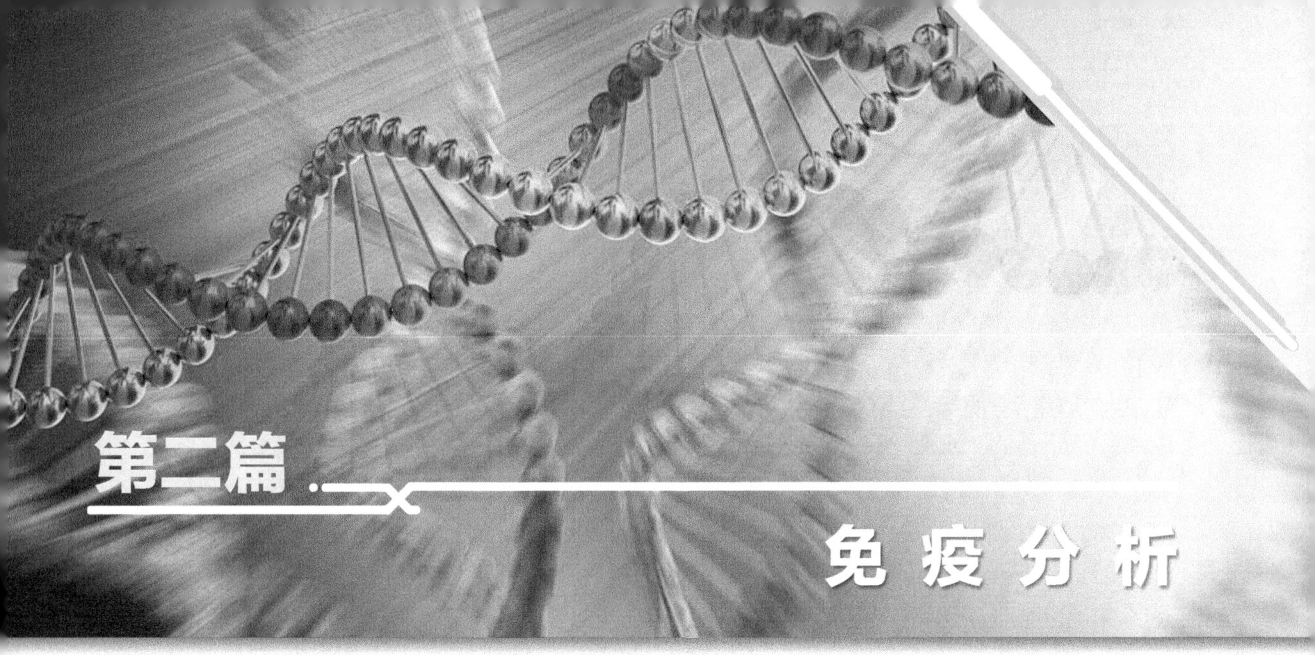

第二篇 免疫分析

1959年，美国科学家亚洛（Yalow）和伯森（Berson）利用放射性碘标记的胰岛素和抗胰岛素抗体的抗原抗体反应，建立了基于放射免疫分析（radioimmunoassay，RIA）技术的超微量胰岛素定量技术，从此免疫分析研究拉开了历史序幕。免疫分析无疑是一种革命性的检测技术，一些如肽激素等分子在体液中的浓度极低，且水溶性大，浓缩和纯化都非常不易，单纯地使用化学和物理分析法进行测定是非常困难的，对于这类物质的检测，免疫分析无疑是最好的选择。免疫分析技术推动了医学的进步，特别是对内分泌学的快速发展做出了不可磨灭的贡献。正因如此，亚洛基于放射免疫分析技术的贡献于1977年荣获诺贝尔生理学或医学奖。

20世纪七八十年代，科学家为了提高免疫分析的灵敏度、简便性及通用性，以免疫分析技术原理为基础，对免疫分析进行了各种各样的改良和创造。以珀尔曼（Perlman）和恩瓦尔（Engvall）于1971年发明的酶免疫分析（enzyme immunoassay，EIA）为代表的非放射性、不需要分离操作的均相免疫分析大放异彩，为体外诊断做出了巨大贡献。

免疫分析（immunoassay）又称免疫测定，是一种利用抗体或抗原对溶液中的大分子或小分子进行测量的生物分析技术。免疫分析技术的核心是抗体，所使用抗体的亲和力、异质性、纯度等都会对免疫分析技术的灵敏度及准确度产生影响，是从事体外诊断科研人员及制造厂家所关注的重点。多克隆抗体在免疫分析中有诸多缺陷，科勒（Kohler）和米尔斯坦（Milstein）于1975年发明了淋巴细胞与肿瘤细胞的杂交瘤技术，解决了制备单克隆抗体的难题，他们因此在1984年获得诺贝尔生理学或医学奖。杂交瘤分泌的单克隆抗体使免疫分析结果的再现性得以保障，免疫分析技术的应用范围也不断扩大。除应用于临床诊断外，其作为生物化学和分子生物学的日常实验方法也逐渐被接受，并成为一种通用技术。现在从事生物学及医学的研究人员、技术人员，几乎都受惠于免疫分析技术。进入20世纪80年代后，食品卫生和环境化学领域的研究人员也意识到免疫分析技术的重要性，不断将其应用于其所在领域，推进了以食品安全和环境保护为目标的免疫分析技术的发展。

免疫分析的特点是灵敏度高、特异性强，而且具有简便和快速等优点。免疫分析检测能力强大，在复杂的介质中混合极微量生理活性物质的检测中发挥了巨大威力，测定对象也从低分子到高分子，具有非常宽的应用范围。

本篇主要阐述生物医学分析领域的免疫分析理论及应用，具体内容包括蛋白抗体、酶联免疫吸附分析、化学发光免疫分析，旨在整理并准确地阐述免疫分析的知识和技术体系。免疫分析技术在不断进化中，尽管其仍然是某些疾病标志物的主要检测手段，但在日常生物医学检测中以化学发光免疫分析为基础的非放射性方法已经成为主流。在多数临床检查实验室中已经启用了全自动免疫分析装置，同时适合在病房床边或在家中检测的即时检测（point of care testing，POCT）新型免疫分析装置也越来越多。此外，通过基因工程制造的人工单克隆抗体片段也越来越多地应用于免疫分析。本部分内容主要是为相关专业本科生及研究生、基础研究和体外诊断技术开发一线的人员提供广泛而有用的参考，尤其为体外诊断免疫分析技术的创新提供基础知识和有用信息。

免疫分析在生物医学领域的应用场景如下。

1）病原体抗原和抗体检测　包括乙肝“两对半”（HBsAg、抗-HBs、HBeAg、抗-HBe、抗-HBc）、抗-HBc IgM、抗-HAV IgM、丙型肝炎病毒抗体（抗-HCV）、人类免疫缺陷病毒抗体（抗-HIV）、梅毒抗体、风疹病毒抗体（IgM、IgG）、弓形虫抗体（IgM、IgG）、巨细胞病毒抗体（IgM、IgG）、单纯疱疹病毒抗体（IgM、IgG）等。

2）肿瘤标志物检测　包括甲胎蛋白（AFP）、癌胚抗原（CEA）、前列腺特异性抗原（PSA）、CA19-9、CA125、CA15-3、CA50、CA72-4、CA242、鳞癌相关抗原（SCC）、神经元特异性烯醇化酶（NSE）、组织多肽特异抗原（TPS）及人绒毛膜促性腺激素（HCG）等。

3）特定蛋白的分析　包括C反应蛋白（CRP）、免疫球蛋白及亚类、补体C3和C4、抗链球溶血素O（ASO）、类风湿因子（RF）、前白蛋白（prealbumin）、白蛋白（albumin）、微白蛋白（microalbumin）、β2微球蛋白（β2-microglobulin）、α1抗胰蛋白酶（α1-antitrypsin）、铜蓝蛋白（caeruloplasmin）、结合珠蛋白（haptoglobin）、转铁蛋白（transferrin）、载脂蛋白A（APO-A）及载脂蛋白B（APO-B）等。

4）激素的检测　包括T3、T4、促甲状腺激素（TSH）、皮质醇（cortisol）、卵泡刺激素（FSH）、促黄体生成素（LH）、孕酮、催乳素（PRL）、睾酮、雌二醇、C肽、胰岛素及肾上腺激素等。

5）自身抗体的检测　包括类风湿因子（RF）、抗环瓜氨酸肽抗体、抗核抗体、抗双链DNA抗体、抗ENA（可提取核抗原，extractable nuclear antigen）抗体、抗组蛋白抗体、抗核小体抗体、抗线粒体抗体及抗甲状腺球蛋白抗体等。

第三章 蛋白抗体

第一节 抗体的产生与分类

抗体是免疫分析技术中的核心分子，在构建能够满足实际应用的免疫分析技术时，首先需要得到对分析对象（抗原）具有足够特异性和亲和力的抗体。随着抗体工程的发展，很多种抗原的抗体都可以从商业渠道获得，但在开发用于检测肿瘤标志物等新型抗原的免疫分析技术时，需要开发针对该标志物的单克隆抗体。抗体的开发一般需要用目的抗原免疫实验动物，以获得含有特异性抗体的抗血清；或者摘取免疫动物的脾细胞，并将细胞与骨髓瘤细胞融合，获得杂交瘤，进而制备单克隆抗体。杂交瘤制作技术是制备单克隆抗体的经典技术，可以利用动物的免疫体系，获得高亲和力的天然抗体。随着生物技术的发展，最近也可将抗体基因克隆到蛋白质表达载体，利用大肠杆菌等来生产抗体片段，在动物体外制备用于免疫分析的抗体片段。本节主要论述抗体的产生机制、抗体的基本结构及其特点。

抗体是由动物免疫系统中的效应B淋巴细胞产生的。B淋巴细胞的分化及单克隆抗体产生的理论被称为克隆选择学说，由伯内特（Burnet，1899～1985）于1957年首次提出。由于克隆选择学说的贡献，伯内特于1960年获得诺贝尔生理学或医学奖。根据克隆选择学说，哺乳动物体内有大量B淋巴细胞，其细胞表面具有固有的抗原表位受体。外来抗原进入体内并与B细胞表面的抗原表位受体结合后，在辅助T淋巴细胞的作用下分化成效应B细胞，也叫浆细胞。效应B细胞是抗体产生细胞，能够分泌抗体。一个B细胞表面只有一种抗原表位受体，因此相应的一个效应B细胞只能分泌一种抗体。图3-1展示了在动物体内抗体产生细胞的分化过程。

通过上述的抗原刺激，与效应B细胞一起产生的还有少量的记忆B细胞。当同一抗原再次进入体内时，这些记忆B细胞迅速分化为抗体产生细胞并增殖，分泌产生抗体。抗原首次进入生物体内，即初次免疫应答所产生的抗体主要是IgM抗体。在抗原第二次进入生物体，即再次免疫响应及之后的免疫反应中，重链的恒定区从μ链切换为γ，从而分泌IgG类抗体，这种现象被称为抗体类别转换（antibody class switch）。如果用同样的抗原反复免疫生物体，则其产生抗体的多样性会逐渐增加，所产生抗体的亲和力也比第一次产生的抗体的亲和力强，这一现象被称为亲和性成熟。抗体多样性及亲和力的增加，是因为在B细胞分化过程中可变区基因发生高频率突变而产生的。如图3-2所示，抗原进入体内后刺激B细胞形成浆细胞并分泌抗体，同时产生一种表面有表面抗体（surface Ig，sIg）且寿命长的记忆B细胞，该细胞停留在体内。其中一部分记忆B细胞内的抗体基因发生突变，使该细胞表面的表面抗体具有高亲和力。当抗原再次进入体内时，抗原优先与具有高亲和力表面抗体的细胞结合，并刺激这

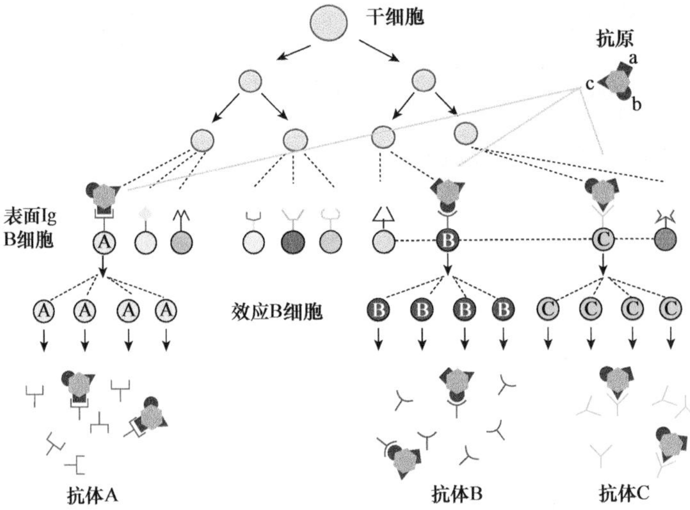

图3-1 抗体产生机制示意图

些细胞转化成浆细胞并大量分泌高亲和力抗体，成为血液中该抗体的主要组分，因此二次免疫产生的抗体的亲和力比初次免疫时产生的抗体的亲和力高。

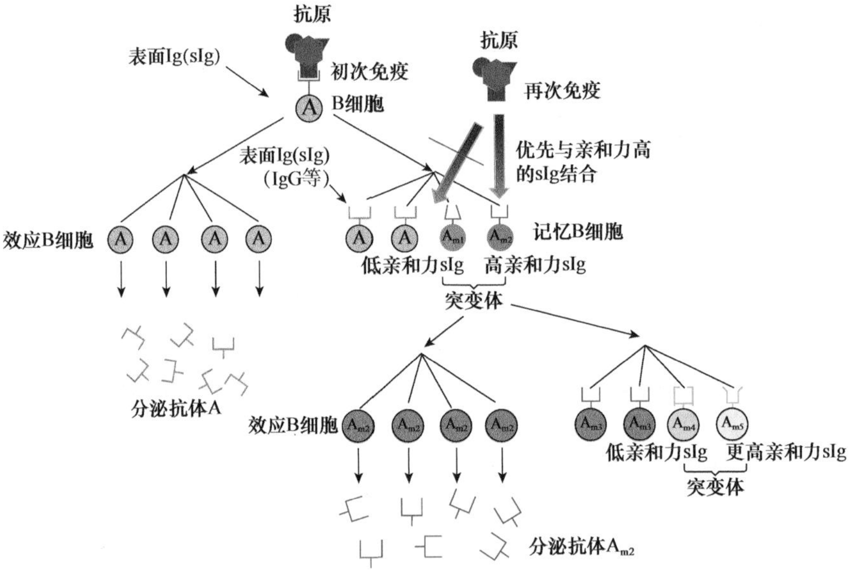

图3-2 抗体亲和力成熟的机制示意图

因此，为了得到能够实现高灵敏度免疫分析的高亲和力抗体，需要用目标抗原对动物反复免疫多次。在免疫期间启动了抗体基因的亚型开关，产生的抗体多为IgG亚型，这也是免疫分析中经常使用IgG类抗体的原因。

抗体是能与抗原结合的免疫球蛋白的总称，免疫球蛋白的名称主要强调了该蛋白的结构。而在讨论免疫球蛋白与抗原的结合性能或者其用途时，我们称免疫球蛋白为抗体。抗体是由抗原刺激生物体而产生的一类糖蛋白质，可以对抗原的构造进行精密识别并结合，并承担中和抗原毒性及将其排出体外的作用。在免疫分析技术中，抗体是决定分析性能的核心分子组件。

许多高等动物会产生IgG、IgM、IgA、IgD和IgE五种不同类型的免疫球蛋白。图3-3展示了人抗体各类别及亚型的结构。人的IgG分为IgG1、IgG2、IgG3、IgG4四个亚型，IgA分为IgA1和IgA2两个亚型。鼠源的IgG分为IgG1、IgG2a、IgG2b和IgG3四个亚型，大鼠有IgG1、IgG2a、IgG2b、IgG2c四个亚型，而兔子抗体没有IgG的亚型。

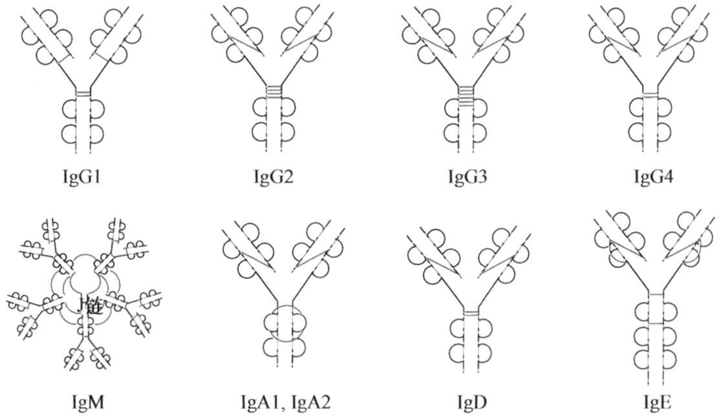

图3-3 各亚型抗体的结构

无论哪一种免疫球蛋白，抗体的基本构成单位是相同的，即由两条结构相同的重链（heavy chain，HC）和两条结构相同的轻链（light chain，LC）构成，形状像“Y”字形。该模式也因类别而异，而其亚型可以由存在于各个重链的特有抗原决定基来确定。IgG、IgM、IgA、IgD、IgE的重链分别为γ链、μ链、α链、δ链和ε链。同样，基于恒定区的同源类型的不同，轻链可分为κ链和λ链。例如，IgG1抗体由两条γ重链和两条κ链或λ链构成。κ链和λ链的出现频率在动物种类之间存在差异。在人类抗体的轻链中，κ链与λ链的比例为3：2，而鼠源抗体的轻链约有95%为κ链。免疫分析中使用的抗体，因为大多是通过对鼠、兔子等实验动物进行过免疫来制造的，所以发生了类开关重组（class switch recombination，CSR），其中大部分是IgG类。人源抗体的分类及各亚型的相对分子质量、重链的类型及相对分子质量、效价、半衰期等特征如表3-1所示。IgG是免疫系统中最重要的抗体分子，主要有抗感染作用，能激活补体，增强巨噬细胞的吞噬功能。IgG可穿过母体的胎盘，从而起到保护胎儿及新生婴儿免受细菌及病毒感染的作用。IgA分为单体和双体两种，单体主要存在于血清中，双体则主要存在于黏膜表面及分泌液中，具抗感染的作用。在5种抗体分子中，IgM的相对分子质量最大，是免疫系统受抗原刺激后最初产生的抗体，具有激活补体和调理作用，常用于诊断早期的病毒感染。IgD主要存在于成熟B细胞表面，是B细胞识别抗原的受体。IgE则是血清中含量最少的抗体，主要参与介导Ⅰ型超敏反应及抗寄生虫感染。

表3-1 抗体分类及各亚型的基本特征

特征	IgG				IgM	IgA		IgD	IgE
	IgG1	IgG2	IgG3	IgG4		IgA1	IgA2		
相对分子质量	146 000	146 000	165 000	146 000	970 000	160 000		184 000	188 000
重链类型	γ1	γ1	γ1	γ1	μ	α1	α2	δ	ε

续表

特征	IgG				IgM	IgA		IgD	IgE
	IgG1	IgG2	IgG3	IgG4		IgA1	IgA2		
重链相对分子质量	51 000	51 000	60 000	51 000	72 000	56 000		65 000	74 000
效价	2	2	2	2	10	2	2	2	2
血中浓度/（mg/mL）	9	3	1	0.5	1.5	3.0	0.5	0.03	0.000 05
半衰期/d	21	20	7	21	10	6		3	2

第二节　抗体的结构特点

抗体的重链和轻链都由可变区（variable region，V区域）和恒定区（constant region，C区域）组成，个体之间可变区序列差别很大。抗原结合部位（antigen-binding site）位于抗体重链和轻链两链的可变部分之间（图3-4）。因此，1分子的IgG可以与2分子的抗原结合，抗体通过与抗原的结合及利用补体系统和巨噬细胞的活化作用将抗原去除。

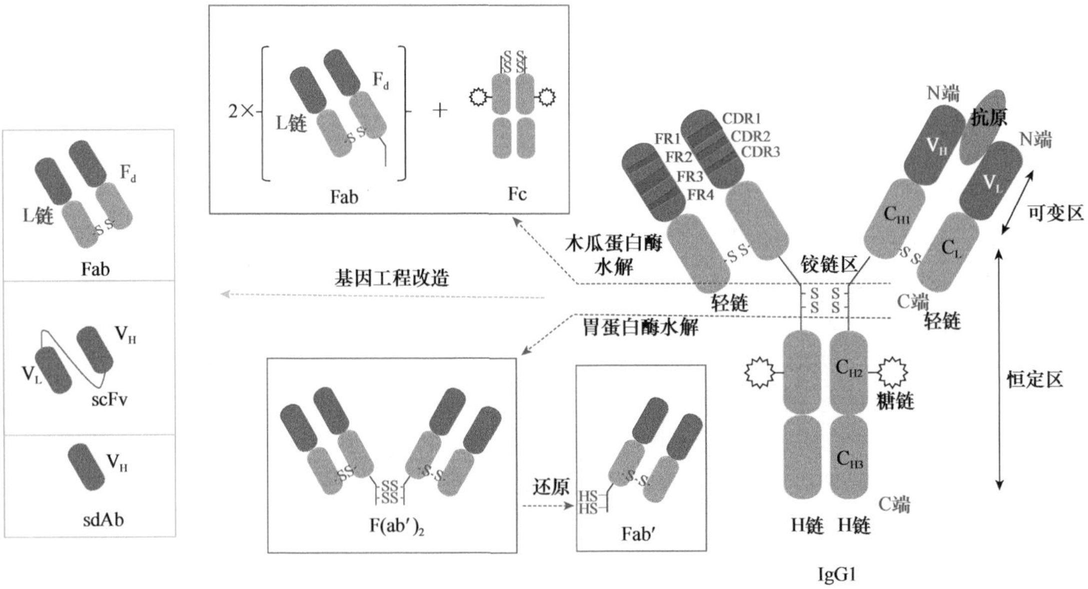

图3-4　抗体的基本结构

可变区和恒定区均由称为功能区的独立结构单位构成，每个功能区由约110个氨基酸残基组成，通过链内S—S键形成球形立体结构。可变区的功能区存在于重链和轻链的N端，由重链可变区（variable region of heavy chain，V_H）和轻链可变区（variable region of light chain，V_L）构成。IgG重链的恒定区由C_{H1}、C_{H2}、C_{H3}（constant region of heavy chain）三个功能区构成，轻链的恒定区仅由C_L（constant region of light chain）域构成。重链的C_{H1}和C_{H2}通过含有大量脯氨酸、具有弹性的铰链区（hinge region）连接。抗体的糖链主要与C_{H2}相连，与抗体Fc部分的功能相关，而与抗原的结合通常没有关系。可以用过碘酸等将抗体的糖链氧化为醛基，再利用醛基将抗体与琼脂糖或酶连接起来。

木瓜蛋白酶能将抗体分子水解成Fab和Fc。胃蛋白酶则可以把抗体水解成具有两个Fab的$F(ab')_2$，$F(ab')_2$进一步被还原可以形成Fab′（图3-4）。Fab抗体片段具有跟抗体一样的抗原特异性，因不具有Fc功能区而降低了其免疫原性，在将此类鼠源抗体用于抗体药物治疗人类疾病时，可以有效降低药物的免疫原性。通过基因工程改造，我们也可以利用原核生物制备成本相对较低的Fab、scFv及单域抗体（single domain antibody，sdAb）等抗体片段，用于免疫分析及抗体药物。

抗体可变区内包含有直接跟抗原集合的互补性决定区（complementarity-determining region，CDR）和框架区（frame work region，FR）（图3-4）。CDR也被称为超可变区（hypervariable region），重链和轻链内各有三处，空间上为相互靠近的环（loop）结构，其氨基酸序列变化丰富，与抗原直接相互作用，在决定抗体的亲和力和特异性中起着重要的作用。可变区的三个超可变区，从N端开始依次被称为CDR1、CDR2、CDR3，其中CDR3的氨基酸序列变化特别大。FR区为两个方向相反的β结构，形成支撑6个CDR环的基本骨架。从N端开始，分别被称为FR1、FR2、FR3、FR4。与CDR相比，FR的氨基酸序列变化较少。

构成CDR的氨基酸数量，即CDR的长度也在不同的抗体之间各不相同，其中CDR-H3、CDR-L1、CDR-L3的变化幅度较大。卡巴特（Kabat）等提出的可变部分氨基酸的编号系统合理地展示了CDR长度的差异。随着抗体可变区立体结构研究的进展，乔蒂艾（Chothia）等发表了采用循环结构排列的新CDR的定义，对于除H3以外的5处CDR，其多肽主链所能采用的立体结构的种类较少，这些结构被称为规范结构（canonical structure，CS）。CDR-H1、CDR-H2、CDR-L1、CDR-L2、CDR-L3的规范结构分别有3种、5种、4种、1种和5种。CDR-H3的长度和氨基酸组成的变化很大，很难找到规律性。忽略H3的多样性，简单地组合5个CDR的CS，就会产生300种多样性，Chothia等分析了519种鼠源抗体，发现只有33种组合，且85%的抗体属于11种组合中的任意一种。这个结果表明，抗体中可以发挥抗原结合能力的CDR立体结构相当有限。

根据抗体V_H和V_L氨基酸序列的比对结果，可以根据FR的相似性进行分组。在一定的位置上出现频率高的氨基酸为进化过程中保留较好的氨基酸，这些被认为是维持抗体功能重要的氨基酸。卡巴特（Kabat）等分析了庞大的抗体序列数据后发现，人源抗体的V_H有三种亚型，V_L有4种亚型，而鼠源抗体的V_H和V_L分别有11种和7种亚型。人源抗体的序列对于抗体医药的研发至关重要，但在主要是用改良型抗体的免疫分析技术研发中，鼠源抗体的氨基酸数据或更为有用。在鼠源抗体中，V_H的22号和92号氨基酸，V_L的23号和88号氨基酸为可以形成链内S—S结合的半胱氨酸（Cys）残基，多个亚型的抗体都具有这个特征。除此之外，V_H的36、104、106、107号位置，V_L的35、99、101、102号位置的氨基酸种类的变化也极小。

据推测，人体可以产生10^{11}种抗体。以有限的基因组数量产生如此多抗体的原因是B细胞中抗体可变区基因发生了重组。人和老鼠抗体可变区V_H的基因由V（variable）、D（diversity）、J（joining）三个基因片段构成，而V_L（κ，λ）则由V和J两个片段构成，每一个片段都由多个小片段组成（图3-5）。在从未分化的干细胞向B细胞分化的过程中，各片段选择性连接，而发生基因重排，即V_H基因发生了V-D-J重排，V_L基因发生了V-J重排，各片段的组合重排形成了抗体可变区基因的多样性。同时由于结合部发生核苷酸插入，其多样性得到了进一步扩大。V_H、V_L的CDR-1和CDR-2都位于V片段内，而CDR-3则位于V-D-J或V-J结合部，因此它们的多样性更大。另外，兔子和鸡的抗体多样性机制与人及老鼠的不同。

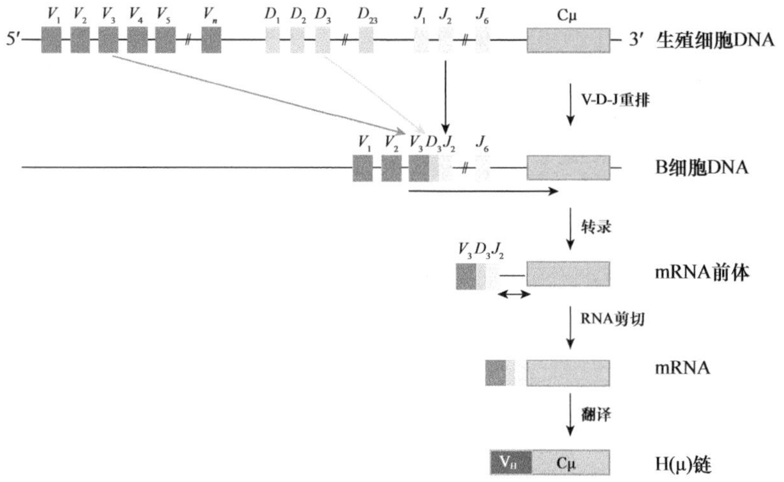

图3-5 抗体重链可变区的基因重排

包括抗体在内的蛋白质的氨基酸序列信息和立体结构信息可以在Protein Data Bank（PDB，http://www.rcsb.org/pdb/）上查询。

第三节 抗体的理化性质

一、抗体的理化特点

单克隆抗体IgG的分子质量约为150 000 Da，具有高度复杂的二级和三级结构，翻译后具有糖链的修饰，其表征与产生抗体的物种有很大关系。抗体理化性质的变化可在细胞培养、抗体表达、纯化、储存液的组成、灌装和货架期等抗体的整个制造过程中发生。因此，在抗体的整个开发和制造过程中，需要在关键点进行产品表征和质量控制。抗体的分子质量大，结构复杂，其表征和质量控制要比小分子物质复杂得多。抗体的物理化学性质主要有分子质量、电荷疏水性、电泳迁移率、等电点（pI）、沉降速度、糖基化及光谱性质等。每个抗体的性质又与其一级、二级、三级或四级蛋白质结构的差异有关。此外，单克隆抗体易受化学或酶修饰的影响，特别是其暴露于蛋白质-液体界面的部位。产品异质性可由许多修饰引起，如抗体C端的赖氨酸残基缺失、脱酰胺化（Hsu et al.，1998）、糖基化、氨基酸序列突变和非共价复合物的形成等。

克隆抗体产品的表征可以通过物理化学、免疫化学和生物学方法进行。监管机构和各行业代表也发布了各种指导性抗体质量控制文件，建议采用蛋白质特性的方法进行表征，主要包括效价、同一性和纯度试验，以及评估分子质量和电荷异质性等关键质量参数。目前常用的蛋白质表征分析方法多基于液相色谱法。例如，用于电荷异质性分析的离子交换色谱法（ion exchange chromatography，IEC），用于分子质量异质性分析的尺寸排除色谱法（size exclusion chromatography，SEC），以及用于肽图谱分析的反相高效液相色谱法（reversed-phase high performance liquid chromatography，RP-HPLC）等。

单克隆抗体是一种结构非常复杂的大型蛋白质。我们虽然可以知道某种单克隆抗体的轻链和重链的氨基酸序列，但抗体制造过程中产生的部分氨基酸突变会改变抗体性质。因此，用适当的分析技术来分析抗体产品性质的微小变化是非常重要的。单克隆抗体互补性决定区（CDR）的突变也至关重要，如果该功能区发生氨基酸突变，可能影响单克隆抗体的抗原亲和力。

二、抗原抗体反应的化学平衡

免疫分析的本质是通过信号分子产生的信号来测定抗原和抗体的结合反应，即免疫复合体的生成反应。如果免疫反应中抗原或抗体的浓度较低，要检测到较低浓度的免疫复合体，则需要灵敏度高的分析技术。抗原、抗体之间的亲和力（affinity）和免疫复合物的检测灵敏度是免疫分析技术中的重要因素。

本部分内容主要介绍与以上因素相关的抗原抗体反应的化学特征。

抗原与抗体的反应一般是可逆的，遵循反应平衡的法则。抗原（antigen，Ag）和抗体（antibody，Ab）的反应可用以下方程式表示，其中Ag·Ab表示抗原抗体两者形成的复合体。

$$\mathrm{Ag}+\mathrm{Ab}\rightleftharpoons\mathrm{Ag}\cdot\mathrm{Ab}$$

以上方程式所示反应的平衡常数，即结合常数（affinity constant，K_a）可以用等式（3-1）表示，即用未反应的抗原和抗体浓度去除生成的复合物的摩尔浓度。K_a可以作为衡量抗原抗体反应亲和力的参数。

$$K_a=\frac{[\mathrm{Ag}\cdot\mathrm{Ab}]}{[\mathrm{Ag}][\mathrm{Ab}]}\ (\mathrm{L/mol}) \tag{3-1}$$

抗原抗体反应逆反应的平衡常数，即解离常数（dissociation constant，K_d）可以用等式（3-2）表示。K_d与K_a呈倒数关系。

$$K_d=\frac{[\mathrm{Ag}][\mathrm{Ab}]}{[\mathrm{Ag}\cdot\mathrm{Ab}]}=\frac{1}{K_a}\ (\mathrm{mol/L}) \tag{3-2}$$

K_a和K_d是抗原抗体反应某一个时间点的静态值，需要注意的是，这两个参数会因抗原抗体反应的温度、pH及缓冲液的组成等反应条件的变化而变化。一定条件下，K_a的数值越大，即K_d的数值越小，则意味着抗体对目标抗原具有更大的亲和力，更适合建立高灵敏度的免疫测量方法。K_a和K_d的大小是判断抗体性能的一个重要指标，也是预测用该抗体构建的免疫分析技术灵敏度的一个主要参数。

三、抗体结合常数的计算

斯卡查德分析是斯卡查德（Scatchard）于1949年发表的关于抗体结合常数的计算方法，也是目前使用最多的标准计算方法。在该计算方法中，将加入抗原抗体反应体系的抗体总浓度设为[$\mathrm{Ab_t}$]，则等式（3-3）成立：

$$[\mathrm{Ab_t}]=[\mathrm{Ab}]+[\mathrm{Ag}\cdot\mathrm{Ab}] \tag{3-3}$$

将等式（3-3）代入等式（3-1），则得到等式（3-4）：

$$K_a=\frac{[Ag \cdot Ab]}{[Ag]([Ab_t]-[Ag \cdot Ab])} \tag{3-4}$$

将等式（3-4）改变形式，获得等式（3-5）:

$$K_a([Ab_t]-[Ag \cdot Ab])=\frac{[Ag \cdot Ab]}{[Ag]} \tag{3-5}$$

若［Ag］代表游离抗原浓度，用字母F（free）表示；［Ag·Ab］代表结合型抗原浓度，用字母B（bound）表示，则获得等式（3-6）:

$$\frac{B}{F}=-K_a(B-[Ab_t]) \tag{3-6}$$

也就是说，B/F和B是斜率K_a的一次函数。将抗原浓度或抗体浓度中的一个参数固定，改变另一个参数，并进行多个反应，每个反应进行B/F分离以确定B和F的数值。如果以B的浓度为x轴，B/F为y轴，绘制曲线（即Scatchard plot），则K_a根据其斜率求得，［Ab_t］的数值可从与x轴的切线求得。

以上计算成立须满足以下几个条件：①Ag和Ab以1∶1结合；②Ab只有一种，并与Ag以固定的方式结合；③B/F要完全分开。实验中要满足③通常是困难的，因此需要进行适当的修正。

一般来说，免疫分析法中使用抗体的K_a值为10^8～10^{10} L/mol。在抗体开发过程中一般会用某抗原反复免疫动物，其所产生的抗体的K_a值会逐渐上升，最终达到一个平衡水平，这种现象被称为亲和性成熟。一般认为要获得具有实用性的抗体，最好至少重复三次免疫。

上述结合常数及解离常数的定义是基于单个抗原决定簇和抗体分子中单个抗原结合部位之间的反应得到的，该亲和力又被称为固有亲和力（intrinsic affinity）。实际上，蛋白质等高分子抗原的一个分子中具有多个可与抗体结合的表位。细菌、病毒的表面则具有多个相同的蛋白质分子，氨基酸序列及其构造一样，因此存在很多相同的表位。除以上具有多个表位的抗原，IgG型抗体在一个分子中有两个抗原结合位点，而IgM型抗体则具有10个抗原结合位点，所以在与多价抗原反应时存在多个结合点，因此与抗原结合时会产生显著的增强。抗体与多个结合位点结合时的平均亲和力被称为avidity，又称为结合活性或结合力。avidity反映的是抗体的实际结合性能，因此又称为功能亲和力（functional affinity）。尽管avidity可以通过实验测定获得，但因为表位的种类和数量、结合位点的距离等增强结合的相关因子很多且复杂，因此很难从理论上估计affinity和avidity的关系。

抗体的亲和力可以使用包被抗原的酶标板进行酶联免疫吸附分析或者固定抗原的传感器芯片进行表面等离子体共振（surface plasmon resonance，SPR）试验而获得。

第四节　多克隆抗体的制备

多克隆抗体（polyclonal antibody，PAb）是研究和诊断领域广泛使用的有效工具。高效价、高特异性的多克隆抗体被广泛应用于免疫学诊断、特异性免疫治疗及生命科学研究的各个方面，是免疫学基础技术之一。多克隆抗体能够识别主要为蛋白质类的特定抗原，常应用于免疫印迹、放射性免疫测定（RIA）、酶联免疫吸附分析（ELISA）、化学发光免疫分析（CLIA）、免疫荧光染色试验、红细胞凝集试验、免疫组化（IHC）、免疫沉淀（IP）试验、亲和层析及酶学等实验研究中。

一、多克隆抗体制备的原理

与来自单一B细胞克隆、只识别某一特定抗原决定簇的单克隆抗体相反，多克隆抗体来自多个B细胞克隆，这些B细胞克隆在免疫原的刺激下分化为能产生抗体的浆细胞，这些浆细胞所产生的抗体是针对免疫原的多种抗原决定簇，具有多样性和异质性，因此称为多克隆抗体。含有多克隆抗体的动物血清称为免疫血清或抗血清。免疫原或抗原（Ag）是能够引起体液免疫应答的物质，如蛋白质、脂类或碳水化合物等。为了制备多克隆抗体，需要将免疫原接种到宿主体内，刺激机体产生免疫应答，使得B细胞增殖分化为能分泌抗体的浆细胞，收集血清或再经纯化分离，即可得到多克隆抗体。为了获得最大化抗体滴度，免疫原一般同佐剂一同使用，并利用机体的记忆B细胞的快速反应原理，采用多次免疫的方式注射抗原，可以获得高效价的免疫血清。

多克隆抗体的效价高低取决于实验动物的免疫反应性及抗原的免疫原性，同时效价的高低还受免疫方案（抗原剂量、佐剂使用、免疫途径、免疫次数、间隔时间等）的影响。多克隆抗体的特异性取决于免疫用的抗原的纯度，因此必须先纯化抗原再免疫动物。

二、抗原制备

根据其物理性质，可将免疫用抗原的种类分为颗粒性抗原和可溶性抗原（可溶胶体）。颗粒性抗原主要包括细胞（人、动物的细胞）和各种微生物（细菌、病毒等）；可溶性抗原主要包括蛋白质（糖蛋白、脂蛋白、酶、补体、细菌外毒素）、脂多糖、核酸及与载体偶联的半抗原等。一般颗粒性抗原的抗原性大于可溶性抗原的抗原性。抗原的相对分子质量一般大于40 000，6000～40 000的抗原的抗原性很弱，小于6000的为半抗原。佐剂是能够增强免疫反应的物质，在体内能起到缓慢释放抗原的作用。

（一）颗粒性抗原的制备

颗粒性抗原一般以整个细菌菌体或细胞为抗原进行制备。O抗原（O antigen），即菌体抗原，是指细菌表面的抗原成分——特异性多糖。体内抗O抗原抗体的浓度代表近期是否感染某种细菌，如沙门氏菌。

颗粒性抗原制备过程如下：①选择标准菌株，接种于斜面或平板培养基表面；②置温箱37℃ 培养24 h后，用适量的无菌生理盐水刮下菌苔，移入无菌含有玻璃珠的锥形瓶中，充分摇匀菌体；③100℃ 水浴2～2.5 h杀菌并破坏鞭毛抗原；④取处理过的菌液，检测有无活菌存在，合格后用无菌生理盐水稀释成每毫升含8亿～10亿个细菌，加入苯酚至最终浓度为5%，即为O抗原。

（二）可溶性抗原的制备

大多数可溶性抗原来源于组织细胞，成分复杂。制备这类抗原时，首先需将组织和细胞破碎，然后再从组织和细胞匀浆中提取目的成分，提纯后的抗原需鉴定后才能用作免疫原。

以新冠病毒SARS-CoV-2的侵染性关键蛋白——刺突蛋白Spike（S蛋白）为例，进行可溶性重组蛋白抗原的制备，具体过程如下。

1. 基因序列的确定 在NCBI gene数据库中查询并获得*S*基因的DNA序列（https://www.ncbi.nlm.nih.gov/nuccore/NC_045512.2?report＝genbank&from=21563&to=25384）。

2. 蛋白功能区的确定 在uniprot数据库查询S蛋白的功能分区，结果见表3-2。

表3-2 S蛋白结构的功能分区

位置	描述	长度（氨基酸个数）	位置	描述	长度（氨基酸个数）
1～12	信号肽	12	13～685	S1	673
13～1273	S糖蛋白	1261	686～1273	S2	588

S蛋白与人ACE2的结合位点位于S1区段，因此要制备能阻断两者结合的抗体，我们只需要表达S1段进行抗原制备即可。S1对应的蛋白氨基酸序列为13～685，共计673个氨基酸，对应的DNA长度为2020个碱基，具体碱基序列为

AGTCAGTGTGTTAATCTTACAACCAGAACTCAATTACCCCCTGCATACACTAATTCTTTCACACGTGGTGT
TTATTACCCTGACAAAGTTTTCAGATCCTCAGTTTTACATTCAACTCAGGACTTGTTCTTACCTTTCTTTT
CCAATGTTACTTGGTTCCATGCTATACATGTCTCTGGGACCAATGGTACTAAGAGGTTTGATAACCCTGTC
CTACCATTTAATGATGGTGTTTATTTTGCTTCCACTGAGAAGTCTAACATAATAAGAGGCTGGATTTTTGG
TACTACTTTAGATTCGAAGACCCAGTCCCTACTTATTGTTAATAACGCTACTAATGTTGTTATTAAAGTCT
GTGAATTTCAATTTTGTAATGATCCATTTTTGGGTGTTTATTACCACAAAAACAACAAAAGTTGGATGGAA
AGTGAGTTCAGAGTTTATTCTAGTGCGAATAATTGCACTTTTGAATATGTCTCTCAGCCTTTTCTTATGGA
CCTTGAAGGAAAACAGGGTAATTTCAAAAATCTTAGGGAATTTGTGTTTAAGAATATTGATGGTTATTTT
AAAATATATTCTAAGCACACGCCTATTAATTTAGTGCGTGATCTCCCTCAGGGTTTTTCGGCTTTAGAACC
ATTGGTAGATTTGCCAATAGGTATTAACATCACTAGGTTTCAAACTTTACTTGCTTTACATAGAAGTTATT
TGACTCCTGGTGATTCTTCTTCAGGTTGGACAGCTGGTGCTGCAGCTTATTATGTGGGTTATCTTCAACCT
AGGACTTTTCTATTAAAATATAATGAAAATGGAACCATTACAGATGCTGTAGACTGTGCACTTGACCCTCT
CTCAGAAACAAAGTGTACGTTGAAATCCTTCACTGTAGAAAAAGGAATCTATCAAACTTCTAACTTTAGAG
TCCAACCAACAGAATCTATTGTTAGATTTCCTAATATTACAAACTTGTGCCCTTTTGGTGAAGTTTTTAAC
GCCACCAGATTTGCATCTGTTTATGCTTGGAACAGGAAGAGAATCAGCAACTGTGTTGCTGATTATTCTGT
CCTATATAATTCCGCATCATTTTCCACTTTTAAGTGTTATGGAGTGTCTCCTACTAAATTAAATGATCTCT
GCTTTACTAATGTCTATGCAGATTCATTTGTAATTAGAGGTGATGAAGTCAGACAAATCGCTCCAGGGCAA
ACTGGAAAGATTGCTGATTATAATTATAAATTACCAGATGATTTTACAGGCTGCGTTATAGCTTGGAATTC
TAACAATCTTGATTCTAAGGTTGGTGGTAATTATAATTACCTGTATAGATTGTTTAGGAAGTCTAATCTCA
AACCTTTTGAGAGAGATATTTCAACTGAAATCTATCAGGCCGGTAGCACACCTTGTAATGGTGTTGAAGGT
TTTAATTGTTACTTTCCTTTACAATCATATGGTTTCCAACCCACTAATGGTGTTGGTTACCAACCATACAG
AGTAGTAGTACTTTCTTTTGAACTTCTACATGCACCAGCAACTGTTTGTGGACCTAAAAAGTCTACTAATT
TGGTTAAAAACAAATGTGTCAATTTCAACTTCAATGGTTTAACAGGCACAGGTGTTCTTACTGAGTCTAAC
AAAAAGTTTCTGCCTTTCCAACAATTTGGCAGAGACATTGCTGACACTACTGATGCTGTCCGTGATCCACA
GACACTTGAGATTCTTGACATTACACCATGTTCTTTTGGTGGTGTCAGTGTTATAACACCAGGAACAAATA
CTTCTAACCAGGTTGCTGTTCTTTATCAGGATGTTAACTGCACAGAAGTCCCTGTTGCTATTCATGCAGAT
CAACTTACTCCTACTTGGCGTGTTTATTCTACAGGTTCTAATGTTTTTCAAACACGTGCAGGCTGTTTAAT
AGGGGCTGAACATGTCAACAACTCATATGAGTGTGACATACCCATTGGTGCAGGTATATGCGCTAGTTATC
AGACTCAGACTAATTCTCCTCGGCGGGCACGT

将目标序列发给DNA合成公司进行合成，然后设计并合成上下游引物，经PCR扩增获得目的基因片段。

3. 选择表达载体 选择适当的表达载体，这里我们选择了原核表达载体pET-32a(＋)。该载体具有TrxA标签（硫氧化还原蛋白，促溶作用）、S标签（鉴定用）及His标签（鉴定与纯化用），S1融合蛋白大小为94.5 kDa。

4. 构建表达质粒 利用双酶切（*Eco*R Ⅰ和*Xho* Ⅰ）系统切割原质粒，再与用同样酶切割的目的基因进行连接，然后转化大肠杆菌，经抗性筛选和测序确认后，通过摇菌的方式扩增质粒。

5. 质粒提取 利用碱裂解法和DNA吸附柱法纯化菌体内的表达质粒。

6. 质粒在菌体中进行蛋白质表达 将提取的质粒转化Shuffle T7-B菌株，在细菌内进行蛋白质表达。此过程要注意诱导条件，一般在低温（16℃）和低转速（180 r/min）条件下进行诱导表达。

7. 菌体的裂解 用超声破碎法裂解菌体，离心去掉包涵体和细菌碎片，上清用于蛋白质纯化。

8. 蛋白质纯化 用镍柱亲和层析法纯化具有His标签的S1融合蛋白。

9. 蛋白质纯度与浓度鉴定 用SDS-PAGE法与考马斯亮蓝R-250染色法检测蛋白质纯度，用2,2-联喹啉-4,4-二甲酸二钠（bicinchoninic acid，BCA）法检测蛋白质浓度。

（三）半抗原与载体的偶联

半抗原物质多数为低分子质量的物质，如多糖、多肽、激素脂肪胺、类脂质、核苷及有机小分子化学试剂等。半抗原没有免疫原性，只有把这些半抗原和载体蛋白（carrier）结合后，其才具有免疫原性。半抗原载体的特点为不干扰偶联分子的功能，具有稳定性，且价格低廉。常用半抗原载体的种类有蛋白质类、多肽聚合物、非蛋白类大分子聚合物和某些颗粒，如血清白蛋白、卵清蛋白和血蓝蛋白，这些蛋白质含有氨基和羧基，易与含有氨基和（或）羧基的半抗原偶联。

偶联的方法有很多种，一般常用的是碳化二亚胺法偶联半抗原与载体蛋白。碳化二亚胺可作为酰胺键的形成介质，使半抗原的羧基与载体蛋白的氨基进行缩合反应，形成酰胺键。

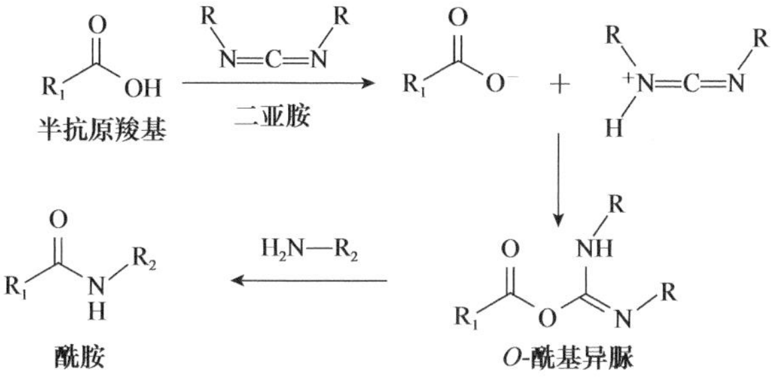

三、佐剂的应用

佐剂是与抗原同时或预先注射于机体能增强机体免疫应答或改变免疫类型的物质。良好的佐剂应当具备以下条件。

（1）增加抗原的表面积，并改变抗原的活性基团构型，从而增强抗原的免疫原性；

（2）佐剂与抗原混合能延长抗原在局部组织的存留时间，降低抗原的分解速度，使抗原缓慢释放至淋巴系统中，持续刺激机体产生高效价的抗体；

（3）佐剂可以直接或间接地激活免疫活性细胞并使之增生，从而增强了体液免疫；

（4）具有无毒性或副作用低的特点。

目前，应用最多的佐剂是弗氏佐剂。弗氏佐剂又分为弗氏不完全佐剂（液体石蜡＋羊毛脂）和弗氏完全佐剂［液体石蜡＋羊毛脂＋卡介苗（或灭活的人结核分枝杆菌）］。使用时，将弗氏佐剂以弗氏佐剂：抗原（$V:V$）＝1：1的比例乳化成“油包水”乳液。乳化方法主要有研磨法和注射器混合法。研磨法是用无菌处理的研钵在超净台中将混合物研磨成乳液。注射器法是用细橡胶管连接两个无菌注射器，来回推送混合液制备成乳液。

四、动物免疫

（一）抗原剂量

最适合的抗原用量依赖于抗原的特性、使用的佐剂、免疫途径和物种，每个抗原最好单独决定。一般而言，需要纳克到微克级的抗原加上佐剂即可诱导高滴度的抗体反应。例如，小鼠需要免疫10～200 μg抗原；兔需要免疫500～1000 μg抗原；山羊或绵羊需要免疫250～5000 μg可溶性抗原。体重小的动物需要较少量的抗原/佐剂混合物，但是产生抗体所需的抗原量并不完全根据动物体重的大小而增加或减少。例如，一只4 kg重的兔所需的抗原剂量与25 g小鼠所需的抗原剂量可以相同。抗原剂量对抗体质量非常关键，因为高剂量的抗原导致低亲和力B细胞的活化，而低剂量的抗原能引起高亲和力B细胞的活化。

（二）免疫动物的选择

免疫动物一般选择哺乳类和禽类。选择免疫动物的标准如下。

（1）适龄、健壮、无病毒或细菌等感染。

（2）抗原与免疫动物种属差异越大越好，如用鼠的抗原免疫兔子或山羊，而不是用一种小鼠的抗原免疫另一种小鼠。

（3）多克隆抗体量的需求：量大，选用马、羊等大动物；量小，选用鸡、兔、鼠等小动物。

（三）免疫方法

多采用皮内或皮下多点注射（足掌、背部两侧）、腋窝淋巴结直接注射、静脉或腹腔注射。一般在第一次免疫（完全佐剂）后2～3周内进行第二次免疫（不完全佐剂），再过1～2周后进行第三次免疫，然后每1～2周免疫一次，总共3～5次，半抗原可以多达10次（图3-6）。

制备高效价多克隆抗体并没有固定的最优途径。注射方式应根据抗原、佐剂和动物种类来确定。一般来说，对于水相可溶性抗原加佐剂产生免疫反应，在皮内注射时免疫效果最好，其次依次为腹膜内、皮下、肌内和静脉注射。对于常用动物，小鼠可以采取皮下或腹膜内注射，兔子可以采用皮内或皮下注射。

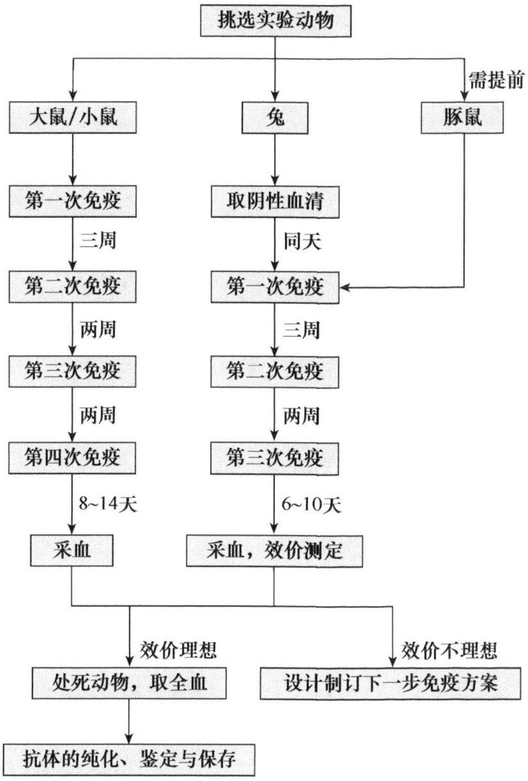

图3-6 多克隆抗体制备的免疫流程

（四）效价测定与动物采血

采血前常用酶联免疫吸附分析（ELISA）测定抗体效价，效价在1∶1000及以上时，即达到采集要求。效价测定的采血方式：小鼠一般采用尾尖取血，兔子一般采用耳缘静脉取血，取血量15～30 μL，3000 r/min离心5 min，取上清进行稀释检测。

收集抗体时的动物采血：先麻醉符合采集要求的动物，再进行心脏、眼球或颈静/动脉取血，并分离血清。血清分装后可直接低温保存，或经Protein G亲和层析介质纯化并测定浓度后低温冷冻保存（－20℃或－80℃）。不同物种放血法推荐的麻醉剂剂量与采血量见表3-3。

表3-3 不同物种放血法推荐的麻醉剂剂量与采血量

物种	麻醉剂剂量和途径	可收集量/mL
小鼠	（1）氯胺酮（100 mg/kg）和甲苯噻嗪（10 mg/kg）i.p. （2）戊巴比妥（45 mg/kg）i.p. （3）异氟烷吸入	1.0～1.5
大鼠	（1）氯胺酮（75 mg/kg）和甲苯噻嗪（10 mg/kg）i.p. （2）戊巴比妥（45 mg/kg）i.p. （3）异氟烷吸入	6.0

续表

物种	麻醉剂剂量和途径	可收集量/mL
豚鼠	（1）氯胺酮（40 mg/kg）和甲苯噻嗪（5 mg/kg）i.p. （2）戊巴比妥（40 mg/kg）i.p. （3）异氟烷吸入	20～30
兔	麻醉前15～20 min肌内注射乙酰丙嗪（1 mg/kg） （1）氯胺酮（10 mg/kg）和甲苯噻嗪（3 mg/kg）i.p. （2）戊巴比妥（40 mg/kg）i.v. （3）异氟烷吸入	90～120
绵羊/山羊	（1）氯胺酮（4 mg/kg）和甲苯噻嗪（绵羊0. 2 mg/kg，山羊 0.05 mg/kg）i.v. （2）戊巴比妥（30 mg/kg）i.v. （3）泰拉瑞（3 mg/kg）i.m. （4）异氟烷吸入（需要插管）	2000～3000

注：i.p.腹腔注射；i.v.静脉注射；i.m.肌内注射

第五节　单克隆抗体的制备

一、单克隆抗体制备原理

单克隆抗体的制备基于以下理论。首先是抗体产生的克隆选择学说（clonal selection theory）或称无性繁殖系选择学说，该学说是澳大利亚免疫学家伯内特（Burnet）于1957年提出的抗体形成理论。这一理论认为每一种抗体均来源于一种特定的B细胞克隆，这种抗体能与相应的单一抗原决定簇发生互补结合。理论上，分离并扩增单一来源的B细胞，可获得大量结合相同抗原决定簇的均质的抗体，即单克隆抗体。再者是1975年科勒（Kohler）和米尔斯坦（Milstein）创建的杂交瘤技术。此技术是把能够分泌抗体的B细胞与具有无限增殖能力的骨髓瘤细胞进行融合，获得既能无限增殖又能分泌特定抗体的杂交瘤细胞，该细胞分泌的抗体具有高度均质性与高度特异性，即为单克隆抗体。最后是杂交瘤细胞的筛选原理，根据细胞中DNA生物合成的主要途径和补救途径的有无，利用HAT［HAT是次黄嘌呤（hypoxantin）、氨基蝶呤（aminopterin）和胸腺嘧啶脱氧核苷（thymidin）三种物质的英文首字母］选择培养基进行杂交瘤细胞的筛选。正常细胞两种途径都有（如脾细胞），而骨髓瘤细胞由于基因缺陷，其只有主要合成途径而无补救途径。因此当培养基中加入主要途径抑制物时，骨髓瘤细胞无法生存，脾细胞在5～7天内因自身增殖能力有限而死亡，只有脾细胞与骨髓瘤细胞的融合细胞才能长期生存。HAT培养基成分包括次黄嘌呤（hypoxanthine）（或次黄嘌呤核苷）、氨基蝶呤（aminopterin）、胸腺嘧啶脱氧核苷（thymidine），以及含胎牛血清的DMEM（Dullbecco’s modified eagle medium）或RPMI①-1640。DNA合成的主要途径抑制物为

① RPMI. Roswell Park Memorial Institute

氨基蝶呤（二氢叶酸还原酶抑制剂），其抑制了dTMP、dAMP、dGMP的合成。骨髓瘤细胞基因缺陷类型包括次黄嘌呤鸟嘌呤磷酸核糖基转移酶（HGPRT）缺陷型或胸腺嘧啶核苷激酶（TK）缺陷型。氨基蝶呤阻断后DNA合成的补救途径见图3-7。

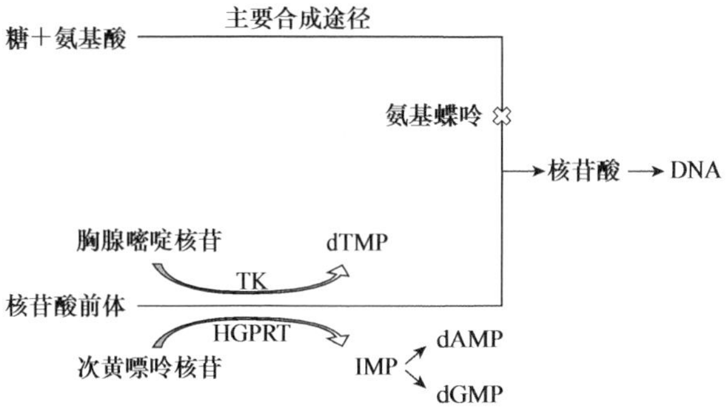

图3-7　氨基蝶呤阻断后DNA合成的补救途径

IMP．次黄嘌呤核苷酸

通过杂交瘤技术制备单克隆抗体的基本流程见图3-8。

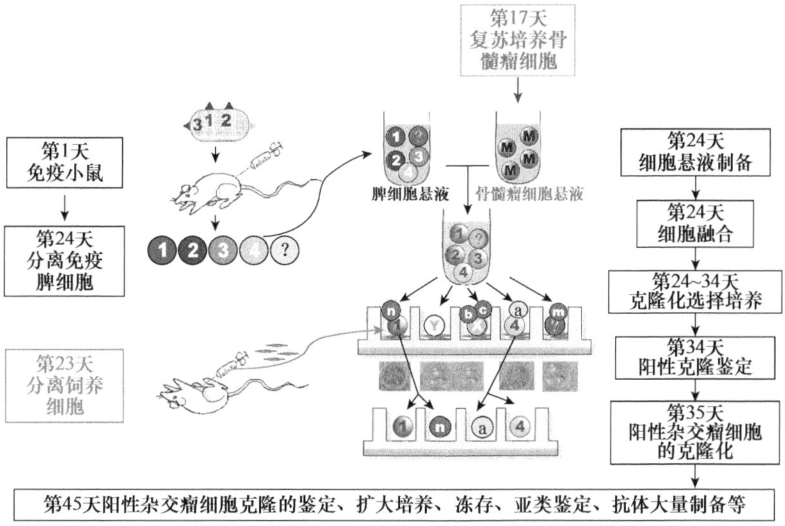

图3-8　通过杂交瘤技术制备单克隆抗体的基本流程

二、抗原制备

抗原的制备过程请参考本章第四节相关内容。

三、动物免疫

初次免疫：8～12周的BALB/c小鼠（与骨髓瘤同种系），200 μg/500 μL蛋白抗原（含50%弗氏完全佐剂），腹腔注射三只小鼠。再次免疫：2～4周后，20 μg/100 μL蛋白抗原（含50%弗氏不完全佐剂），皮下多位点注射。效价测定：再1周，尾静脉取血测抗体效价（达到1∶1000阳性）。加强免疫：符合要求的小鼠，20 μg/100 μL蛋白抗原溶液，脾内注射，3天后取脾，制备脾细胞悬液。

四、细胞制备

（一）免疫脾细胞的制备

选择效价达标的小鼠2只，无菌取脾，在200目不锈钢网上用注射器内柄反复轻压，并用10 mL无血清培养基洗涤细胞一次并重悬，经台盼蓝鉴定活性后，取1×10^8细胞（10 mL）备用。免疫过的小鼠眼眶采血，收集血清，留作阳性对照。

（二）骨髓瘤细胞的复苏和培养

一般选用Sp2/0或NS-1细胞株，复苏和培养方法同一般哺乳动物细胞，其中培养基为90% RPMI-1640［添加$NaHCO_3$ 1.5 g/L，葡萄糖2.5 g/L，丙酮酸钠（sodium pyruvate）0.11 g/L］、10%优质胎牛血清；气相为95%空气、5%二氧化碳；温度为37℃。

骨髓瘤细胞株应具备的特点：①稳定，易培养；②自身不分泌免疫球蛋白；③融合率高；④次黄嘌呤鸟嘌呤磷酸核糖基转移酶（HGPRT）缺陷型或胸腺嘧啶核苷激酶（TK）缺陷型，便于用HAT培养基进行筛选。

（三）饲养细胞的培养

饲养细胞是指能够促进组织培养细胞增殖的细胞。饲养细胞一般来源于小鼠腹腔细胞，作用是释放非种属特异性生长因子，促进细胞增殖。饲养细胞接种密度为（1～2）$\times10^4$个/孔（96孔板）。饲养细胞采集方法为：将8～12周龄BALB/c小鼠颈椎脱臼法处死，浸入75%乙醇消毒5 min，超净台中经腹腔注入5 mL DMEM，按摩腹部2 min，注射器抽取腔液4～5 mL，2000 r/min离心5 min，弃上清，用HAT培养基重悬，然后计数并按一定密度接种。饲养细胞的培养是从融合细胞制备前一天开始，一直到阳性杂交瘤细胞克隆化完成，即杂交瘤细胞从96孔板培养至24孔板的整个时期，在24孔板转至6孔板时及以后换为无饲养细胞的培养方式。

（四）血清的选择

在细胞融合、杂交瘤细胞的筛选和扩大培养及克隆化过程中，都必须在DMEM或RPMI-1640培养基中加入10%～15%的优质胎牛血清。融合前血清和培养基必须保持支原体阴性。

（五）细胞融合

将1×10^8个脾细胞（10 mL）和2×10^7个骨髓瘤细胞（40 mL）混合后离心（1000 r/min，10 min）；离心完毕后，弃尽上清，轻弹管底，使细胞混匀成糊状；37℃水浴中，从细胞底部缓慢滴加无菌50%聚乙二醇（PEG）2000，同时搅动细胞，1 min内加完，37℃ 静置90 s；缓慢滴加37℃的15 mL无血清DMEM，以稀释PEG、终止融合。滴加方式为前30 s、1 mL，再30 s、3 mL，最后1 min、1 mL；滴加完后，补加无血清DMEM至40 mL，混悬细胞，1000 r/min离心10 min，弃上清；用40 mL含血清的HAT培养基重悬细胞，混匀后接种于4块96孔板中，每孔0.1 mL，在37℃、5% CO_2及饱和湿度条件下培养。

（六）杂交瘤细胞的选择培养

融合后第一天，每孔滴加100 μL HAT培养基，此后每2～3天半量换液一次（HAT培养基），4天内骨髓瘤将几乎除尽，融合的杂交瘤细胞开始形成集落。7～10天后，改HAT培养基为HT培养基（排除可能有残留氨基蝶呤的影响），培养24 h以上，检测上清中抗体特异性，以确定阳性杂交瘤细胞群。

（七）特异性抗体的检测

采用间接酶联免疫吸附分析（ELISA）检测96孔板中是否有特异性抗体，以鉴定哪个培养孔中含有能分泌特异性抗体的杂交瘤细胞，即抗体阳性细胞孔。间接ELISA的基本过程见图3-9。

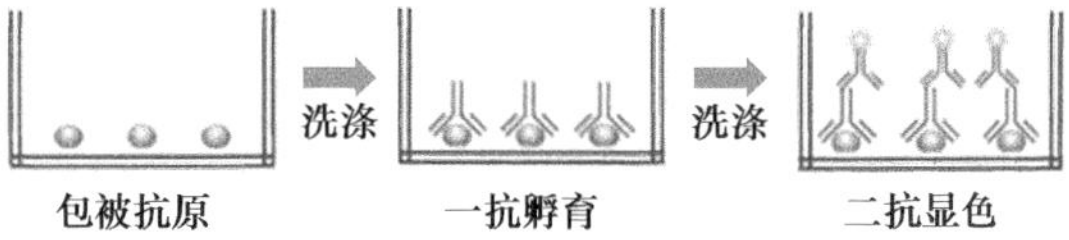

图3-9 间接ELISA检测抗体特异性

（八）杂交瘤细胞的克隆化

抗体阳性细胞孔中的细胞往往不止一种细胞群，其中分泌特异抗体的杂交瘤细胞一般不具有生长优势，因此在细胞群鉴定为抗体阳性时，应尽快进行克隆化培养，以筛选出遗传性稳定且具有同源的细胞系，即杂交瘤细胞的克隆化。克隆化的常用方法为有限稀释法，具体操作如下：①预先接种饲养层细胞；②阳性细胞群的单孔细胞经吹打混匀后计数，稀释成10个细胞/mL；③每孔接种100 μL，理论上每孔分别含1个细胞；④培养细胞，待孔内细胞长至孔底1/3～1/2时，测定抗体活性；⑤选择效价高、单克隆生长、形态良好的细胞进行扩大培养与冻存。

（九）单克隆抗体亚类的鉴定

用抗各类亚型的抗体包板，如兔抗鼠IgG进行ELISA检测，即可鉴定抗体类型。将筛选得到的若干株阳性单克隆杂交瘤细胞所分泌的抗体进行类型鉴定后，选择合适的抗体类型进行大量制备，常选择分泌能力强的单体型IgG类抗体进行大量制备。

（十）单克隆抗体的大量制备

单克隆抗体的大量制备，常用到两种方法，即动物体内诱生单克隆抗体法和体外培养产生单克隆抗体法。

1. 动物体内诱生单克隆抗体法 选择与骨髓瘤细胞同种品系的小鼠（BALB/c）或裸鼠进行体内杂交瘤细胞移植与抗体生产。具体操作如下。

（1）提前一周，给小鼠腹腔注入0.5 mL降植烷或液体石蜡；

（2）一周后，每只小鼠腹腔注射5×（10^5～10^6）个杂交瘤细胞；

（3）7～10天后，选取腹部明显胀大的小鼠，用无菌注射器取腹水5～8 mL；

（4）间隔2～3天，待腹水累积后再取腹水，可重复取2或3次；

（5）腹水1500 r/min离心10 min后，取上清加入0.02%叠氮钠，分装低温冷冻保存，也可经纯化后进行低温保存。腹水中抗体浓度一般可达1～10 mg/mL。

2. 体外培养产生单克隆抗体法 体外培养杂交瘤细胞，在细胞培养上清中纯化抗体，一般可获得10～50 μg/mL的抗体。

思考题

1. 什么是抗体类别转换和亲和性成熟？
2. 简述基于微生物反应器的基因重组制备可溶性蛋白抗原的步骤。
3. 试述多克隆抗体和单克隆抗体的制备原理。
4. 简述杂交瘤细胞克隆化的操作方法。

（董金华、李保伟、单喜军）

第四章　酶联免疫吸附分析

第一节　发展历史

1966年，美国密歇根大学的纳克恩（Nakene）和皮尔斯（Pierce）共同发表了《酶标抗体：制备和抗原定位中的应用》一文，作者利用辣根过氧化物酶作用于底物显色，第一次提出酶联免疫吸附分析（enzyme linked immunosorbent assay，ELISA）的基本原理。

1971年，瑞典斯德哥尔摩大学的恩瓦尔（Engvall）等发表了《酶联免疫吸附分析定量检测IgG含量》和《通过酶标记的抗原和抗体包被的聚苯乙烯管检测IgG》两篇文章，第一次报道将ELISA技术应用于检测液体标本中微量物质。

1972年，同样来自瑞典斯德哥尔摩大学的卡尔森（Carlsson）等应用ELISA检测患者血清中的沙门氏菌O抗原，发现ELISA比肥达试验、血凝试验和定量沉淀试验有更高的灵敏度。

1979年，我国第三军医大学的田荣福教授首次在国内应用ELISA检测乙型肝炎表面抗原，发现ELISA的灵敏度高于对流电泳法。由于其灵敏度高、试剂稳定、设备简单、操作安全等优点，ELISA技术目前仍应用于免疫学、微生物学及寄生虫学等领域。

第二节　方法学原理

ELISA是免疫分析技术中应用最广的技术之一，基本原理为：将已知的抗原或抗体吸附在固相载体（聚苯乙烯微量反应板）表面，使酶标记的免疫反应在固相表面进行，通过检测酶与底物的显色反应而定量抗体或抗原。常用的ELISA方法有夹心法、竞争法、细胞ELISA和酶联免疫斑点法。

ELISA方法中标记抗体常用的蛋白酶是辣根过氧化物酶（horseradish peroxidase，HRP）和碱性磷酸酶（alkaline phosphatase，ALP）。蛋白酶与抗体或抗抗体分子的结合不会改变抗体的免疫学特性，也不会影响酶的生物学活性。在ELISA中，酶标记抗体可与吸附在固相载体上的抗原或抗体发生特异性结合；滴加底物溶液后，底物可在酶作用下使其所含的供氢体由无色的还原型变成有色的氧化型，出现颜色反应，颜色反应的深浅与标本中相应抗体或抗原的量成正比。此种显色反应可通过ELISA检测仪进行定性或定量，这样就将酶化学反应的敏感性和抗原抗体反应的特异性结合起来，使ELISA方法成为一种既特异又灵敏的检测方法。

一、夹心ELISA

（一）检测原理

以检测抗原为例，夹心ELISA检测原理如下：将捕获抗体包被在固相表面（酶标板孔底部）；将捕获抗体、待测抗原及酶标报道抗体孵育形成复合物；加入底物与酶反应，通过检测酶底物的显色，即可测定待测抗原的浓度。抗原包含至少两个结合抗体的表位。单克隆或多克隆抗体均可在夹心ELISA中用作捕获抗体和报道抗体。单克隆抗体识别单一表位，可对抗原中微小差别进行定量检测。多克隆抗体通常用作捕获抗体以固定尽可能多的抗原。夹心ELISA的原理见图4-1。

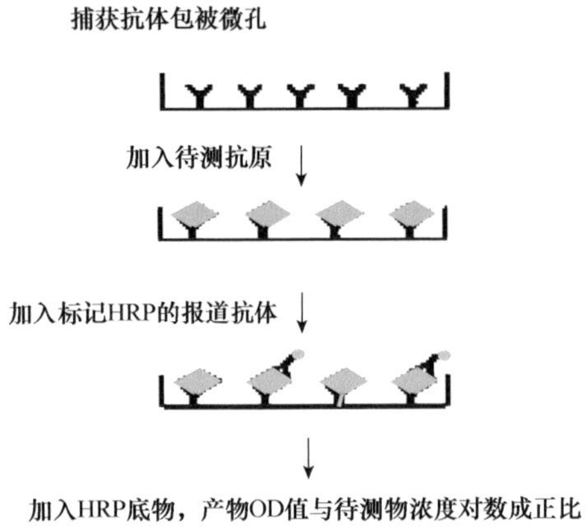

图4-1　夹心ELISA检测原理示意图

（二）方法特点

夹心ELISA省去了分析之前的样品纯化步骤，而且提高了分析灵敏度（灵敏度比直接ELISA或间接ELISA高2～5倍）。本法主要用于检测大分子抗原。

二、竞争ELISA

（一）检测原理

若待测物是抗原，则待测抗原与酶标抗原竞争结合固相表面上的抗体（图4-2）；如果待测物是抗体，则待测抗体与系统中原有的酶标抗体竞争结合包被在固相载体上的抗原。通过检测酶底物的显色，即可测定待测物的浓度。需要注意的是显色结果与待检抗原（或抗体）的量成反比。

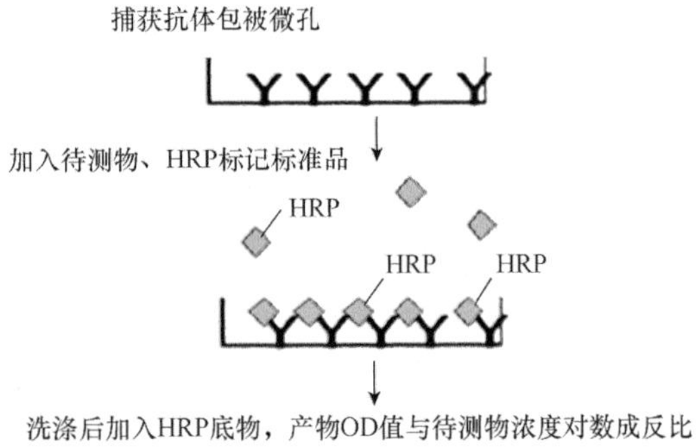

图4-2　竞争ELISA抗原检测原理示意图

竞争ELISA中抗原抗体的结合是一个可逆的反应：$A+B \rightleftharpoons AB$（A表示抗体，B表示抗原，AB表示抗原抗体结合物）。当反应达到平衡时，解离常数K_d为

$$K_d=[A][B]/[AB]$$

式中，[AB]为反应平衡时抗原抗体结合物的浓度；[A]为反应平衡时游离抗体的浓度；[B]为反应平衡时游离抗原的浓度。当反应体系中抗体很少而抗原过量时，反应平衡后[AB]>[A]；当反应体系中抗原很少而抗体过量时，反应平衡后[AB]<[A]；当反应体系中抗原、抗体的量合适时，反应达到平衡后处于半饱和状态（此时ELISA信号强度是最高强度的一半），此时[AB]=[A]，则$K_d=[A][B]/[AB]=[B]$。

在半饱和状态下，如果抗体的浓度很低，反应消耗的抗原很少，则反应后游离的抗原浓度［B］约等于总的抗原浓度［B］$_{总}$，此时K_d=［B］≈［B］$_{总}$。因此，只要在抗体浓度较低的情况下找到可以在反应平衡后达到半饱和状态的抗原浓度［B］$_{总}$，便可以得到解离常数。

（二）方法特点

此法主要用于测定小分子抗原及半抗原，尤其适用于测定抗体与抗原的亲和力，其原理类似于放射免疫分析。

三、细胞ELISA

（一）检测原理

若要检测细胞表面抗原，需先将细胞固定于酶标板孔底部；再加入细胞表面抗原特异性抗体，孵育；洗涤，继续加入HRP偶联的二抗，孵育；洗涤，最后加入HRP底物，进行显色反应（图4-3）。若要检测细胞内蛋白质，需用乙醇或专用透膜剂通透细胞膜后，再加入细胞膜内蛋白特异性抗体进行孵育。

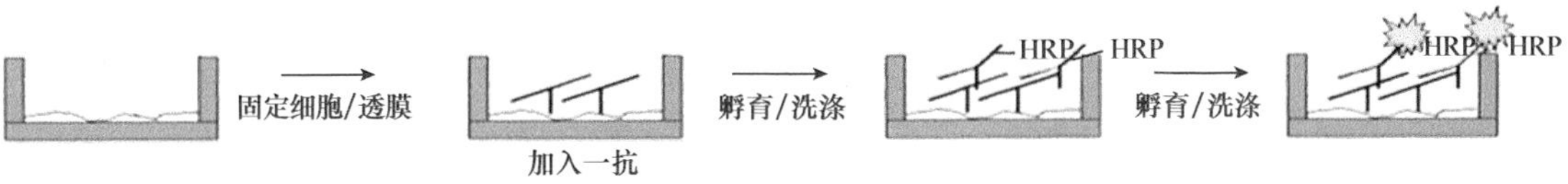
固定细胞/透膜
加入一抗
孵育/洗涤
HRP
HRP
孵育/洗涤
HRP
HRP

图4-3　细胞ELISA检测原理示意图

（二）方法特点

类似流式细胞分析，本方法可用于检测细胞表面受体及细胞内蛋白质的相对表达量。虽然灵敏度可能不及流式细胞分析，但细胞ELISA的操作相对简练，便于开展。

四、酶联免疫斑点法

（一）检测原理

细胞受到刺激后局部产生细胞因子，这些细胞因子能被包被在酶标板孔底部的特异单克隆抗体捕获；去除细胞后，被捕获的细胞因子继续与酶标记的报道抗体结合；洗涤，加入5-溴-4-氯-3-吲哚基-磷酸盐/氯化硝基四氮唑兰（BCIP/NBT）底物孵育，酶标板孔底部出现“紫色”的斑点；使用酶联免疫斑点（ELISPOT）分析系统进行结果分析。ELISPOT检测原理见图4-4。

（二）方法特点

1. 可单细胞计数　某些研究不仅要检测细胞因子生成量，还需检测分泌特异细胞因子的细胞频率。ELISPOT通过显色反应，在细胞分泌可溶性蛋白的相应位置上显现清晰可辨的斑点，可直接在显微镜下人工计数斑点或通过ELISPOT分析系统对斑点进行计数（1个斑点代表1个活性细胞），从而计算出分泌特定蛋白或者细胞因子的细胞频率。

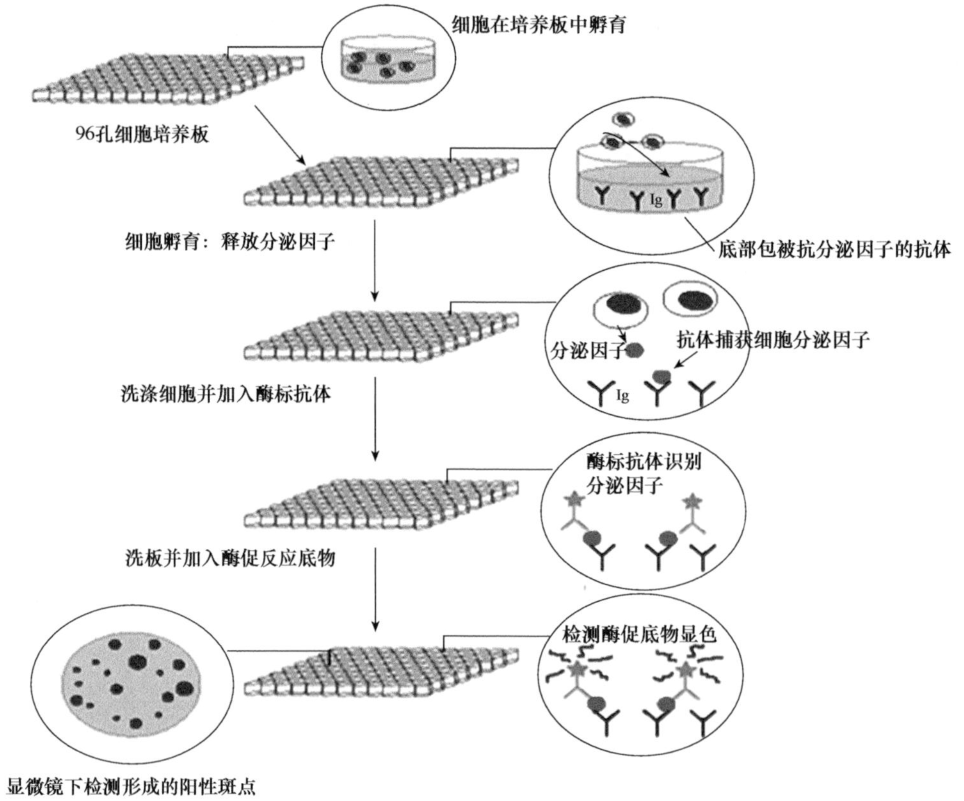

图4-4 ELISPOT检测原理示意图

2. 检测灵敏度高 由于是单细胞水平检测，ELISPOT比ELISA和有限稀释法（见第三章相关内容）等更灵敏，能从20万～30万个细胞中检出1个分泌特定蛋白质的细胞。

第三节 常规试剂

一、HRP

HRP广泛分布于植物中，辣根中含量最高，是由无色酶蛋白和深棕色的铁卟啉构成的糖蛋白（含糖量18%），分子质量约为40 000 Da，约由300个氨基酸组成，等电点为pH 3～9。HRP催化反应的最适pH因供氢体不同而稍有差异，一般多在pH 5左右。此酶溶于水和50%饱和度以下的硫酸铵溶液。HRP的酶蛋白和辅基的最大吸收光谱分别为275 nm和403 nm。酶的纯度以RZ表示：

$$RZ = OD_{403}/OD_{275}$$

纯酶的RZ多在3.0以上，最高为3.4。RZ在0.6以下的酶制品为粗酶，非酶蛋白约占75%，不能用于标记。RZ在2.5以上者方可用于标记。HRP的作用底物为过氧化氢，催化反应时的供氢体常见于以下两类：①邻苯二胺（o-phenylenediamine，OPD）：OPD是HRP常用底物，其氧化后的产物呈橙红色，用稀硫酸终止反应后，在492 nm处有最高吸收峰，灵敏度高，比色方便；②四甲基联苯胺（3,3′,5,5′-tetramethylbenzidine dihydrochloride，TMB）：TMB性质较稳定，可配成溶液试剂，只需与过氧化氢溶液混合即成应用液。TMB经HRP作用后产物显蓝色，加稀硫酸终止液后，TMB产物由蓝色变为黄色，可在比色计中定量，最大吸收波长为450 nm。

二、ALP

ALP是从小牛肠黏膜和大肠杆菌中提取的，由多个同工酶组成，其活性单位定义为：在pH 10反应系统中，37℃、1 min水解1 μg磷酸苯二钠为一个统一单位。ALP的底物种类很多，常为价廉、无毒性硝基苯磷酸盐。酶促反应用氢氧化钠（NaOH）终止后，酶解产物呈黄色，可溶，最大吸收值在400 nm。

三、抗体

抗体的活性和纯度对制备酶标抗体至关重要，因为特异性免疫反应随抗体活性和纯度的增加而增强。在酶标记过程中，抗体的活性有所降低，故需要纯度高、效价高及抗原亲和力强的抗体球蛋白。使用亲和层析法纯化抗体，可提高敏感性，稀释使用能减少非特异性吸附。酶与抗体的偶联常用戊二醛法和过碘酸盐氧化法。

第四节 酶联免疫分析仪

酶联免疫分析仪，即酶标仪，是酶联免疫吸附分析的专用仪器，基本工作原理和主要结构与光电比色计基本相同。其可简单地分为半自动和全自动两大类，核心都是一个比色计，即用比色法来分析抗原或抗体的含量。

一、工作原理

全自动酶联免疫分析仪读数模块使用的是吸收光谱分析法，依据的基本原理是朗伯-比尔定律：当一束平行的单色光垂直照射某均匀溶液时，一部分光被溶液所吸收，剩余部分透过溶液。因此入射光强度等于吸收光强度和透射光强度之和，透射光的强度与入射光的强度之比称为透光率，用符号T表示，透光度的负对数称为吸光度，用符号A表示。根据朗伯-比尔定律，物质对单色光的吸收程度和溶液浓度、液层厚度之间是一种定量关系。其表达式如下：

$$A=-\lg T=-\lg\frac{I_t}{I_0}=\lg\frac{I_0}{I_t}=\lg\frac{1}{T}=\frac{1}{T}kbc$$

式中，A为光在通过介质后被介质吸收了的吸光度；T为透光率，即透射光的强度和入射光强度的比值；I_t为透射光的强度；I_0为入射光的强度；k为介质的摩尔吸光系数［L/(mol · cm)］，等于厚度为1 cm的1 mol/L溶液的吸光度；b为光所透过的液体的厚度（cm）；c为待测溶液的浓度（mol/L）。

摩尔吸光系数的大小与物质的性质、入射光波长、溶剂种类等因素有关。当波长等其他因素一定时，它只与物质的性质有关，所以摩尔吸光系数是物质的特有数据。摩尔吸光系数越大，表明溶液对入射光越易吸收，测定的灵敏度越高。

在进行测定读数时，主要有单波长与双波长读数两种方式。单波长读数是用一个光的波长检测溶剂的光吸收强度的方式。双波长读数是在检测吸光度的过程中，使用两个波长的方法，一个为主波长，另一个为辅波长。双波长适声用于存在干扰物质或者影响光谱吸收，进而影响到结果精确性的情况。双波长具有消除噪声、减少干扰等优点。检测时主波长和辅波长同时产生反应，会得到相同的噪声，噪声就可以被消除。同理，主波长和辅波长同时作用也可以消除干扰物质的影响。因此，目前ELISA中大多采用双波长读数的方式进行读数测定。

二、仪器结构

目前广泛应用的是全自动酶联免疫分析仪。该仪器能够完成ELISA的所有步骤（包括加样、样本稀释、分配试剂、洗板、孵育、读数和结果自动传输等功能），分为加样模块、洗板模块、孵育模块、读数模块、载架模块（包括吸头载架、样本载架和试剂载架）、软件系统模块6个部分，具体结构如图4-5所示。

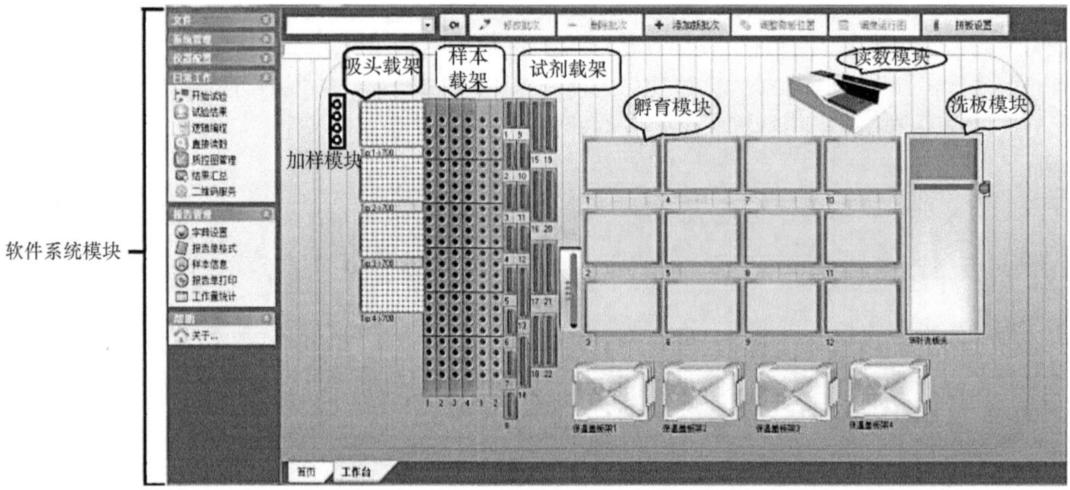

图4-5　全自动酶联免疫分析仪面板示意图（加样模块为机械臂，包含4个加样器，一次能装载4个吸头）

1. 加样模块　功能是将样品和试剂等物质转移至反应杯中。在ELISA中一般会有多次加样的步骤，如添加稀释液、添加样本、添加酶结合物、添加底物、添加终止液等。如图4-5所示，加样模块采用4个加样器装载一次性吸头的模式，有效杜绝携带污染，并且具有液面探测功能，使用电容感应式液面探测原理进行液面探测，有效减少探针触底、液面有气泡等情况。同时，采用4个加样器一体化结构，配备4个探测针同时运行，在进行批量操作时，提高仪器运行速度，提高样本处理通量，实现高效快捷、稳定可靠的加样工作。

2. 洗板模块　ELISA通过洗板步骤达到分离未结合的酶标记物和结合的酶标记物的目的，并且通过洗板清除非特异吸附的蛋白质及血细胞、细菌中的酶等其他物质带来的干扰。通过设定洗板程序，设置洗板步骤的操作类型、洗板范围、清洗方式、清洗次数、洗板强度等参数，实现智能化、最优化洗板，确保洗板干净、残留液少，保证实验的准确度。

3. 孵育模块　ELISA是一种固相免疫测定，抗原与抗体的结合反应发生在固相载体，液相的抗体或抗原与固相载体上特异的抗体或者抗原完全结合后，须在特定的温度条件下反应一定的时间，通常温度为37℃左右。全自动酶联免疫分析仪能够实现对微孔板的均匀加热，保证加热的温度精度，同时在孵育过程中实现不断振动，才能确保实验结果准确。

4. 读数模块 目前酶标读数方式有单波长和双波长读数两种，常用波长为340～750 nm，该模块是用来测定反应生成的结合物质的吸光度，从而计算得出被检测物的浓度。

5. 载架模块 载架模块包括吸头载架、样本载架和试剂载架，分别用于存放吸头、样本和试剂，可以在软件上自由设定装载样本的编号和试剂名称，能够同时进行多个实验，让使用者拥有更大的自由度。

6. 软件系统模块 软件系统是全自动酶联免疫分析仪中的“大脑”，用户利用软件操作系统和机器进行人机相互交流，通过软件可以设定、执行、监控、观察整个实验过程。系统中，可选多种运行模式，可自动优化、统筹实验步骤，可全自动完成ELISA，包括吸样、添加试剂、孵育、洗板、读数等操作步骤。同时，该系统还可以与医院信息系统（hospital information system，HIS）和实验室信息管理系统（laboratory information management system，LIMS）连接，实现双向通信。

三、工作流程

进行ELISA时，不同的实验根据方法内容的不同，操作略有不同，但总的来说，过程如下：①仪器初始化，自动完成加样针初始化、洗板机初始化、温度测试、清洗洗板机等操作；②项目参数设定，包括项目信息、方法步骤、读数规则等内容；③样本信息录入，录入所测量样本的基本信息，选定测量项目，可进行批量输入或扫码录入；④设定运行模式，一般选择自动向导模式，由计算机自动按照设定的方法步骤进行，完成加样、加酶、洗板、读数、结果分析等工作。

思考题

1. 试述基于竞争ELISA的抗体与抗原结合解离常数的测定方法。
2. 简述ELISPOT的方法特点。
3. 试述全自动酶联免疫分析仪的结构组成及其功能。

（褚福禄、兰文军、张癸荣、师声）

第五章 化学发光免疫分析

第一节 发展历史

化学发光免疫分析是将灵敏的化学发光或生物发光体系与特异的抗原抗体免疫反应结合于一体的检测技术。1929年，哈维（Harvey）等在电解碱性鲁米诺水溶液时，发现阴极和阳极都有发光现象，这是文献记载的最早的电致化学发光，由此揭开了化学发光的序幕。

1963年，桑名（Kuwana）等率先使用脉冲电压研究了铂电极上鲁米诺的电化学发光动力学及其发光机制。

1977年，阿拉克维（Arakawe）等首次报道了在临床免疫分析中利用发光信号检测超微量活性物质。同年，海曼（Haimann）等在放射免疫分析（radioimmunoassay，RIA）和酶联免疫吸附分析的基础上，以化学发光信号报道待测分子，建立了化学发光免疫分析（chemiluminescence immunoassay，CLIA）技术。

1990年，利兰（Leland）等建立了以电子得失过程中的电位差作为能量激发源的电化学发光免疫分析（electrochemiluminescence immunoassay，ECLIA）技术。

目前，化学发光免疫分析已经成为临床医学的常规检测手段。

第二节 方法学原理

在化学反应过程中，分子吸收反应释放化学能后发生能级跃迁，产生高能级的激发态物质，该物质不稳定，当其回到基态的过程中释放能量，产生的发光现象被称为化学发光（chemiluminescence，CL）。化学发光是物质在进行化学反应过程中伴随的一种光辐射现象，可以分为非酶促化学发光和酶促化学发光。

化学发光免疫分析总体具有如下优势：①灵敏度高，化学发光可以检出放射和酶联免疫分析无法检出的物质，灵敏度可至1 pg/mL，对疾病的早期诊断具有重要意义；②线性动力学范围宽，4～6个发光强度的量级与被测物质浓度呈线性关系，而酶联免疫分析只有2个量级的线性关系；③光信号持续时间长，化学发光信号可持续数小时至24 h；④结果稳定，由于不需要外部光源照射，消除了环境、仪器光源等导致的误差，使分析结果更加稳定可靠。

一、非酶促化学发光

（一）检测原理

1. 吖啶酯体系 吖啶酯（acridinium ester）是一类可用作化学发光标记物的化学物质。在碱性溶液中，吖啶酯的分子受到H_2O_2“进攻”时，吖啶环上的取代基能与吖啶环上的C-9和H_2O_2形成不稳定的二氧杂环丁烷酮（dioxetanone），可进一步分解为CO_2和电子激发态的*N*-甲基吖啶酮，从而释放光子发光。吖啶酯或吖啶磺酰胺类化合物在有H_2O_2的稀碱性溶液中即能发光，不需要催化剂，发光系统简单。

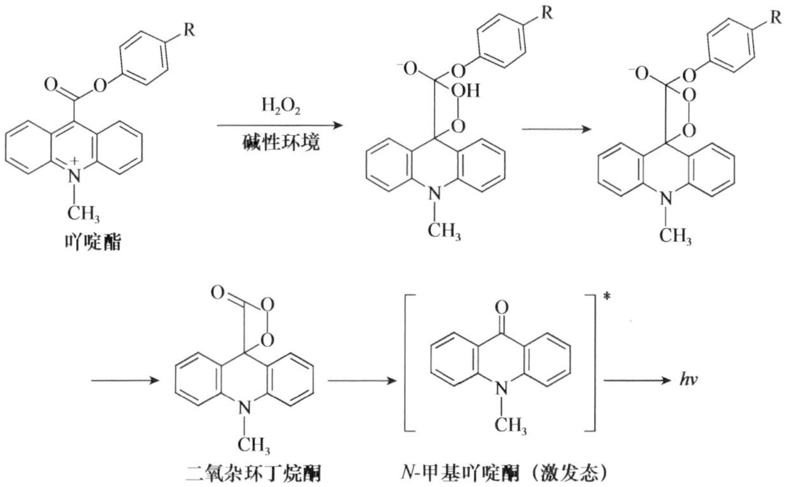

2. 鲁米诺体系 鲁米诺（Luminol）首先与氢氧化物反应生成了一个二价阴离子（dianion），再进一步氧化为有机过氧化物3-氨基邻苯二甲酸根离子。此过氧化物很不稳定，立即分解出氮气或含氮有机物，并生成激发态3-氨基邻苯二甲酸根离子。该激发态至基态的转化过程中，释放的能量以光子的形式存在，发出波长为425 nm的蓝光。在鲁米诺化学发光体系中，常用过氧化氢、氧气、高锰酸钾、铁氰化物、高碘酸盐、过硫酸盐等物质作为该体系在不同条件下的氧化剂。

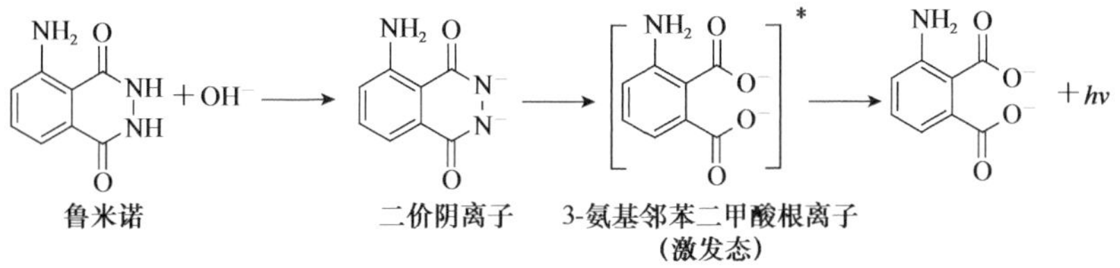

3. 三联吡啶钌体系 电极加压启动电化学发光（electrochemiluminescence，ECL）反应，使三联吡啶钌（$[Ru(bpy)_3]^{2+}$）和三丙胺（TPrA）在电极表面进行电子转移，分别在阳极表面氧化成$[Ru(bpy)_3]^{3+}$、TPrA阳离子自由基$TPrA^+$。$TPrA^+$迅速脱去一个质子形成三丙胺自由基$TPrA^*$。$TPrA^*$具有强还原性，能把$[Ru(bpy)_3]^{3+}$还原为激发态的$[Ru(bpy)_3]^{2+*}$，后者发射一个620 nm的光子并衰减至基态，再参与下一次电化学发光，光的强度与待测抗原浓度成正比。三联吡啶钌反应机制参见图5-1。

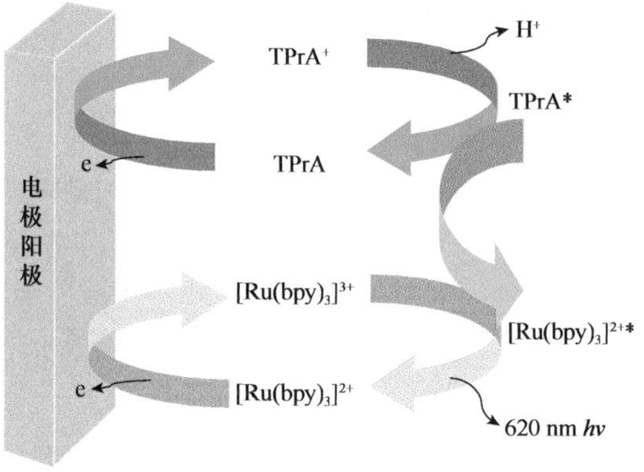

图5-1　三联吡啶钌反应机制示意图

（二）方法特点

吖啶酯和鲁米诺化学发光体系简单，但也存在发光时间短、强度低、不易测量等缺点，通常需要在发光系统中加入发光增强剂来解决这一问题。通过增强光信号、放大光输出及提高发光持续性，发光增强剂可提高分析的灵敏度和重复性。

电化学发光免疫分析的突出优点是：①标记物非常稳定；②灵敏度高；③光信号线性好，动力学范围超过6个数量级；④检测重现性好；⑤快速完成一个样本分析仅需要18 min。此法已被广泛应用于抗原、半抗原及抗体的免疫检测，同时在PCR-探针杂交分析中也有独特的价值。

二、酶促化学发光

（一）检测原理

1. HRP-鲁米诺体系　过氧化氢是鲁米诺系列化学发光体系中最为常用的氧化剂。通常情况下，过氧化氢与鲁米诺发光体系的化学发光反应非常缓慢，可是当有某些催化剂，如HRP存在时，反应则变得非常迅速，故可测定这些催化剂。碱性环境中，HRP标记的抗原或抗体与被测样品结合成抗原-抗体复合物后，再加入鲁米诺作为发光底物；在HRP和过氧化氢的共同作用下，鲁米诺发光，其发光强度与酶标记的抗原-抗体复合物量相关。

2. ALP-AMPPD体系　ALP催化发光剂3-(2-螺旋金刚烷)-4-甲氧基-4-(3-磷氧酰)-苯基-1,2-二氧环乙烷二钠（AMPPD）磷酸酯基发生水解，脱去一个磷酸基而得到一个中等稳定的中间体（半衰期2～30 min）。此中间体经分子内电子转移裂解为金刚烷酮和处于激发态的间氧苯甲酸甲酯阴离子，当该激发态回到基态时发出波长为470 nm的光，并可持续几十分钟。

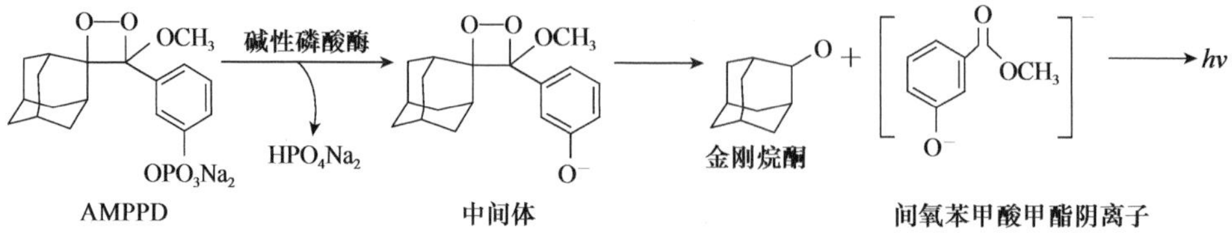

（二）方法特点

酶可以在化学发光反应中作为反应的催化剂或作为一种能量传递过程中的受体，其本身又直接参与发光反应。酶促化学发光时间为数分钟至数小时，且信号强度持续增长，其中最具代表性的是ALP-AMPPD体系。

第三节 常规试剂

化学发光检测试剂包括抗体包被的磁珠、启动剂、增强剂及化学发光标记物等，具体组合如表5-1所示，以下将重点介绍化学发光的底物。

表5-1 化学发光免疫分析的分类和常用试剂

方法	标记物	常用发光体系		最大波长/nm	信号类型	常用增强剂
		底物	启动剂			
非酶促化学发光	吖啶酯	吖啶酯	NaOH+H_2O_2	430	闪光	金属离子、表面活性剂
	鲁米诺	鲁米诺	NaOH+H_2O_2	425	闪光	金属离子、表面活性剂
	三联吡啶钌	三联吡啶钌-三丙胺	电启动	620	闪光	纳米颗粒、表面活性剂
酶促化学发光	辣根过氧化物酶	鲁米诺	NaOH+H_2O_2	425	辉光	苯酚衍生物、磁纳米颗粒、金属纳米颗粒
	碱性磷酸酶	AMPPD	NaOH+H_2O_2	470	辉光	聚氯苄乙烯苄基二甲基铵、牛血清白蛋白

一、吖啶酯类

对该类试剂化学发光机制的研究表明，发光效率与试剂中的可解离酸性基团的pK_a有密切关系，pK_a一般应小于11。吖啶酯类化合物是非放射性标记物，发光量子产率高，稳定性好，可以直接在碱性介质中进行化学发光反应，也可用作DNA的发光探针。

吖啶酯或吖啶磺酰胺的理化性质：①背景发光低，信噪比高；②发光反应的干扰因素少；③光释放快速集中、发光效率高、光强度大。这类化合物的发光为闪光型，加入发光启动试剂后0.4 s左右发射光强度达到最大，半衰期为0.9 s左右；④易于与蛋白质联结且光子产率不衰减；⑤标记物稳定（在2～8℃条件下可保存数月之久）。

二、鲁米诺类

鲁米诺在碱性条件下可被一些氧化剂氧化，发生化学发光反应，辐射出最大发射波长为425 nm的化学光。鲁米诺的衍生物主要有异鲁米诺、4-氨基己基-*N*-乙基异鲁诺等。鲁米诺是最早在化学发光中使用的一种常用化学发光物质。

鲁米诺的理化性质：①发光光子产率约为0.01，最大发射光波长为425 nm；②以鲁米诺为底物、对碘苯酚或对苯基酚等为增强剂、NaOH和H_2O_2启动发光，化学发光反应2 min后，光反射强度可达到最高峰；20 min后，光强度衰减20%。

除测定抗原外，鲁米诺及其衍生物也可用于测定金属离子和有机化合物。①金属离子。

在通常情况下，鲁米诺与过氧化氢的化学发光反应相当缓慢，但当有某些金属离子存在时反应非常迅速。在很宽浓度范围内，金属离子浓度与发光强度成正比，据此可进行某些金属离子的化学发光分析。利用这一反应也能分析那些含有金属离子的有机化合物，可达到很高的灵敏度。②有机化合物。利用有机化合物对鲁米诺化学发光反应的抑制作用，可以测定对化学发光反应具有猝灭作用的有机化合物。

三、三联吡啶钌［$Ru(bpy)_3$］$^{2+}$

由于分子质量小，可实现一个分子蛋白标记多个［$Ru(bpy)_3$］$^{2+}$。这类标记物不直接参与化学发光反应，主要作为化学发光反应的催化剂或能量传递过程中的中间体，含量与免疫反应中抗原-抗体复合物的形成量呈正相关，并与反应底物产生的光子强度相关。该体系中的发光物质激发态与基态的活动越强，产生的光子就越多。三丙胺作为电化学发光中的电子供体参与氧化还原反应，氧化后生成的中间产物是形成激发态三联吡啶钌的化学能来源。

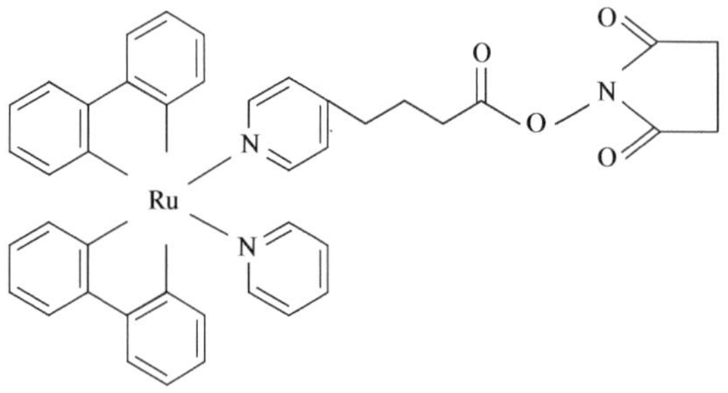

三联吡啶钌［$Ru(bpy)_3$］$^{2+}$

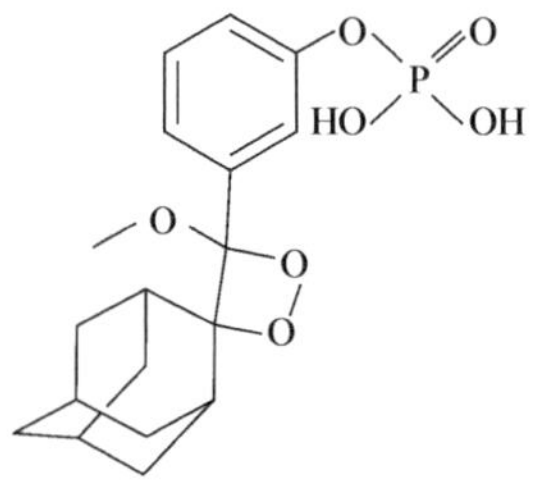

AMPPD

四、AMPPD

AMPPD是碱性磷酸酶（ALP）的直接化学发光底物，其分子中发光基团为与酶作用的芳香基团。在一定时段内，AMPPD的生成与分解达到动态平衡时，可持续稳定地发光。

AMPPD的理化性质如下。①本底低。在碱性环境中，AMPPD的非酶解的水解程度低。②热稳定性好。在pH 7.0的水中，30℃时的分解半衰期为142 h。③在pH 9.0时，ALP酶解AMPPD的速度快。④发光时间长。AMPPD的酶解发光为辉光型，波长为470 nm，在15 min时强度达到高峰，15～60 min内光信号强度变化很小，即使在12 h后仍能测定得出正确结果。⑤增强剂，如聚氯苄乙烯苄基二甲基铵或牛血清白蛋白等能明显提升ALP酶解AMPPD的发光强度，升高幅度达100～100 000倍。

第四节　化学发光仪

一、工作原理

全自动化学发光仪基于化学发光原理设计：利用免疫反应在超顺磁微球表面形成免疫复

合物（捕获抗体/样本/报道抗体），氧化（水解）反应使发光底物跃迁到不稳定的高能激发态，还原至基态的过程中多余能量以光子形式释放，最后收集光子数量以获得样本中待检物的含量信息。

二、仪器结构

全自动化学发光仪由计算机控制，用于任务规划、工作流程控制和数据处理分析。全自动化学发光仪由反应杯模块、加样模块、孵育模块、洗涤模块、推送模块和测量模块共6个模块组成，用于实现微量人体血清样本、纳米磁珠和试剂的精确加样，抗原抗体的免疫反应，磁珠的洗涤和分离，以及发光的快速检测等任务。

三、工作流程

全自动化学发光仪各模块的功能和工作流程如下。

（1）操作者将待测样本和配套试剂盒分别放入样本区和试剂区，放置过程中扫描器扫描样本架、试管及试剂盒上的条形码，并将其信息传送至计算机。

（2）当操作者选中样本需要进行某项测试时，系统自动将反应杯推送至A加样区，左加样针根据计算机传送来的参数将设定量的样本加入反应杯，并在1号洗涤站洗涤加样针。

（3）在A区的反应杯由推送模块推送至孵育模块，即B加样区，由右加样针将纳米磁珠、试剂加入反应杯，并在2号洗涤站洗涤加样针，按照设定的时间在孵育模块进行恒温孵育，以便充分进行免疫反应。

（4）孵育后，推送模块将反应杯推送至洗涤区，经过设定次数的洗涤后，反应杯内只剩下包被了抗原、抗体和发光底物的磁珠球；若不进行二步法，反应杯由推送模块直接送至测量模块（如进行二步法，则由推送模块将反应杯回送至C加样区，进行二次加样，加样完毕推送至孵育模块重新进行孵育，孵育完毕后重新进入洗涤模块）。

（5）当反应杯的一个孔到达测量窗口，由两个激发液加注泵按照指定的顺序和节拍加入H_2O_2和NaOH，由于发光底物吸收了氧化还原反应释放的能量跃迁至激发态，而当调整了pH后发光底物还原到基态，该过程在3 s内完成，释放的光量子由安装在测量室后面的光电倍增管吸收、处理后将相对光单位（relative light unit，RLU）值传输至上位计算机，由上位计算机程序分析后计算出对应被测量的浓度值。

思 考 题

1．简述化学发光的分类及其特点。

2．试述吖啶酯的发光特点。

3．简述电化学发光法的检测原理。

（褚福禄、兰文军、张癸荣、李明月、冯照雷）

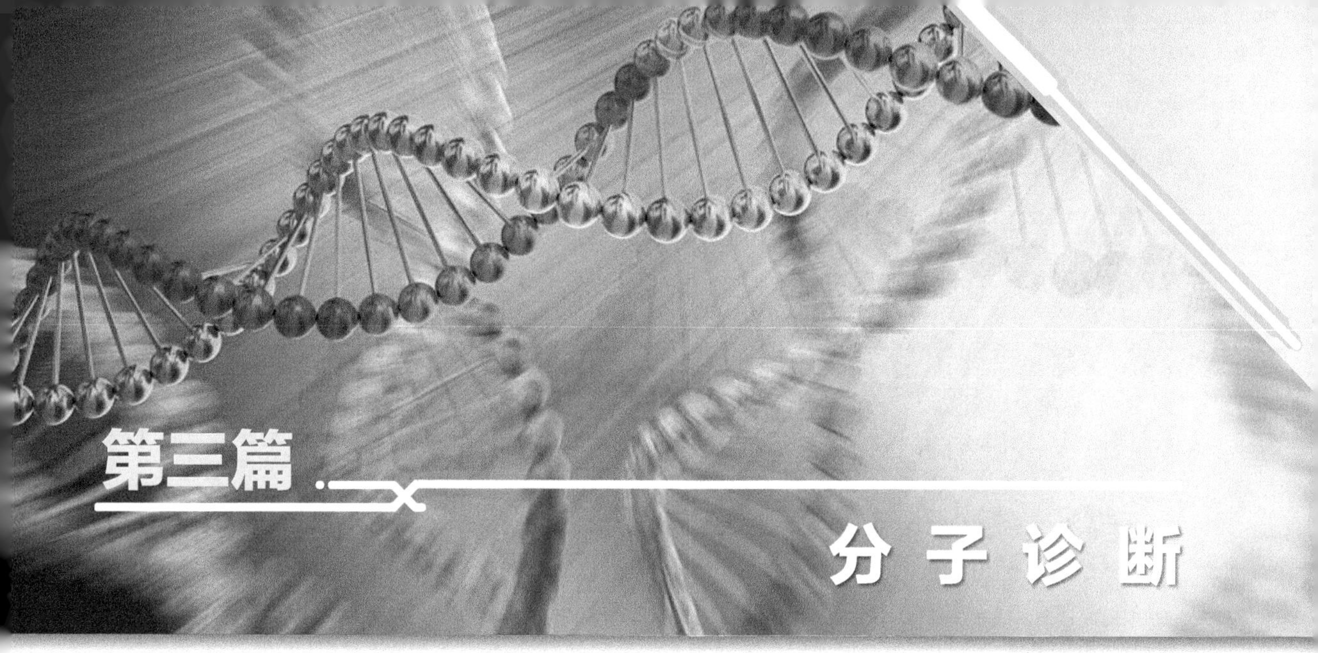

第三篇 分子诊断

分子诊断是指基于分子生物学理论和方法检测人体内、外源生物分子结构或表达水平的一种医学分析技术，其检测对象主要为核酸和蛋白质，以核酸分子为主。相比于发展成熟的免疫分析、生化分析等技术，分子诊断处于快速成长期，是体外诊断（*in vitro* diagnostics，IVD）领域发展最快的细分领域，具有检测时间更短、灵敏度更高、特异性更强等优势，被广泛应用于个体遗传病筛查、肿瘤伴随诊断、传染性疾病检测及产前诊断等领域。分子诊断技术的发展经历了以下4个阶段。

第一阶段：20世纪80年代基于核酸分子杂交技术的遗传病诊断。

第二阶段：20世纪90年代聚合酶链反应（PCR）的问世将分子诊断技术推向更精准、更高效的阶段，特别是发展到第二代的实时荧光定量PCR（real-time fluorescence quantitative PCR，qPCR）和第三代的数字PCR（digital PCR，dPCR）。

第三阶段：基于基因芯片的多指标、高通量基因检测。

第四阶段：测序技术已逐步渗透至心血管用药指导、无创产前筛查（noninvasive prenatal testing，NIPT）、易感基因筛查、病原微生物检测及肿瘤精准医学等治疗领域。

分子诊断领域主要包括PCR（qPCR和dPCR）和测序技术，还有荧光原位杂交（FISH）、基因芯片等，其中qPCR是目前应用最成熟、市场份额最大的技术平台，尤其适用于单核苷酸多态性（single nucleotide polymorphism，SNP）。与杂交技术和测序技术相比，qPCR技术的主要优势在于高灵敏度、易于推广，主要局限在于检测位点单一且已知、多重基因联合检测时可涵盖的基因数量受限。测序技术发展迅猛，其中第二代测序（next-generation sequencing，NGS）技术是目前测序领域应用最广泛的技术，已经成为临床变异分析与科研应用的主要选择之一。它的缺点是实验操作复杂、成本高，在分子诊断中处于起步阶段。

分子诊断主要包括以下应用场景。

1）心血管用药指导　代谢酶基因多态性引起药物清除率的不同，“快速代谢者”由于清除率高，血药浓度低，会形成相应的药物“抵抗性”；“慢速代谢者”由于代谢速率慢，清除率较低，可能出现毒副作用。此外，药物靶点受体（酶）的基因多态性也影响机体对药物的敏感程度，靶点与代谢酶的一些基因型组合会导致严重的毒副作用。

基于对药物代谢酶和（或）靶点的基因分型，指导高血压、高血脂、高血糖和动脉粥样硬化的给药，能够精准预防和治疗冠心病、心肌梗死及脑卒中。例如，基因分型*ACE*、*CYP2C9*、*AGTR1*、*CYP2D6*、*ADRB1*、*NPPA*、*CYP3A5*等位点，指导5种机制降压药的个性化给药，可以提高药物治疗效果，降低抑郁、腹泻、肾功能损伤等毒副作用的发生率。

2）孕期产前诊断　在可流产的孕期内检测胎儿的染色体或基因是否有缺陷，能避免畸形儿的出生。核型分析是细胞遗传学检测的金标准，但需要羊膜穿刺取胎儿组织样本，易导致胎儿流产（5%）。也有用外周血生化指标来进行胎儿遗传学检查的，因为不是直接检测胎儿的染色体，准确性有待提高。卢煜明教授于1989年证明孕妇的血液里存在胎儿细胞；1997年首次发现游离胎儿DNA存在于母体血浆中，开启了无创产前筛查的先河；2002年解决了从孕妇的血液中识别出胎儿DNA的关键性难题；2008年利用第二代测序技术，建立了唐氏综合征的检测方法。

3）肿瘤精准医学　检测抗原肿瘤标志物［如甲胎蛋白（AFP）］只能提前数月发现早期肿瘤，而基于基因突变、表观遗传学的肿瘤早期筛查能够提前数年发现早期病变。例如，通过检测粪便中脱落细胞DNA的Kirsten大鼠肉瘤病毒癌基因同源物（Kirsten rat sarcoma viral oncogene homolog，*KRAS*）基因点突变、骨形态发生蛋白3（bone morphogenetic protein 3，*BMP3*）和N-myc下游调控基因4（N-myc downstream regulated gene 4，*NDRG4*）基因甲基化，可以提前5年发现结直肠癌，做到“早发现、早诊断、早治疗”。

伴随诊断始于1998年美国食品药品监督管理局（FDA）批准的抗癌药物赫赛汀。靶向药物只作用于携带特定基因突变的细胞，而对不携带基因突变的患者疗效不佳，甚至有严重的毒副作用。因此，必须对患者进行基因检测，以制订个性化的治疗方案。例如，通过检测*RAS*、*BRAF V600E*基因的突变，可以指导结直肠癌患者单抗给药，进而延长生存期、提高生存质量。

4）病原微生物鉴别　2019年暴发的新型冠状病毒突显了基因检测在病原微生物鉴别领域的重要性。鉴别感染性病原微生物的核酸方法主要有反转录定量PCR（reverse transcription quantitative PCR，RT-qPCR）、数字PCR及测序技术。通过基因检测鉴别伤寒杆菌、幽门螺杆菌等多种细菌、病毒、真菌、外伤感染病原体，能弥补培养法等对大多数细菌或所有病毒无法检测的弊端，为临床治疗提供了参考信息。此外，感染性病原微生物核酸检测也有助于肿瘤的早期预警，如人乳头瘤病毒（HPV）检测对女性宫颈癌预防具有重大意义，EB病毒检测可提早预防鼻咽癌的发生，幽门螺杆菌检测有助于胃癌早期预警。

第六章 寡核苷酸

第一节 引 物

PCR实验体系的设计对整个检测的成功非常重要。引物、探针等寡核苷酸是核酸检测体系中的识别元件，应对其特性进行仔细设计以满足相应要求。

一、引物的概念

引物（primer）是DNA复制的起始点，提供3′-OH，由一小段单链DNA或RNA构成。在自然界中存在的DNA复制的引物一般是RNA片段，而体外DNA复制（如聚合酶链反应）则是采用人工合成的DNA引物。

二、引物的类型和特点

（一）DNA扩增引物

在聚合酶链反应（PCR）中，需要一对DNA引物，即正向引物和反向引物。正向引物是与DNA双链中无义链结合的引物，而反向引物是与DNA双链中有义链结合的引物。

PCR引物设计遵从以下三条基本原则。

（1）引物与模板互补。

（2）引物与引物间避免形成稳定的二聚体或发夹结构。

（3）尽量避免引物在模板的非目的位点结合。

在设计PCR引物时，应注意以下问题。

（1）位置：一般选择在其基因或基因组的保守区。两条引物分别设置在被扩增目的片段的两端，其位置决定了PCR扩增的特异性。PCR扩增产物的长度也由引物的位置决定。

（2）长度：引物一般由20～30个寡核苷酸组成。

（3）二级结构：两条引物自身或引物之间一般不应存在互补序列，避免形成二聚体或发夹结构。

（4）碱基分布：引物中4种碱基应随机分布、组成平衡，其3′端应避免出现重复的GC序列。

（5）解链温度T_m：两条引物的T_m不能差异太大，引物的T_m可用公式预估：$T_m=4(G+C)+2(A+T)$。

（6）末端修饰：引物3′-OH不能有任何修饰。由于密码子的简并性，引物的3′端不要终止于密码子的第三位，否则会影响扩增的特异性与效率。

（二）桑格测序引物

桑格测序（Sanger sequencing），又称双脱氧法、链终止法或桑格-库森法，是利用DNA聚合酶来延伸结合在特定序列模板上的引物，因此，理论上说一条引物即可完成桑格测序。但是，由于桑格测序的起始信号通常偏高，会引起信号读值不准确，尤其是前50 bp。随后测序信号又是一个衰减过程，一般在700 bp后信号较低，准确度也会降低，因此需要所谓的正反测序，此时需要两条引物。其设计原则可参考PCR引物。

第二节 探　　针

一、探针的概念

这里所探讨的探针主要是杂交探针，是人工设计的一段寡核苷酸，用于目的核酸的识别和检测。根据检测的需要，有些探针进行了标记（如生物素、地高辛、荧光分子、辣根过氧化物酶等）。

二、探针的类型和特点

（一）DNA探针

DNA探针就是一段DNA片段，早期主要用于Southern印迹杂交，通过克隆基因、限制性内切酶获得特定片段而制备DNA探针，也可通过PCR扩增或人工合成获得。DNA探针应用广泛，包括实时荧光定量PCR、FISH等。实时荧光定量PCR中常用的有TaqMan探针、TaqMan MGB探针和分子信标（molecular beacon）探针，其中以TaqMan探针最为经典。

1. TaqMan探针　在设计TaqMan探针时，须遵循以下原则。

（1）TaqMan探针的T_m应比引物的T_m高10℃，以保证引物延伸时探针完全杂交于模板上。T_m通常应为65～72℃，此时*Taq* DNA聚合酶具有理想的外切酶活性。

（2）TaqMan探针5′端不能有G，5′端所含的G具有猝灭报告荧光的作用。

（3）TaqMan探针的3′端必须进行封闭，以防止其在PCR中起引物作用而进行延伸。封闭3′端可使用虫草菌素或者猝灭剂本身。

（4）探针中的G不能多于C。

（5）避免单一核苷酸成串，尤其是G。

（6）要扩增富含AT的靶序列，则引物和探针序列均须较长，以达到符合要求的T_m，但探针不能大于40 bp，否则猝灭效率低。

（7）探针退火时，应尽可能接近引物，同时又不重叠，离引物的3′端至少相差一个碱基。

（8）如果TaqMan探针是用于检测等位基因差异或突变位点，则应将错配核苷酸放在探针中间，不能放在末端。探针应尽可能短，使其具有最大的检测能力。

（9）用杂交探针做mRNA表达分析时，探针序列应尽可能包含外含子/外含子边界。

2. TaqMan MGB探针　TaqMan MGB探针的特点如下。

（1）与TaqMan探针不一样，其3′端标记的是非荧光猝灭剂。由于这种猝灭剂不会产生荧光，因此对荧光的测定更为准确。

（2）3′端有一个小沟结合物（minor groove binder，MGB）。小沟结合物能增加探针的T_m，从而使探针可以设计成较短的序列，这样，当与有突变位点的靶核苷酸结合时，在完全配对和错配的探针之间，TaqMan MGB探针在T_m上显示有较大的差异，从而可以更为准确地测定突变的存在。

3. 分子信标探针 分子信标探针一般具有如下特点。

（1）探针的长度为15～33个核苷酸，环的部分为针对靶核酸的探针特异部分，应与靶核酸序列互补。为保证分子信标探针与靶序列的杂交，探针必须与靶序列上的二级结构互补，可采用折叠软件如Mfold对靶序列进行二级结构的分析。

（2）探针区域的T_m应比PCR的退火温度高7～10℃。计算探针序列的T_m时只考虑探针环序列，不考虑茎序列。

（3）分子信标探针应与扩增子的中心或接近中心的区域结合，上游引物的3′端和探针的5′端之间的距离应大于6个碱基。

（4）应对茎的长度、序列和GC含量进行选择，使其T_m比PCR的退火温度高7～10℃。茎的T_m常用Mfold发夹折叠公式计算。分子信标探针的茎区域应长5～7个核苷酸，GC含量为70%～80%。若茎序列过长，则使得探针与靶序列结合时缓慢而松弛。

（5）由于G可作为猝灭分子，因此在设计分子信标探针时，避免将G直接邻近荧光染料。荧光染料通常在茎的5′端，所以5′端倾向于C。

（6）对所设计的分子信标探针进行检查，确认是否存在非目的茎环以外的改变的二级结构，这种改变的二级结构可能改变荧光素相对于猝灭剂的位置，从而引起背景荧光的增加。

（7）应避免分子信标探针与PCR引物之间的互补，否则探针与引物之间的结合会引起背景信号的增加。

（8）设计引物时，扩增产物的长度应相对较短，应少于150 bp。分子信标探针为内探针，必须与扩增子的反向链竞争，与其互补靶核酸链结合，扩增子较短，更可能完成全部的DNA合成，确保靶序列的扩增，从而保证结果的重复性。

（9）荧光素及猝灭剂的选择对于分子信标探针也很重要，偶氮苯甲酸（Dabcyl）为分子信标探针中猝灭剂的理想选择，是各种荧光素的理想配对猝灭剂。

（二）RNA探针

RNA探针是指带有标记的能与组织内相对应的核苷酸序列互补结合的一段单链cDNA或cRNA分子。由于RNA是单链分子，它与靶序列的杂交反应效率较高。目前RNA探针主要有三种类型：①单链cDNA探针，可通过RNA反转录获得；②cRNA探针，是以cDNA为模板，通过体外转录获得的；③寡核苷酸探针，以核苷酸为原料，通过DNA合成仪人工合成。

RNA探针主要用于Northern印迹杂交、RNA酶保护试验和原位杂交等。

第三节 寡核苷酸的修饰

一、肽核酸

肽核酸（peptide nucleic acid，PNA）是具有类多肽骨架的DNA类似物，PNA的主链骨架是由N（2-氨基乙基）-甘氨酸与核酸碱基通过亚甲基羰基连接而成的。PNA可以特异性地与DNA或RNA杂交，形成稳定的复合体。肽核酸探针应用广泛，既可被用于治疗，也可被用于检测。

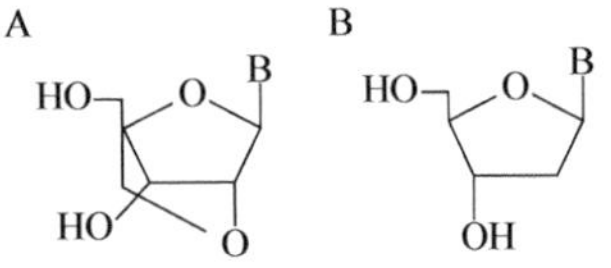

图6-1 LNA（A）和DNA（B）的结构

图中B代表碱性基团（basic group）

二、锁核酸

锁核酸（locked nucleic acid，LNA）是一种类寡核苷酸衍生物，结构中β-D-呋喃核糖的2′-O、4′-C位通过缩水作用形成刚性的结构（图6-1）。LNA核苷酸包括A、C、G、T、U、mC六种碱基。锁核酸探针可以增加DNA芯片、FISH、实时荧光定量PCR检测的敏感性和特异性，可被用于疾病的治疗。

第四节 寡核苷酸的设计软件

一、Primer Express

TaqMan系统提供自身的引物和探针的设计软件，来自美国应用生物系统（Applied Biosystems，ABI）公司的Primer Express，是一款实时荧光定量PCR实验中应用最广泛的寡核苷酸设计程序，其可应用于以TaqMan为探针标准的qPCR、RT-qPCR、巢式PCR、等位基因特异性PCR、多重PCR的寡核苷酸设计。该软件有一个引物检验文件，可根据其T_m、二级结构和形成引物二聚体的可能性来评价预先设计的引物。该软件除了适用于TaqMan探针，也适用于TaqMan MGB探针，可为单个及多个（可到48个）序列设计探针。

二、Primer 3

Primer 3是麻省理工学院免费提供的设计软件，该软件还能设计内杂交探针（internal hybridization probe）。

三、Beacon Designer 2.0

PREMIER Biosoft International的Beacon Designer 2.0是一个完全的实时荧光定量PCR引物和探针设计软件，适用于分子信标和TaqMan探针，可设计多重PCR和等位基因鉴定试验等的探针。该软件可用来设计具有适当长度的主干的分子信标探针，自动调节至理想的T_m，检查与扩增引物对是否会形成交叉二聚体，因此，防止了多重反应中的竞争。

思考题

1. 简述PCR引物设计的三条基本原则。
2. DNA探针有哪些？ RNA探针有哪些？
3. 简述PNA和LNA的作用。

（张静、兰文军）

第七章 聚合酶链反应

第一节 发展历史

1985年以前，利用Southern印迹法，可以筛选出基因的缺失、插入和移码重组等突变形式，而对于用该方法不能检测的突变，只能用复杂费时的序列测定法。聚合酶链反应（polymerase chain reaction，PCR）使分子诊断技术有了长足的发展，目前几乎所有检测基因变异的分子诊断技术都建立在PCR的基础上，如PCR产物直接测序、单链构象多态性（single strand conformation polymorphism，SSCP）分析、限制性片段长度多态性（restriction fragment length polymorphism，RFLP）分析、变性高效液相色谱（denaturing high performance liquid chromatography，DHPLC）、扩增受阻突变系统（amplification refractory mutation system，ARMS）、TaqMan qPCR及高分辨率熔解曲线法（high resolution melting，HRM）等。

测序法一直以来被认为是基因检测的金标准，其成本高、操作复杂、数据不易解读、容易交叉污染，适用于DNA片段插入和缺失（indel）、肿瘤突变负荷（TMB）及微卫星不稳定（MSI）的检测。SSCP可以进行特定区域突变的筛查，但需要PAGE进行检测，操作烦琐，假阴性率较高。RFLP方法虽然具有较高的灵敏度，但是实际设计和操作复杂，实用性受限。DHPLC检测突变的原理是通过带正电荷的流动相将带负电荷的DNA分子吸附到固定相上，在运行温度接近DNA片段T_m时，包含错配位点的杂合双链区域比无错配的同源配对区更易被洗脱，DNA分子根据其与固定相亲和力的强弱被先后洗脱，从而达到分离的目的。该方法具有灵敏性高、特异性强、省时快捷等优点。但是，PCR引物、PCR体系及反应条件、流动相梯度对DHPLC检测结果的影响大，容易出现假阴性，误差较大。TaqMan qPCR和HRM尤其适用于单核苷酸多态性（single nucleotide polymorphism，SNP）分析，具有单位成本低、操作便捷和结果可靠的显著优点。

PCR是指利用DNA聚合酶（如*Taq* DNA聚合酶）在体外条件下，催化一对引物间的特异DNA片段合成的基因体外扩增技术。PCR是生物体外的特殊DNA复制，最大的特点是能将微量的DNA大幅度扩增。PCR技术最早由穆利斯（Kary B. Mullis，1944～2019）于1985年发明，经历了第一代定性PCR、第二代实时荧光定量PCR和第三代数字PCR等三代技术迭代。第一代定性PCR技术采用琼脂糖凝胶电泳对PCR扩增产物进行分析，存在交叉污染、检测耗时长、只能做定性检测等缺点，在分子诊断上已基本被淘汰。第二代实时荧光定量PCR（qPCR）技术是在第一代定性PCR的基础上，引入荧光探针标记法从而实现定量检测，目前发展最成熟、应用最广泛、临床普及率最高，为现阶段主流应用平台。第三代数字PCR（dPCR）技术是在PCR原理的基础上，利用芯片和荧光检测技术进行核酸绝对定量。本章重点介绍实时荧光定量PCR、数字PCR及恒温扩增技术。

第二节 基本原理

一、反应步骤

PCR包括三个基本步骤：变性、退火和延伸（图7-1）。

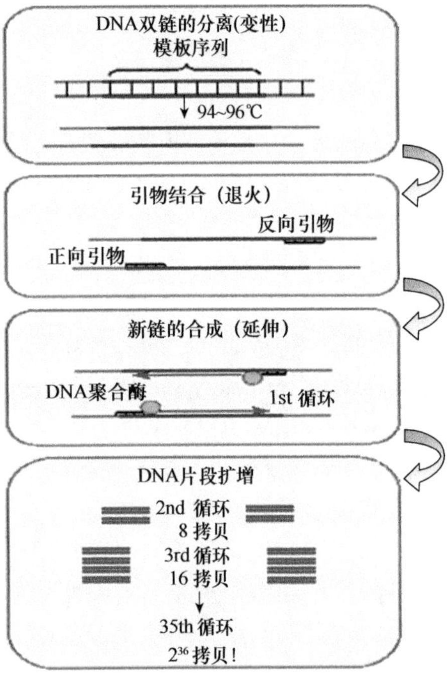

图7-1 PCR技术原理示意图

（1）变性：待扩增的DNA模板加热变性（denaturation）成单链。模板变性完全与否是PCR成败的关键，根据模板DNA的复杂程度，可以调整变性时间和温度。时间过长或温度过高，DNA聚合酶容易失活，脱氧核苷三磷酸（deoxyribonucleoside triphosphate，dNTP）容易被破坏；时间过短或温度过低，会导致变性不完全。一般先94～96℃预变性3～10 min，接着循环内94～96℃变性30～60 s，可使复杂的DNA分子充分变性。

（2）退火：将变性后的DNA快速降温即为退火（annealing），此过程的目的是让引物与靶序列结合。模板DNA结构相对引物要复杂，模板和引物之间碰撞机会显著高于模板自身之间。一般退火温度为40～60℃，时间为30～45 s。温度低容易退火，但特异性低；温度高难退火，但特异性高。在T_m允许范围内，选择较高的退火温度可提高PCR扩增特异性。

（3）延伸：在合适条件下，DNA聚合酶使引物延伸（primer extension），产生新的双链。延伸温度应在DNA聚合酶的最适温度，延伸时间要根据DNA聚合酶的延伸速度和扩增目的片段的长度确定，一般小于1 kb的片段，延伸时间为1 min。扩增序列大于1 kb需要增加延伸时间。

上述变性、退火、延伸需要重复循环，使特异的靶序列呈指数增加。PCR产物是介于两个引物5′端之间的双链DNA序列。PCR循环数主要由起始模板的量决定，过多的循环数会增加非特异性扩增产物，具体循环数可通过预试验确定。

二、PCR体系

PCR体系由反应缓冲液、底物dNTP、耐热DNA聚合酶、寡聚核苷酸引物、DNA模板、Mg^{2+}等部分组成，各组分均能影响PCR的结果。一般PCR反应总体积为20～100 μL。

反应缓冲液一般随DNA聚合酶供应，标准缓冲液含50 mmol/L KCl、10 mmol/L Tris-HCl（pH 8.3）。Tris用于调节反应体系pH，使酶在偏碱性环境中发挥活性。KCl可降低退火温度，但浓度不能过大，否则会抑制酶活性。

Mg^{2+}浓度对反应的特异性及产量有显著影响。浓度过高，使反应特异性降低；浓度过低，使产物减少。在各种单核苷酸浓度为200 μmol/L时，Mg^{2+}浓度为1.5～2.5 mmol/L比较合适。

高浓度dNTP易产生错误掺入，过高则可能不扩增；浓度过低会降低反应产物的产量。dNTP在PCR中常用浓度为50～400 μmol/L。4种脱氧核苷三磷酸的浓度应相同，如其中任何一种浓度偏高或偏低，会诱发聚合酶的错误掺入。此外，dNTP能与Mg^{2+}结合，使游离的Mg^{2+}降低。

聚合酶过多易造成非特异性扩增，过少则灵敏度不够。在100 μL反应体系中一般加入2～4 U的酶量，足以达到每分钟延伸1000～4000个核苷酸的速度。但是，不同公司或不同批次的产品常有很大差异，应当做预实验或使用厂家推荐的浓度。现在多将反应缓冲液、dNTP、耐热DNA聚合酶、Mg^{2+}等组成2×PCR Master Mix预混液，在PCR体系中配制成终浓度为1×PCR Master Mix使用。

PCR产物的特异性由一对上下游引物所决定。一般PCR反应中的引物终浓度为0.2～1.0 μmol/L。浓度过低会导致扩增产物的量过低甚至得不到扩增产物，浓度过高会引起错配和非特异性扩增。引物一般用Tris-EDTA缓冲液配制成100 μmol/L的贮存液，保存于－20℃条件下，使用前稀释至10 μmol/L的工作液。PCR引物设计的好坏是PCR成败的关键。

实时荧光定量PCR（qPCR）根据方法不同，可分为荧光染料法、探针法、高分辨率熔解曲线法等，需要在反应体系中分别加入相应的荧光染料SYBR Green Ⅰ、探针、饱和荧光染料等，qPCR技术详见后述。

三、分子诊断

通过PCR技术进行分子诊断的主要流程如下。

（1）核酸的提取和纯化：使用核酸提取试剂从组织、血液、口腔表皮细胞、绒毛组织、尿样等中提取出DNA。

（2）对目的区域的特异性PCR扩增：在提取的DNA中加入扩增需要的反应液（酶、复制需要的原料、引物等），在PCR仪中完成扩增过程。

（3）扩增产物的检测：PCR产物是否为特异性扩增，其结果是否准确可靠，必须对其进行严格的分析鉴定才能确定。PCR产物的分析可依据研究对象和目的的不同采用不同的方法，包括：①凝胶电泳分析，经核酸染料染色，在紫外线下观察，可初步判断产物的特异性；②分子杂交，分子杂交是检测PCR产物特异性的有力证据，也可有效检测PCR产物碱基突变；③测序，片段靶向测序是检测PCR产物特异性最可靠的方法。

第三节 实时荧光定量PCR

从理论上讲，常规PCR技术应该能够对样本中的目的基因（DNA或RNA）进行定量，但实际工作中，由于受到多种因素（如扩增效率、平台效应和检测系统等）的限制而难以对靶基因进行精确定量。因此，常规PCR常被用于定性，被用于对目的基因进行定量并不合适。此外，常规PCR由于在产物分析时需要开盖操作，容易引起交叉污染，导致假阳性，也限制了它在临床上的应用。1996年，美国ABI公司首先推出实时荧光定量PCR（qPCR）技术。实时荧光定量PCR技术是指在PCR体系中加入荧光基团，利用荧光信号积累实时监测整个PCR反应进程，最后通过相关数据分析方法对目的基因进行定量分析的技术。与常规PCR相比，实时荧光定量PCR技术的优点在于：①操作方便、快速、高效，具有很高的敏感性、重复性和特异性；②在全封闭的体系中完成扩增并进行实时分析，大大降低了实验室"污染"的可能性，并且不需要扩增后处理步骤；③可以通过设计不同的引物在同一反应体系中同时对多个靶基因分子进行扩增分析，即多重扩增。由于实时荧光定量PCR对实验室空间和人员操作的要求相对要低，且易于定量，尤为适用于核酸分子SNP的临床检测。

一、发展历史

在找到耐热的DNA聚合酶（*Taq* DNA聚合酶）以前，PCR扩增的每一个循环均需要加入热不稳定的DNA聚合酶。1986年，赛特斯（Cetus）公司从温泉嗜热菌中纯化出耐热DNA聚合酶，但基于耐热DNA聚合酶的扩增产物分析常需要开管而导致气溶胶的产生，进而引起严重的扩增产物污染。因此，当时赛特斯公司负责研发的副总裁怀特（White）与其同事樋口（Higuchi）共同探讨了在不打开反应管的情况下看见扩增产物，即"闭管PCR"的可能性。他们在完成PCR的试管内加入溴化乙锭，放在紫外线灯下观察，可以发现沉淀中出现荧光，但荧光对双链DNA无特异性；继续尝试在PCR的起始阶段加入溴化乙锭，结果表明：①尽管溴化乙锭是PCR的抑制剂，但是在低浓度下，PCR仍能进行，所产生的荧光可以在不开管的情况下进行测定；②放在紫外线下时，与阴性对照管相比，含扩增靶核酸的反应管有明亮的荧光。虽然这种PCR"终点"荧光检测对其本身来说非常有用，但是如果每一个循环检测一次荧光也许可以提供一个具有宽的测定范围的定量方法，即测定荧光信号增加到一定程度所需的PCR循环数越少，则起始靶DNA越多。为证明这种PCR的"实时检测"，他们将双向光纤的一个末端与热循环仪内PCR反应管的开放顶部相接，另一个末端与荧光分光光度计相接，以500 nm波长激发、600 nm波长检测，最终观察到了与温度高低相关的荧光变化，以及在低温下双链DNA（dsDNA）PCR产物累积对应的荧光强度的增加。1992年，樋口（Higuchi）在一次报告中正式提出了实时荧光定量PCR技术。

为了扩展"实时检测"PCR这种模式的定量性能，需要找到一种"阅读"多个平行扩增的方法。在第一代商品实时荧光定量PCR仪中普遍采用的方法是：使用多个光导纤维，一个光导纤维针对一个反应管，构建一个用来顺序激发和阅读每一个试管荧光的快速多重系统。樋口（Higuchi）认为一个较为简单的方法是使用数字成像系统，因此樋口（Higuchi）和沃森（Watson）决定采用内装的电荷耦合器件（charge-coupled device，CCD）照相机凝胶成像系统。在此系统中，相机安装在一个暗室中，下方正对着热循环仪加热模块中密闭PCR扩增试管的顶部，使用紫外线激发加热模块中的试管。于是，在每一个PCR的退火/延伸期都能获得一次成像。对每个孔位成像的像值进行累积，得到的这些累计值为每个PCR产生了"生长曲线"。没有经过处理的原始生长曲线显然是没有用的，因为每一个反应管的起始内在荧光是不同的，所以根据早期循环荧光读数对相对于其相互间PCR进行归一化，这样使得复孔间的PCR生长曲线几乎能达到一致。设定一个荧光阈值，穿过该阈值所需的循环数与起始靶分子数的对数呈线性反比相关，通过将这些循环数（通常称为循环阈值，Cq值）与具有已知起始靶分子数的标准系列（校准曲线）进行比较，即可得到每个未知样本的起始靶分子数。

随后，基于不同原理出现了多种实时荧光定量PCR技术。例如，1991年，赛特斯（Cetus）

公司的霍兰（Holland）等在*Proceedings of the National Academy of Sciences of USA*上公布了TaqMan 探针技术；1993年，美国ABI公司和铂金埃尔默（PerkinElmer）公司的李（Lee）等在*Nucleic Acids Research*上公布了使用双荧光标记的实时荧光定量PCR方法；1996年，美国纽约公共卫生研究所的泰吉（Tyagi）和克雷默（Kramer）在*Nature Biotechnology*上公布了分子信标法。

二、方法学原理

qPCR有4种常用的检测方法：水解探针法、分子信标法、染料法和熔解曲线法。根据qPCR的化学发光原理也可以将其分为两类：一类为探针类，包括水解探针法、分子信标法和探针熔解曲线阵列法；另一类为非探针类，其中包括染料法和高分辨率熔解曲线法。在具体介绍常用方法的基本原理之前，首先介绍实时荧光定量PCR中几个常用的概念。

扩增曲线（amplification curve）：是指在实时荧光PCR扩增过程中，将监测到的荧光信号的变化绘制成的一条以循环数为横坐标、以PCR反应过程中实时荧光强度为纵坐标的曲线（图7-2）。

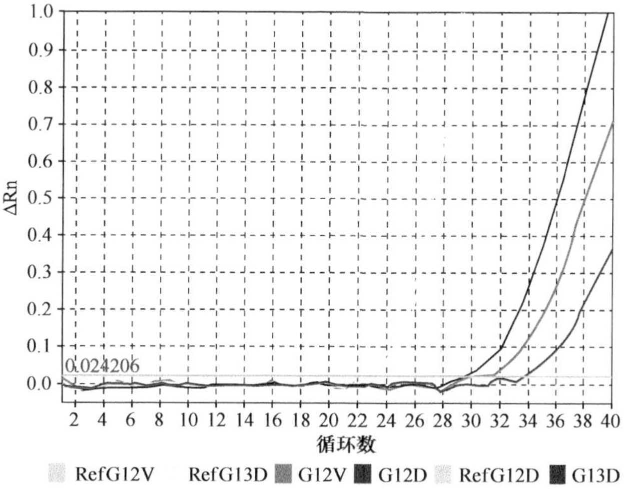

图7-2 TaqMan qPCR扩增曲线图（线性图）

G12D. 转移性结直肠癌KRAS G12D突变位点分型反应的扩增曲线；RefG12D. 转移性结直肠癌KRAS G12D突变位点外参反应的扩增曲线；其他符号类似。ΔRn. 扣除背景的荧光强度

荧光阈值（threshold）：是指在实时荧光定量PCR扩增曲线纵坐标上人为设定的一个值，它可以设定在指数扩增阶段的任意位置上。一般来说，将PCR反应前15个循环的荧光信号作为荧光本底信号，因此荧光阈值一般设置为3～15个循环的荧光信号标准差的10倍，实际应用时需结合PCR扩增效率、线性回归系数等参数来综合考虑。

循环数（cycle threshold value，Cq值）：是指PCR扩增过程中扩增产物的荧光信号达到设定的荧光阈值所经过的循环次数。每个模板的Cq值与该模板的起始拷贝数成反比，起始模板量越高，Cq值越小，反之则Cq值越大，因此Cq值可以用来相对地判断起始模板量。

扩增效率（amplification efficiency，*E*）：是指PCR一个循环后的产物增加量与这个循环的模板量的比值。一般情况下，在PCR反应的前20或30个循环中，*E*值比较稳定，为指数扩增期，之后随着PCR反应的进行，E值逐渐下降，直至为0，此时PCR进入平台期，不再扩增。

（一）水解探针法

水解探针（hydrolysis probe）以TaqMan探针为代表，因此又称TaqMan探针技术，反应体系中除有一对引物外，还需要一条荧光素标记的探针。探针的5′端标记荧光报告基团R（report group），常用的有6-羧基荧光素（6-carboxyfluorescein，6-FAM）、四氯-6-羧基荧光素（tetrachloro-6-carboxyfluorescein，TET）、六氯-6-羧基荧光素（hexachloro-6-carboxyfluorescein，HEX）等。探针的3′端标记荧光猝灭基团Q（quencher group），常用的如6-羧基-四甲基罗丹明（6-carboxy-tetramethylrhodamine，TAMRA）。根据荧光共振能量传递（FRET）原理：完整探针因R基团与Q基团分别位于探针的两端，二者距离很近而使R基团发射的荧光被Q基团猝灭；扩增过程中，*Taq* DNA聚合酶沿着模板移动合成新链，当移动到与模板互补的探针处时，*Taq* DNA聚合酶同时还发挥其5′→3′核酸外切酶活性，从探针的5′端逐个水解脱氧核苷三磷酸，R基团与Q基团随之分离，破坏了R基团与Q基团之间的FRET，此时R基团不再受Q基团的抑制而发射出荧光，仪器可检测到荧光信号（图7-3）。R基团信号的强弱程度与PCR产物的拷贝数成正比，仪器的计算机软件系统根据标准曲线和反应产物的量计算出初始模板的拷贝数。由于探针的水解发生在新链延长的过程中，因此荧光信号的检测在每一个循环的延伸过程中进行。水解探针法是目前商品化试剂中比较常用的技术，如用于结直肠癌的伴随诊断试剂盒等。

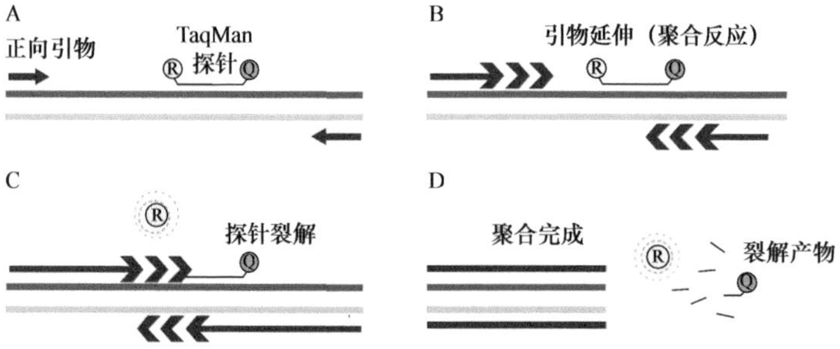

图7-3　TaqMan探针技术原理图（引自Maes et al.，2014）

A. 探针结合；B. 引物延伸；C. 探针裂解；D. 聚合完成（发射荧光）

TaqMan探针技术解决了荧光染料技术非特异的缺点，反应结束后不需要进行寡核苷酸熔解曲线分析，减少了实验时间。但是，TaqMan探针只适合一个特定的目标靶基因。此外，由于TaqMan探针两侧的R基团与Q基团相距较远，猝灭不彻底，本底较高，而且该技术还容易受到*Taq* DNA聚合酶5′→3′核酸外切酶活性的影响。

针对TaqMan探针荧光猝灭不彻底的缺点，在TaqMan探针的基础上，进一步开发出TaqMan MGB探针，在它的3′端连接的不是通常的TAMRA猝灭基团，而是一种非荧光性的猝灭基团（nonfluorescent quencher，NFQ），其吸收报告基团的能量后并不发光，降低了测定中的本底值。TaqMan MGB探针的3′端还连接一个小沟结合物分子，可大大增强探针与模板的杂交，提高探针的T_m，使较短的探针同样达到较高的T_m，从而使报告基团与猝灭基团的距离更加接近，利于提高猝灭效率。

（二）分子信标法

分子信标（molecular beacon）法是一种基于FRET原理和碱基互补原则而建立的技术。分子信标实际上是一段荧光素标记的寡核苷酸，由于序列的特殊性，其结构由环状区（15～30 bp）和柄区（5～8 bp）组成，5′端标记荧光报告基团，3′端标记荧光猝灭基团。无目的序列存在时，分子信标的结构呈“茎环结构”，此时由于两端的基团相距非常近，可以发生FRET，荧光报告基团发出的荧光被猝灭基团吸收并以热的形式散发，此时没有荧光信号，因而荧光本底值极低；有目的序列存在时，分子信标与靶序列特异性结合，环状区单链与靶序列杂交而形成稳定的、比柄区更长的双链，分子信标的构型发生变化，从而使荧光基团与猝灭基团分开，此时荧光基团发射的荧光不能被猝灭，可检测到荧光。由于荧光信号的强度随反应产物的增加而增加，因此可以对靶片段进行定量（图7-4）。

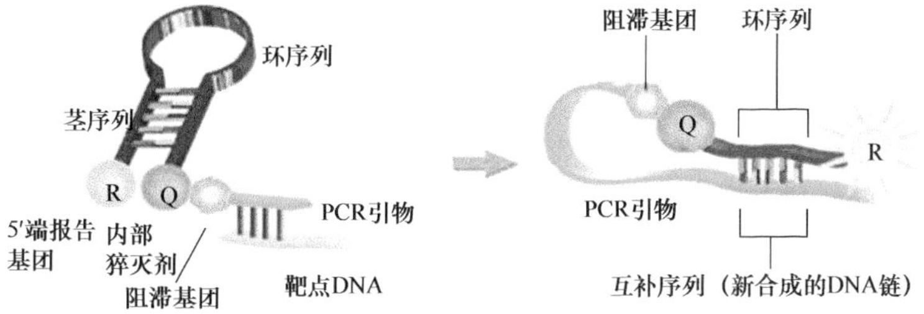

图7-4 分子信标qPCR技术原理图（引自https://www.sigmaaldrich.cn/CN/zh/technical-documents/technical-article/genomics/qpcr/scorpions-probes）

分子信标法由于具有背景信号低、灵敏度高、特异性强、操作简便等优点，已经被广泛用于基因突变的分析、活细胞内核酸的动态检测、DNA/RNA杂交的动力学研究和DNA/蛋白质相互作用的研究。但该项技术也存在一些缺点，“茎环结构”在PCR反应变性时有时不能完全打开，致使探针不能完全与靶基因结合，进而影响实验结果的稳定性。另外，分子信标设计较难，标记也较复杂，因此其成本较高。

（三）染料法

SYBR Green Ⅰ是目前qPCR检测中常用的染料之一。该染料处于游离状态时，没有荧光信号的产生；若结合在DNA双链的小沟部位时，能产生绿色荧光信号。随着PCR反应的进行，形成的双链DNA分子逐渐变多，在小沟部位的SYBR Green Ⅰ染料也逐渐增多，释放的荧光信号也会不断增强。当检测过程中累加的荧光信号达到仪器所设定的限值时，qPCR就会不断地进行荧光信号的收集（图7-5）。

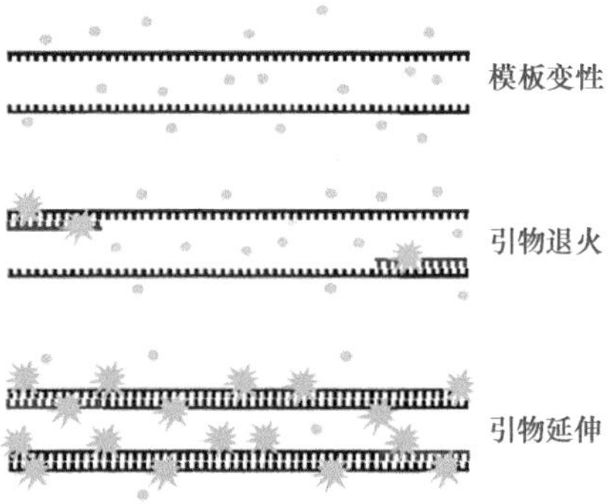

图7-5 SYBR Green Ⅰ染料法qPCR技术原理图（引自Fraga et al.，2008）

染料法的优点是具有较强的通用性和较低的成本，该方法也存在一系列的缺点，如可以和任意双链进行非特异性结合，对PCR反应中的非特异性扩增或引物二聚体会产生非特异的荧光信号，影响结果的准确性。该方法的非特异产物或者引物二聚体可以通过熔解曲线进行判定。

（四）熔解曲线法

1. 高分辨率熔解曲线法 高分辨率熔解曲线法（high resolution melting，HRM）是一种基于核酸链解链温度不同而形成不同形态熔解曲线的基因分析新技术，结合饱和荧光染料、未标记探针和qPCR对样品进行检测分析，具有极高的敏感性，可以检测出单个碱基的差异，并且成本低、通量高、速度快、结果准确、不受检测位点的局限，实现了真正的闭管操作。

HRM的概念早在20世纪70年代就已被提出并应用于相关的研究。实验证明，熔解曲线的变化取决于扩增子的序列、长度和GC含量，因此，可以通过熔解曲线的变化反映核酸性质的差异。

双链DNA的熔解动力学受到很多因素的影响，比如DNA模板的质量、镁离子含量、缓冲液组成等，所以HRM对于样品的质量要求很高。此外，HRM对特殊的饱和荧光染料、仪器的温度均一性和温度分辨率的要求非常高。现今使用最多的熔解曲线研究方法是用SYBR Green Ⅰ染料在定量PCR仪上监控熔解曲线的变化。但是，由于分辨率低，SYBR Green Ⅰ熔解曲线一般只能用于区分在片段大小和GC含量上差别较显著的DNA序列，目前无法精确区分SNP。SYBR Green Ⅰ这类染料对PCR有抑制作用，所以其使用浓度必须远低于使DNA双螺旋结构中小沟饱和的浓度。由于使用的染料浓度未达到饱和，加之染料本身的特性，在DNA双链解链的过程中，从已经解链的DNA片段上脱离下来的染料分子又与尚未解链的双链DNA结合，造成结果失真，无法真实反映DNA熔解的情况，会影响检测的分辨率。

目前，常用的饱和荧光染料有LC Green、LC Green Plus、SYTO 9和Eva Green，这些染料与DNA有更强的结合能力，对PCR的抑制作用很小，因而所得熔解曲线有了更高的分辨率。为了提高HRM的检测灵敏度与分辨率，相关的仪器需要高能量的激发光源以监测熔解曲线的微小变化。第一台高分辨率熔解仪器是爱达荷技术（Idaho Technology）公司生产的HR-1，分析时间为1～2 min，速度达到45份样本/h。最近，一些常规的实时荧光定量仪加装了高分辨率熔解分析模块后可达到HRM的目的，如罗氏公司的Light Cycler 480和凯杰（Qiagen）公司的Rotor-Gene 6000。有文献报道，加装高分辨率熔解分析模块的实时荧光定量仪在熔解曲线分辨的性能上不如专用于熔解分析的仪器。但是，如果实时荧光定量仪上同时拥有扩增和熔解曲线分析两个功能，则可以达到定量和高分辨熔解同步进行的目的。

2. 探针熔解曲线阵列法 近年也发展了基于荧光探针的熔解曲线阵列法，该方法是通过实时监测变温过程中荧光标记的分子信标或TaqMan探针与PCR扩增产物的结合情况来实现基因分型的。例如，在SNP位点上由于不完全匹配双链在升温过程中会先解开，探针5′端荧光染料与3′端的猝灭剂靠近而发生猝灭，建立基于荧光探针的熔解曲线即可进行基因分型。不同的SNP位点、杂合子与否等都会影响熔解曲线的峰形和T_m，因此探针熔解曲线阵列法能够有效区分不同SNP位点与不同基因型。探针熔解曲线阵列法是一种高通量、高内涵的基因检测工具，可以并行检测数十个基因靶点，节省了时间与成本。但是，该技术受到的干扰因素较多，引物序列的特异性、片段长度和浓度、模板的浓度和纯度、Mg^{2+}浓度、退火温度和循环时间等参数均会对检测结果产生影响。

三、曲线异常

在qPCR扩增过程中，扩增曲线异常代表条件、组分及仪器参数出现错误，如存在抑制物、自动基线设置不合理、斜线型曲线、山域型曲线、曲线末尾起跳等。

1．存在抑制物　样本中如果存在抑制物，可以尝试稀释样本后再上样（图7-6）。

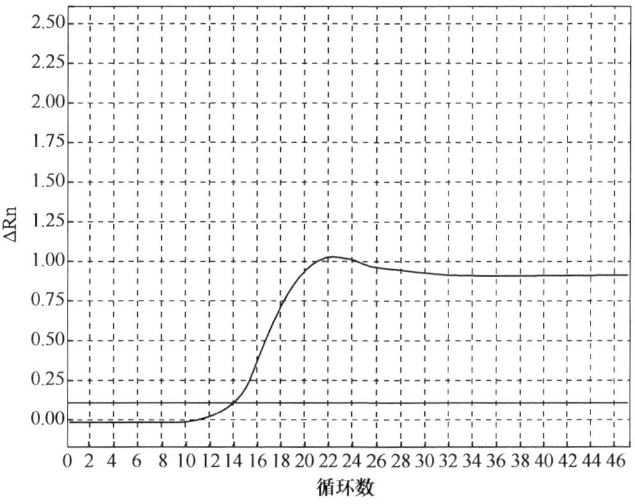

图7-6　存在抑制物时的扩增曲线

2．自动基线设置不合理　手动调整基线值为"扩增信号出现的前一个循环"（图7-7）。

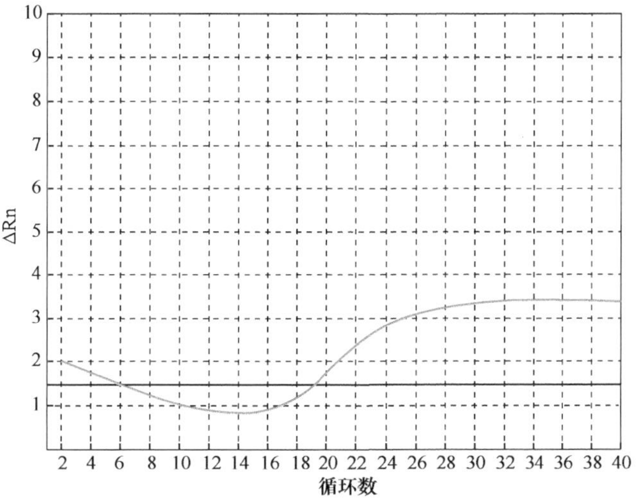

图7-7　自动基线设置不合理时的扩增曲线

3．斜线型曲线　一般分液不准确或八联管气密性差，反应液蒸发引起探针浓度升高时，会导致斜线型曲线出现（图7-8）。

4．山域型曲线　严重的液体蒸发会出现先升后降的曲线，轻微的蒸发表现为缓慢上升（图7-9）。

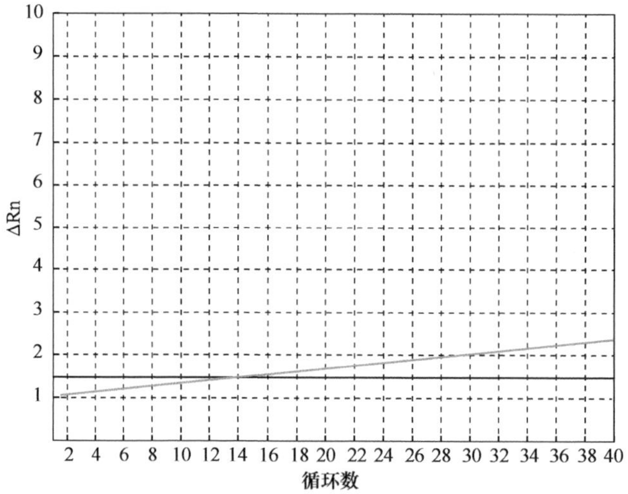

图 7-8　斜线型曲线

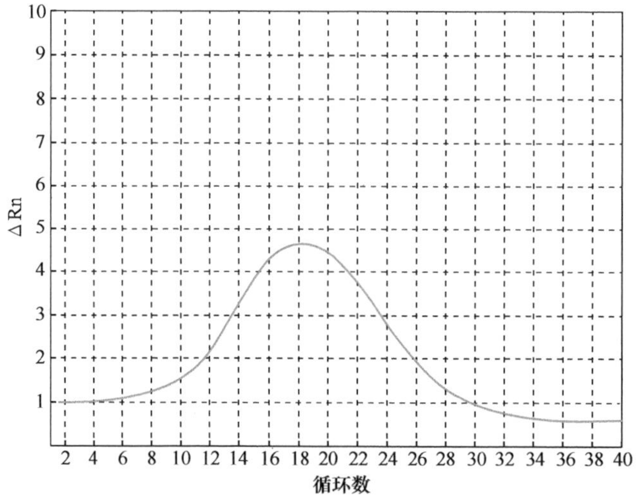

图 7-9　山域型曲线

5. 曲线末尾起跳　阴性对照末尾起跳常意味着污染；阳性样本末尾起跳可能是样本浓度低或加样不准确（图 7-10）。

四、qPCR 仪

qPCR 是在定性 PCR 基础上发展起来的核酸检测技术。qPCR 技术于 1996 年由美国 ABI 公司推出，它是一种在 PCR 体系中加入荧光基团，利用对荧光信号积累的实时检测来监测整个 PCR 进程，最后通过标准曲线对未知模板进行定量分析。

qPCR 具有能对整个核酸扩增过程进行实时指示的特点，因而可以很容易地找到特定靶核酸扩增的"指数期"，尤为适用于定量测定。qPCR 因扩增和产物分析同时完成，整个测定过程处于一种闭管状态，对实验室设计和操作人员的要求都要相对低一些，其一出现即迅速在

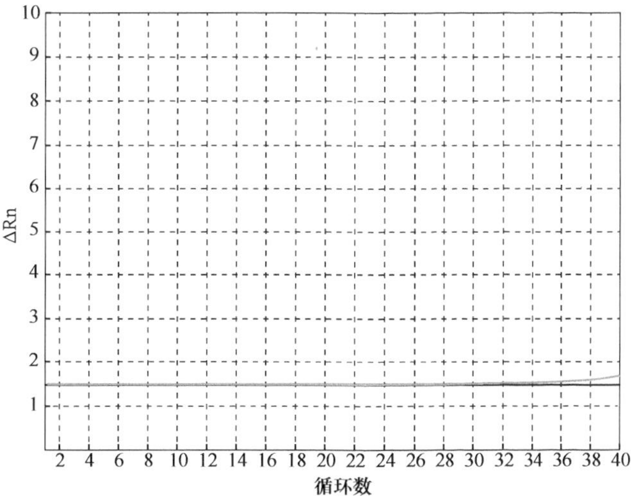

图7-10 曲线末尾起跳扩增曲线

国内的临床基因扩增检验实验室推广开来。随着这一技术的广泛应用，各种qPCR仪也被不断推出，已成为临床及医学实验室必不可少的检测仪器。

（一）仪器结构

qPCR仪由温度控制系统、荧光检测系统、数据处理系统组成。仪器的基因扩增热循环组件的工作原理与传统基因扩增仪大致相同，不同厂家、不同型号的产品分别采用空气加热、压缩机制冷、半导体加热制冷等工作方式。qPCR仪独特的是荧光检测系统，其中主要包括激发光源和检测器两部分。激发光源有卤钨灯、氩离子激光器和发光二极管（LED）。卤钨灯光源可配多色滤光片，提供不同波长的激发光。荧光检测元件常用光电倍增管（PMT）和超低温电荷耦合器件（CCD）成像系统两种方式。CCD可同时多点多色成像；PMT的灵敏度高但一次只能扫描一个样品，需要通过逐个扫描实现多样品检测，对于大量样品来说需要的时间较长。

qPCR仪可分为单通道、双通道和多通道（图7-11）。当只用一种荧光探针标记时，选用单通道；有多荧光标记时选用多通道。单通道也可以检测多荧光标记的目的基因表达产物，因为一次只能检测一种目的基因的扩增量，所以需多次扩增才能检测完不同的目的基因片段。

（二）性能指标

1. 温度控制 温度的精确控制是PCR反应能否成功的决定性因素，主要包括如下三个方面。

（1）温度的准确性：一般要求显示温度和样品实际温度精确到±0.1℃。

（2）温度的均一性：一般要求样品基座温差小于±0.5℃。如果温度的均一性不佳，尤其是最外周的样品孔，其“位置的边缘效应”会影响结果的可重复性。

（3）仪器在梯度模式和标准模式下是否具有同样的温度特性，以及在变性、退火和延伸三步反应中升降温的速度等。升降温速度快，能缩短反应进行的时间，不仅可提高工作效率，

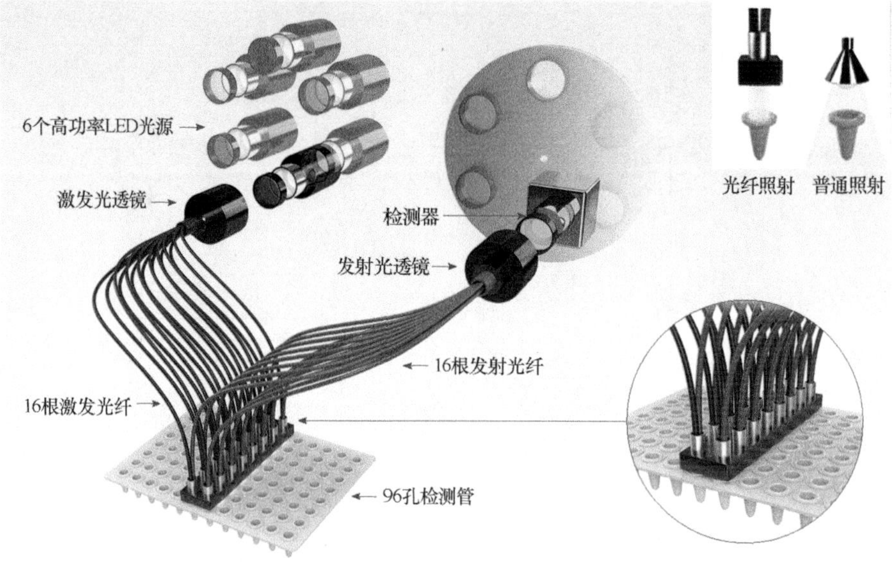

图7-11　全光谱实时荧光PCR原理图（引自https://azurebiosystems.com/wp-content/uploads/2021/11/MM-0032-R8_Azure-Cielo-brochure_lores.pdf）

也缩短了可能的非特异性结合反应时间，可提高PCR反应的特异性。

2. 荧光检测　荧光检测性能是qPCR仪的一个重要指标，主要包含如下三个方面。

（1）Cq值重复性误差（CV）：Cq值是指每个反应管内的荧光信号达到设定的阈值时所经历的循环数。每个模板的Cq值与该模板的起始拷贝数的对数存在线性关系，起始拷贝数越多，Cq值越小，因此Cq值重复性误差对核酸定量的可靠性和正确性十分重要，一般要求CV≤2.5%。

（2）荧光检测范围：由于PCR是一个指数级扩增的过程，微量的起始拷贝数不同，经过几十个循环后，其荧光差别巨大。因此，荧光检测范围是仪器的重要性能指标，一般要求达到10～10^{10} DNA（RNA）拷贝/mL。

（3）仪器检测通道数量：多重PCR已成为一种流行趋势，能节省试剂和时间，可在短时间内获得结果，因此要求仪器具备多通道检测能力。目前以4个检测通道的居多，部分仪器具有6个检测通道。

3. 分析处理数据　高性能的qPCR仪都具有易于操作、使用方便的高效优质软件。除具备记忆存储多个程序、自动倒计时、实时信息显示、自动断电保护等基本功能外，还具有强大的分析处理能力，如绝对定量、相对定量、单核苷酸多态性分析及熔解曲线分析等。

（三）上市仪器

分子诊断中常用的qPCR仪以ABI PRISM 7000系列和Roche LightCycler系列为主。ABI PRISM 7000系列实时荧光PCR仪包括7000、7300、7500、7700和7900HT等，其主要特点是多色荧光检测，是目前国内临床实验室中的主流实时荧光PCR仪之一，其中7700已停产。ABI PRISM 7000为双色荧光，可用于两种荧光染料即6-FAM和SYBR Green Ⅰ的检测。ABI PRISM 7300为四色荧光，能检测包括6-FAM、SYBR Green Ⅰ、VIC/JOE、TAMRA和ROX在内的多种荧光染料。ABI PRISM 7500为五色荧光，能分辨包括6-FAM、SYBR Green Ⅰ、VIC

（6-VIC亚磷酰胺）/JOE（2,7-二甲基-4,5-二氯-6-羧基荧光素）、NED/TAMRA/Cy3（3H-吲哚菁）、ROX［5（6）-羧基-X-罗丹明］/得克萨斯红荧光素（Texas red）和Cy5（5H-吲哚菁）在内的多种荧光染料。ABI PRISM 7900HT是高通量实时荧光PCR系统，兼容96孔板、384孔板和TaqMan表达谱芯片，可以选用手工进样或通过自动装置连续进样。该仪器使用卤钨灯作为光源，可发出全光谱的光源，易更换，但寿命短。Roche公司的LightCycler 480为96/384互换式高通量仪器，采用了新型的ThermaBase™模块加热技术和独特的快速散热装置，有5个激发通道和6个荧光检测通道，扩增与检测同时进行，提供实时分析和在线监测，可进行熔点曲线分析。

美国伯乐（Bio-Rad）公司的iCycleriQ qPCR仪进入中国市场也较早，所具有的专利技术inten-sifier荧光放大器保证了极高的检测灵敏度，同时可对加样误差进行不依赖于ROX的校正。科比特（Corbett）的Rotor-Gene qPCR仪属于离心式空气加热的实时荧光定量PCR仪，有Rotor-Gene 2000、3000和6000等型号，分别在2000年、2003年和2006年推出。Rotor-Gene 6000于2006年被授予美国弗若斯特＆沙利文（Frost & Sullivan）科技进步奖。艾本德（Eppendorf）公司也推出了一款带有梯度功能的实时荧光定量PCR仪Mastercycler ep realplex。Smart Cycler是成立于1996年的美国赛沛（Cepheid）公司的产品，1998年获得美国研究100金奖。此款产品也是目前世界上唯一可同时进行多种PCR程序的实时荧光定量PCR仪，拥有16个独立程序I-CORETM（智能升/降温反应）模块的板块，即同一或不同操作者在同一板块上可进行不同程序的PCR反应，16个样品槽相当于16台独立的实时荧光定量PCR仪。该系统的灵活性强，极大地满足了实验室对检测通量的需求，同时也降低了成本，故该系统已被广泛应用于传染性疾病的快速检验。

除上述实时荧光定量PCR仪外，较常用的国内仪器还有广州达安基因股份有限公司的DA、西安天隆科技有限公司的TL988、杭州博日科技股份有限公司的Linegene等，这些仪器的方法原理与国外相应的仪器基本相同，且具有较好的仪器性价比。国内大部分qPCR检测试剂基于上述平台开发而成，适合相应临床及科研实验室应用。

第四节　数字PCR

数字PCR（digital polymerase chain reaction，dPCR）技术将传统PCR的指数倍增信号转换成线性的数字信号，通过特定的仪器读值，并利用统计学方法来分析PCR产物，在DNA定量分析特别是基因分型方面有着显著优势，是核酸绝对定量技术之一。

近年来，随着微流控技术的发展，微流控芯片被越来越多地应用到生化分析等领域，结合微流控芯片与PCR技术的微腔式及微滴式数字PCR技术得到了广泛应用。相比于传统数字PCR，其灵敏度和精度有了很大提升，且操作简单，样品消耗量少，因此在单细胞研究、肿瘤早期研究、产前诊断、基因测序等相关领域得到了越来越多的应用。

一、发展历史

在实时荧光定量PCR技术成熟和发展之前，早在1992年，南澳大利亚弗林德斯医学中心的科学家赛克斯（Sykes）等使用有限稀释、PCR和泊松分布数据校正模型的方法，检测了复杂背景下低丰度的免疫球蛋白H（IgH）重链突变基因，进行了极其精细的定量研究。虽然当时这种方法并没有被冠以“数字PCR”之名，但已经建立了数字PCR基本的实验流程，提出了数字PCR的构想，更重要的是确定了数字PCR检测中一个极其重要的原则，即以“终点信号的有或无”（all-or-none of end point）作为判断标准，这也是之后1999年金茨勒（Kinzler）和福格尔斯泰因（Vogelstein）将之命名为“数字PCR”的主要原因。

1997年，加里宁娜（Kalinina）等建立了单分子定量技术。她使用纳升级芯片进行单克隆模板PCR扩增，获得了美国专利，更重要的是这种采用“电浸润法”进行纳升级芯片制造的技术显露雏形。

1999年，美国约翰·霍普金斯大学的金茨勒和福格尔斯泰因采用96孔板系统发展了微升级的PCR定量技术，并首次提出了“数字PCR”概念。金茨勒和福格尔斯泰因为了检测直肠癌患者粪便样品DNA中的*KRAS*基因突变，将基因组DNA稀释并等分至384孔微量滴定板的各个孔中，平均每两个孔内有一个拷贝，随后扩增了包含所寻找的突变热点的基因区域。

2003年，德雷斯曼（Dressman）等发明了一种BEAMing（珠子、乳剂、扩增与磁力）方法，将模板、引物、PCR试剂和磁珠的混合物分至小滴中，其中大多数的小滴不含有或只含有一个模板。PCR完成后，其中扩增产物会通过生物素/链酶亲和素的键合偶联在磁珠上，打散乳化物，珠子表面偶联的寡核苷酸可以被流式细胞仪所读取。

2006年，福鲁达（Fluidigm）公司推出了第一台商品化的基于芯片的商品化数字PCR系统。

2008年，嵌入式芯片的PCR技术建立。近年来，埃里（Heyries）等报道了一个百万级的微流体dPCR，成为该技术的又一重大突破。

事实上，数字PCR与传统的qPCR两者皆定位于同样的平台基础：聚合酶链反应和双链DNA标记技术，但两者采用的是完全不同的定量策略和思想方法，dPCR和qPCR并没有实验方法和思路上的承继关系，从这个角度来说，目前很多人把数字PCR称为第三代PCR技术并不准确。

二、方法学原理

数字PCR是将样品溶液稀释并等分成每份含有至多一个目标基因，通过扩增、直接计数的方法，精确地检测出原始样品溶液中目标基因的浓度。目前实现数字PCR的技术方案主要有微孔式、微腔式、微滴式等。

（一）微孔dPCR

微孔dPCR是最早出现的dPCR技术。最早的微孔dPCR是在96/384孔聚丙烯板上进行的。莫里森（Morrison）等在尺寸为25 mm×75 mm×0.3 mm的不锈钢片上通过光刻和湿法刻蚀加工出3072个直径为320 μm的微孔，每个反应单元的体积只有33 nL。将该芯片应用于dPCR技术中，与384孔板dPCR拥有相同的灵敏度，但其反应体积降低为原来的1/64，分析通量提高了24倍。

（二）微腔dPCR

奥特森（Ottesen）等利用多层软刻蚀技术制作出了阀门/微腔dPCR芯片。该芯片分为上方的流动层和下方的控制层。当在控制层施加液压或气压时，两层间的膜向上偏转，产生微机械阀，将流动层的微反应室封闭起来。每个微流控面板包含1176个独立的6.25 nL反应室。也有人设计了油封/微腔dPCR芯片。整个芯片包含4个反应板，每个反应板上有1280个独立的体积为5 nL的微腔。首先将通道及微腔内充满样品溶液，然后用油将通道中的样品排出，微腔就成为独立的反应室。整个过程在真空环境中进行。

（三）微滴dPCR

微滴dPCR（droplet digital PCR，ddPCR）技术的原理是利用微流控技术生成油包水乳化微滴颗粒，以每个油包水小颗粒作为反应器，进行PCR扩增及荧光检测。这大大增加了反应器的数量，并简化了微流控芯片，操作也较为简单，解决了微孔、微腔dPCR操作复杂、成本高的问题。

ddPCR的关键技术是含微滴生成、微滴操控、微滴检测等（图7-12）。ddPCR具有技术可靠、加工工艺简单、灵敏度高、使用成本低等优点，是目前应用最广泛的dPCR技术方案。ddPCR还处于高速发展阶段，当前相关研究主要集中在高通量、一体化及多重荧光检测等方面。

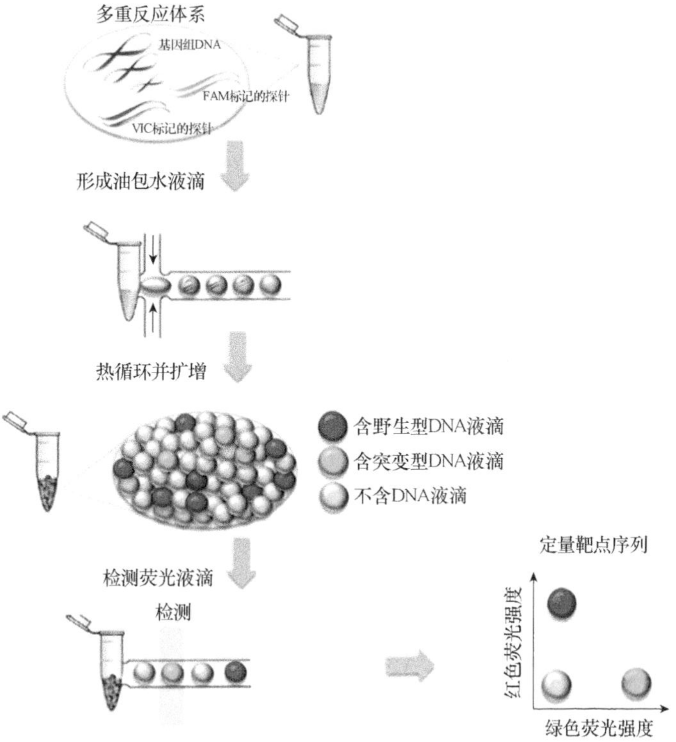

图7-12　微滴dPCR技术原理图（引自Zonta et al.，2016）

1）高通量ddPCR　　提高通量一般采用并行的方法，即多个并行通道同时生成微滴并收集。例如，将制作好的含有微孔阵列的圆盘放入设计好的离心装置中，可以同时使用7个微通道产生微滴，大大提高了微滴生成效率。

2）一体化ddPCR　　微滴样品在移液过程中不可能全部移出，会有一部分残留在内壁上，而且移液有可能会出现微滴融合、破裂等现象，因此研发一体化ddPCR，使微滴从产生、热循环、扩增到检测集成在同一个芯片上，是目前ddPCR的发展趋势。

3）多重荧光检测ddPCR　多重荧光检测是ddPCR的另一个主要研究方向。在样品溶液中加入不同的荧光探针与不同的目标DNA结合，在激光的激发下会产生不同颜色的荧光。使用这种方法同时检测多个目标DNA，大大提高了检测效率，减少了样品消耗。

三、方法学比较

传统的96/384孔板微孔dPCR的反应单元太少，DNA浓度较低时可靠性不足。新型微孔dPCR芯片虽然使反应单元数目成倍增加，但传统的操作人员采用移液器加样的方式已经无法满足快速精准取样的要求，因此需要借助高通量自动点样仪或机械手等设备，这无疑大幅增加了系统的成本和提高了操作的复杂性。微腔dPCR提高了反应单元数目，同时可以自动取样，然而其中的集成流路（IFC）微流控芯片流路复杂、微阀和微泵结构制作困难，流动式结构要在真空环境中操作，样品利用率低，很难应用到商业PCR设备中。

微滴dPCR相比于其他dPCR（微孔、微腔dPCR）具有明显的技术优势：①提高反应器数量。微滴dPCR可以将稀释后的样品溶液等分到几十到几十万的微滴中，并保证微滴的均一性和表面稳定性，大大提高了dPCR的灵敏度。②降低dPCR技术的成本。ddPCR芯片的制作相比于常规的IFC dPCR芯片更加简单。③减少了污染和模板损失。由于通道和包含在微滴中的样品模板没有直接接触，因此能够减少交叉污染及模板损失。

四、dPCR仪

dPCR技术的原理非常简单，然而在样品分散的环节却遇到了瓶颈。随着样品分散技术的发展，基于不同原理的dPCR仪出现了。

早期的dPCR尝试使用96孔板到384孔板甚至1536孔板作为分散反应的载体，或者采用类似流式技术的BEAMing dPCR，但这些系统无论在分散程度和数据群体的体量上都无法达到更加精细的要求，时间和耗材成本严重限制了dPCR技术的发展。

伴随第二代测序技术发展起来的“油包水PCR”技术，可以一次生成数万乃至数百万个纳升甚至皮升级别的单个油包水微滴，能作为dPCR的样品分散载体。伯乐公司利用油包水微滴生成技术开发了微滴dPCR技术，这也是最早出现的相对成熟的dPCR平台，在运行成本和实验结果稳定性方面都基本达到了商品化的标准。

随着纳米制造和微流体（nanofabrication and microfluidics）技术的发展，dPCR技术也迎来了突破技术瓶颈的最佳契机，芯片式dPCR的设计避免了微滴式系统可能面临的管路堵塞问题。

第五节　恒温扩增

近年来，随着分子生物学技术的迅速发展，基于核酸检测的诊断方法已大量建立并广泛应用于人类疾病的实验室检测中，恒温扩增技术便是其中一种。与其他的核酸扩增技术相比，恒温扩增有快速、高效、特异的优点，且不需专用的设备，在水浴锅、金属浴甚至一个保温效果好的保温杯中就可以完成反应，彻底抛弃了精密、复杂的变温仪器。这在即时检测

（point of care testing，POCT）环境中非常有利，所以它一出现就被许多学者认为是一种很有前途的核酸检测方法。

一、发展历史

核酸基于其生物特性被用来作为生物研究和医疗诊断的重要生物标志物。聚合酶链反应（PCR）是第一个也是最受欢迎的用于扩增极低丰度核酸的检测技术。尽管普通PCR和qPCR技术被广泛地应用到各个领域，但需要反复的热循环及精密仪器的缺点限制了其在资源有限或实地分析中的应用。近年来出现及迅猛发展的核酸等温扩增技术有望成为未来发展的新趋势，因为其只需恒温装置（如水浴锅），便能进行快速且高效的扩增反应。目前已有十几种高灵敏度的等温扩增方法，而且有部分技术已成功转向商业化。

1991年，加拿大凯基恩（Can-gene）公司发明了一种核酸等温扩增方法，即依赖核酸序列等温扩增（nucleic acid sequence-based amplification，NASBA）。

1992年，美国学者沃克（Walker）等建立了链替代等温扩增（strand displacement amplification，SDA）。

2000年，日本学者纳富信留（Notomi）在*Nucleic Acids Research*杂志上公开了一种新的适用于基因诊断的核酸恒温扩增技术，即环介导等温扩增（loop-mediated isothermal amplification，LAMP）。

2004年，美国纽英伦（NEB）公司发明了依赖解旋酶DNA等温扩增（helicase-dependent isothermal DNA amplification，HDA）技术。

2006年，英国excluded斯特地（TwistDx）公司研发了重组酶聚合酶扩增（recombinase polymerase amplification，RPA）技术，但近几年才得到推广。

2008年，杭州优思达生物技术有限公司独立研发成功的交叉引物等温扩增（cross priming amplification，CPA）技术是一种新的核酸恒温扩增技术，也是中国首个具有自主知识产权的核酸扩增技术。

2013年，我国疾病预防控制中心病毒病预防控制所研发了一种新型恒温扩增技术：新型等温多自配引发扩增（isothermal multiple self-matching-initiated amplification，IMSA）技术，是对已有核酸分子检测技术手段的改进和补充，具有简单、快速、高灵敏性、高特异性的优势。该技术在一定程度上打破了国外技术在我国的应用限制，能更好地服务于我国的传染病防控、食品安全检测和物种保护等各个领域。

二、方法学原理

常见的等温指数扩增技术包括环介导等温扩增（LAMP）、依赖核酸序列等温扩增（NASBA）、链替代等温扩增（SDA）、滚环扩增（RCA）、单引物等温扩增（SPIA）、依赖解旋酶DNA等温扩增（HDA）、交叉引物等温扩增（CPA）和新型等温多自配引发扩增（IMSA）等技术。这些扩增技术都需要先形成ssDNA模板，然后才能进行DNA聚合延伸。但与PCR需要用高温将dsDNA变性为ssDNA不同，等温扩增技术利用一种酶或特定聚合酶的链置换活性使dsDNA解链为ssDNA。例如，RPA、HDA和NASBA分别使用重组酶、螺旋酶和RNase H来解开dsDNA，而RCA、SDA、LAMP则是利用聚合酶的链置换活性用新合成的链将dsDNA中的一条链置换下来。恒温扩增过程中需要的酶更少，因此更适用于床旁检测和现场分析。

为了更好地、有选择地开发利用这方面的技术，现就这些等温扩增技术的原理、特点及应用进行简要介绍。

（一）环介导等温扩增

LAMP技术是纳富信留（Notomi）等在2000年首次提出的一种等温指数扩增技术，可在1 h内将目的片段扩增到10^9拷贝。迄今为止，LAMP 已经被用于细菌、寄生虫、DNA病毒、RNA病毒、细胞等的检测。LAMP技术可在等温的条件下对DNA进行扩增，反应体系包括DNA模板、dNTP和具有链置换活性的*Bst* DNA聚合酶及两对特异的引物。传统的LAMP反应需要4个不同的特异性引物，包括一个正向内引物（forward inner primer，FIP）、一个反向内引物（backward inner primer，BIP）和两个外引物（F3和B3），对目标片段的6个不同区域进行特异识别，并通过*Bst* DNA聚合酶进行DNA合成。

反应原理分为（图7-13）：①起始阶段。FIP的F2与模板的F2c杂交，然后在*Bst* DNA聚合酶的作用下向前延伸启动链置换合成。外引物F3与模板的F3c杂交并延伸，引发链置换反应，释放FIP连接的互补ssDNA。FIP中的F1与F1c由于碱基互补配对形成环状结构。以此链为模板，BIP与B3先后启动类似F1和F3的合成，形成哑铃状结构的单链DNA。所形成的哑铃状结构的单链DNA为LAMP反应扩增的起始材料。②循环放大阶段。在这一阶段中，哑铃状结构以自身为模板，进行DNA合成延伸形成茎环结构。FIP与茎环中的F2c杂交，并进一步引发链置换反应，这一过程中释放的单链DNA也会形成环状结构。迅速以3′端的B1区段为起点，以自身为模板，进行链置换的DNA合成延伸，形成两条长短不一的含新茎环状结构的DNA，这些产物提供了 BIP杂交的模板并启动新的合成。周而复始，最后生成的扩增产物是由长短不同的DNA和类似于菜花结构组成的复合物。

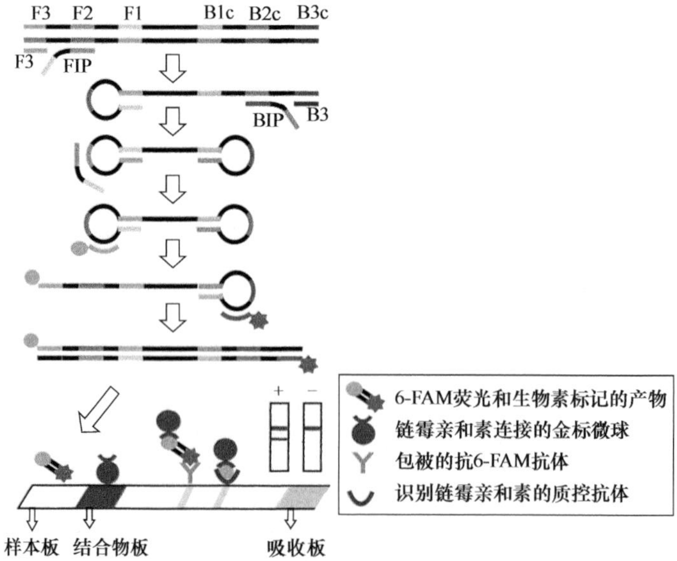

图7-13　LAMP技术原理图（引自Basing et al.，2020）

LAMP的优势：①扩增效率高，能够在1 h内有效地扩增1～10拷贝的目的基因，扩增效率是普通PCR的10～100倍；②反应时间短，特异性强，不需要特殊的设备。

LAMP的劣势：①对引物的要求特别高；②扩增产物不能用于克隆测序，只能用于判断；③由于其敏感性强，特别容易形成气溶胶，造成假阳性而影响检测结果。

（二）依赖核酸序列等温扩增

NASBA是一种基于转录依赖扩增系统建立起来的等温扩增技术。NASBA通过模拟反转录病毒复制方式设计而成，用于扩增单链RNA序列。

基本原理为（图7-14）：模板RNA被反义引物识别，并在反转录酶（RNA依赖型DNA聚合酶）的作用下形成互补DNA链；而RNA-DNA复合体被核糖核酸酶H（RNase H）处理，使得原来的RNA链被降解；接着在反转录酶的作用下，含T7启动子的特异引物（oligo dNTP）识别新合成的单链DNA链，形成含T7启动子的双链DNA结构，该结构可作为随后循环扩增的底物；T7 RNA聚合酶能够使带T7启动子的 DNA链作为模板合成与原来RNA链序列相似的新RNA链。通常NASBA能在41 ℃条件下进行，经过1.5～2 h的扩增可将模板RNA放大至10^9倍，灵敏度与RT-qPCR的相当。NASBA的终产物可用凝胶电泳、实时荧光法、比色法及电化学发光法检测。

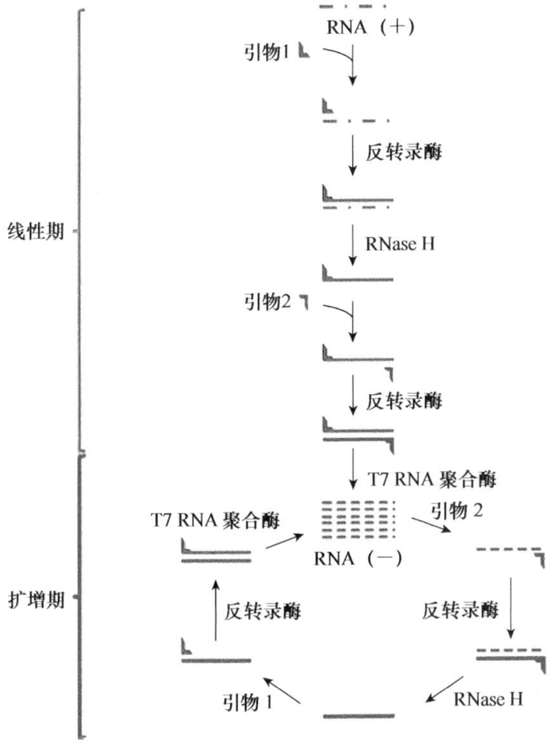

图7-14　NASBA技术原理图（引自Bruce et al.，2015）

NASBA的优势：①它的引物上带有T7启动子序列，而外来双链DNA无T7启动子序列，不可能被扩增，因此该技术具有较高的特异性和灵敏度；②NASBA将反转录过程直接合并到扩增反应中，缩短了反应时间。

NASBA的劣势：①反应成分比较复杂；②需要三种酶，故反应成本较高；③不适合对DNA病毒的检测。

（三）链替代等温扩增

SDA在1992年首次由沃克（Walker）等提出。与NASBA不同的是，SDA是依靠酶促反应进行的DNA体外核酸等温扩增。其扩增过程需要经过DNA单链模板的准备、5′端和3′端均含酶切位点的目的DNA片段的生成、链置换反应三个阶段（图7-15）。理论上，SDA在37～40℃进行23次循环后，2 h内靶序列可得到10^8倍扩增。

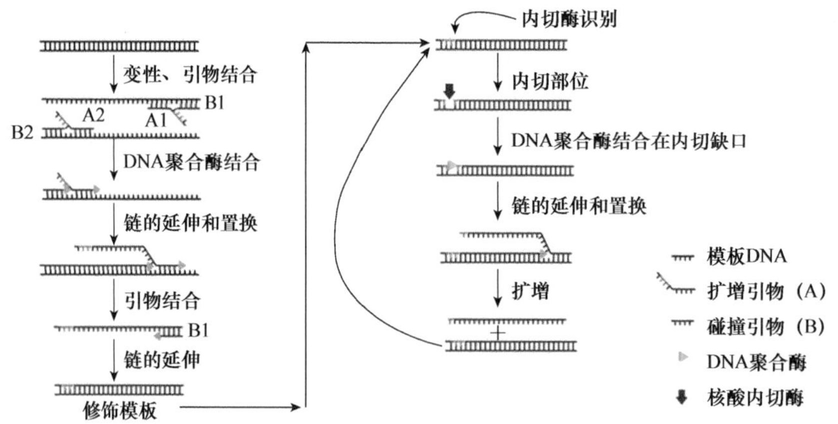

图7-15　SDA技术原理图（引自Manna，2019）

在SDA产物检测上，沃克（Walker）等将荧光技术与SDA结合，建立了SDA的荧光偏振（fluorescence polarization，FP）检测方法。斯皮尔斯（Spears）等（1997）将荧光探针加入SDA的循环阶段，建立了同步SDA荧光偏振检测技术，并成功将其应用于沙眼衣原体检测。有关学者将SDA与压电DNA传感器技术相结合，研制了SDA压电DNA传感器，并对33份临床样本进行铜绿假单胞菌检测，其结果与实时荧光定量PCR结果一致，且更快速、灵敏。

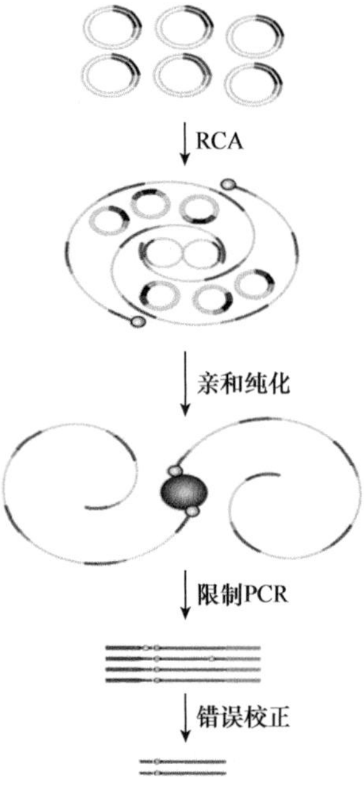

图7-16　RCA技术原理图（引自Gregory et al.，2016）

（四）滚环扩增

1998年建立的滚环扩增（rolling circle amplification，RCA）技术是模拟自然界微生物环状DNA的滚环复制过程而发展起来的一种放大信号和靶向核酸相结合的等温扩增技术。RCA线性扩增是在DNA聚合酶作用下，环状DNA与引物结合后进行延伸，生成大量与环状DNA互补的重复序列线状DNA单链（图7-16）。其可分为线性扩增（单引物RCA）、指数扩增、多引物扩增和信号扩增RCA。这种方法不仅可以直接扩增DNA和RNA，还可以实现对靶核酸的信号放大，灵敏度达到一拷贝的核酸分子，因此在核酸检测中具有很大的应用价值和潜力。

RCA的优势：①高灵敏度，RCA有很强的扩增能力，线性RCA的效率可达到10^5倍，而指数RCA的效率可达到10^9倍，具有检测单拷贝的潜力；②高序列特异性，可以区分单一位点的不同模式；③扩增产物经过磷酸化处理后可直接用来测序；④高通量，RCA可以在靶目标上形成闭合的环状序列，确保RCA产生的信号集中在一点，从而实现原位扩增和载片扩增。

RCA的不足：①锁式探针常接近100 bp，合成费用较高；②信号检测时存在背景干扰问题。

（五）单引物等温扩增

单引物等温扩增（single primer isothermal amplification，SPIA）技术的扩增反应原理（图7-17）：①杂交引物结合靶DNA的互补序列，在DNA聚合酶的作用下，杂交引物及靶DNA序列进行延伸；②随着杂交引物的延伸，杂交引物（RNA-DNA引物）的5′端RNA片段被RNase H选择性地降解，以释放部分靶DNA序列上的结合位点，从而又可结合新的嵌合引物；③新的嵌合引物需与之前引物延伸的产物竞争，才能结合到互补DNA的靶序列上，从而替换延伸的5′端产物；④经过RNA降解、新引物结合、链置换的这一循环过程，实现模板互补序列的快速扩增。

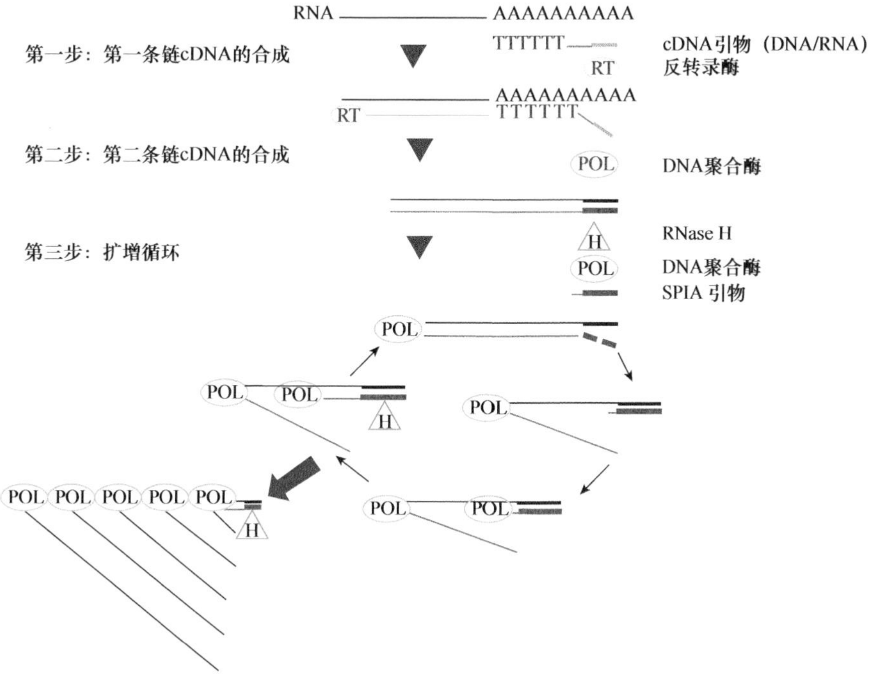

图7-17 SPIA技术原理图（引自Motamedi et al.，2011）

SPIA是首个用于全基因组DNA扩增的方法，此法也可用于特定基因组序列和合成DNA序列的扩增。SPIA通过加入一种转录酶被改良为Ribo-SPIA，后者也可用于全基因组及特定RNA的扩增。由于Ribo-SPIA只扩增原始的转录本，而非复制产物，因此其具有高度的保守程度，而且其能放大每个RNA原始转录本高达1万倍。因此，SPIA可用于不同种类核酸的大

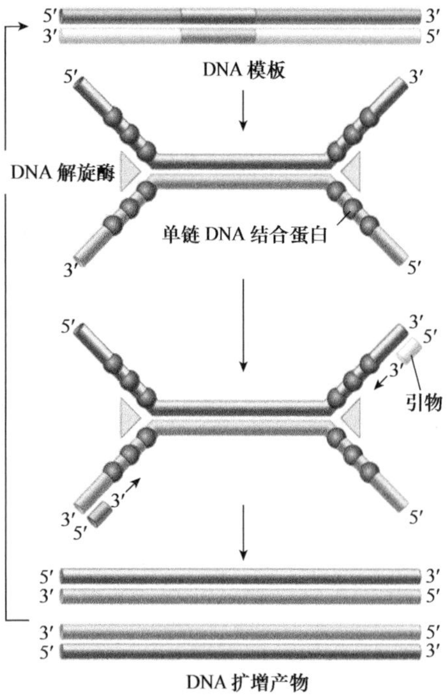

图7-18 HAD技术原理图（引自Vincent et al.，2004）

量扩增，在临床研究中也常见。

（六）依赖解旋酶DNA等温扩增

HDA是美国纽英伦（NEB）公司于2004年发明的一种新型核酸等温扩增技术。该技术模拟体内DNA复制的自然过程，利用解旋酶在恒温下解开DNA双链，再由单链DNA结合蛋白（single-stranded DNA-binding protein，SSB）稳定已解开的单链为引物提供模板，然后在DNA聚合酶的作用下合成互补的双链，继而不断重复上述循环扩增过程，最终实现靶序列的指数式增长（图7-18）。

（七）交叉引物等温扩增

CPA及其扩增机制是由杭州优思达生物技术有限公司提出的。CPA的扩增过程包括：带有交叉引物位点的扩增产物的产生、交叉引物的扩增、产物的产生。在扩增过程中，*Bst* DNA聚合酶通过置换作用不断延伸交叉引物及置换引物，从而产生固定的正向链5′端。同时，在扩增中引物不断地杂交、延伸及扩增产物的自我杂交、延伸，产生多个引物杂交位点，从而加速整个扩增过程，扩增的终产物是单链、发夹样结构、双链DNA的混合物。

（八）新型等温多自配引发扩增

IMSA是我国疾病预防控制中心病毒病预防控制所于2013年研发并申请专利的一种新型恒温扩增技术。IMSA利用6条引物特异性识别靶基因的7个位点，其扩增包括原始自我配对结构（SMS）的生成、基于SMS的自我循环扩增及最终形成的基于原始SMS衍生的长链C环样DNA双链结构或正在解链的C环样结构。IMSA在扩增过程中会产生多倍数的能自我配对继而引发循环扩增的寡核苷酸结构，使得随后循环扩增概率明显增加，继而使得扩增效率和检测灵敏度提升。

思 考 题

1. PCR体系的组分有哪些？它们各自的作用是什么？
2. 阐述qPCR的基本原理和方法。
3. 简述ddPCR的基本原理及发展趋势。
4. 阐述5种以上恒温扩增类型的优缺点。

（张静、兰文军、张癸荣、李明月）

第八章 基因测序

第一节 发展历史

基因测序是分子生物学研究中常用的技术，它的出现极大地推动了生物学的发展。从人类基因组计划到国际人类基因组单倍型图谱计划，再到癌症基因组图谱计划及个体基因组计划，第一代和第二代基因测序技术功不可没。特别是第二代基因测序技术使核酸测序进入了高通量、低成本的时代。目前，基于单分子读取技术的第三代基因测序技术已经出现，该技术测序速度更快，并有望进一步降低测序成本，为人类从基因水平深入理解疾病的发生、发展、诊断及治疗提供了新的工具。本章首先回顾基因测序技术的发展史（图8-1），并对三代基因测序技术分别进行介绍。

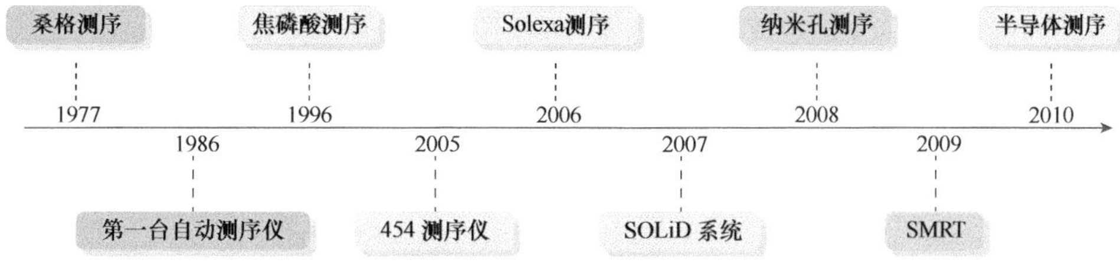

图8-1 测序技术的发展史

SMRT．单分子实时测序技术

第一代测序始于20世纪50代，怀特菲尔德（Whitefield）等使用化学降解法测定了无支链的RNA序列。该方法利用磷酸单酯酶的脱磷酸作用和高碘酸盐的氧化作用从多聚核苷酸链末端逐一解离核苷酸，并用色谱法测定其种类。但是由于操作复杂，此方法并未被广泛应用。

20世纪60年代中期，罗伯特（Robert）等利用小片段重叠法，耗时7年首次完成对酵母丙氨酰RNA 76个核苷酸序列的测定。

20世纪70年代初，华裔分子生物学家吴瑞提出位置特异性引物延伸策略，并于1971年首次成功测定了λ噬菌体12个碱基的黏性末端序列。这是文献记录的最早的DNA序列分析方法，但仅限于测定DNA短序列。

1973年，马克萨姆（Maxam）和吉尔伯特（Gilbert）利用化学降解法测定出了Lac抑制子结合区的24个碱基序列。1975年，桑格（Sanger）和库森（Coulson）报道了更为简易的加减测序法（plus-minus sequencing）。1977年，马克萨姆（Maxam）和吉尔伯特（Gilbert）在原有方法的基础上合创了化学降解测序法；同年，桑格和库森在加减测序法的基础上创建了双脱氧法。

随着历时13年耗资近3亿美元的人类基因组计划的完成，生命科学划时代地进入后基因组时代，即功能基因组时代。人们期待在基因图谱中找到疾病发生的明确机制，并且依据个人基因组图谱实施精准医学。第一代测序技术具有长读长和准确率高等优势，但其测序成本高、耗时久、通量低等缺点导致其不能满足深度测序和重复测序等大规模基因组测序的需求，从而促使人们探究更高效的测序技术。

1996年，罗纳吉（Ronaghi）和乌伦（Uhlen）建立了焦磷酸测序（pyrosequencing），其与第一代测序技术最大的不同是边合成边测序（sequencing by synthesis，SBS）。2005年，454公司划时代地推出了基于焦磷酸测序原理的Genome Sequencer 20测序系统，这在测序史上是具有里程碑意义的大事件，改变了测序的规模化进程，成为第二代高通量测序的先行者。美国因美纳（Illumina）公司和应用生物系统（ABI）公司也分别于2006年、2007年推出Solexa高通量测序系统和SOLiD高通量测序系统。

上述三种高通量测序系统的出现标志着新一代高通量测序技术的诞生。通常将2005年以后出现的高通量测序技术称为第二代测序（next-generation sequencing，NGS）技术。第二代测序技术的核心思想是边合成边测序或边连接边测序（sequencing by ligation，SBL），即通过捕捉新合成的末端标记来确定DNA的序列，最显著的特点是高通量和自动化。不同于第一代测序技术对模板进行体外克隆后单独反应，第二代测序技术将模板DNA打断成小片段并通过桥式PCR（bridge PCR）或乳液PCR（emulsion polymerase chain reaction，emPCR）对文库进行扩增，同时对几十万到几百万条DNA模板进行测序，所以第二代测序又称为大规模平行测序（massively parallel sequencing，MPS）。

纳米孔分析技术起源于库尔特计数器的发明及单通道电流的记录技术。诺贝尔生理学或医学奖获得者内尔（Neher）和萨克曼（Sakmann）于1976年利用膜片钳技术测量膜电势，研究了膜蛋白及离子通道，推动了纳米孔测序技术的实际应用进程。1996年，凯西亚诺维茨（Kasianowicz）等提出了利用α-溶血素对DNA测序的新设想，是生物纳米孔单分子测序的里程碑。

第二节　第一代测序

第一代测序以双脱氧法和化学降解法为代表，其原理虽大相径庭，但是都生成了相互独立的若干组放射性标记的寡核苷酸混合物。这些混合物有共同的起点，随机终止于一种或多种特定的碱基。通过对各组寡核苷酸混合物进行聚丙烯酰胺凝胶电泳（polyacrylamide gel electrophoresis，PAGE），即可从放射自显影片上直接读出DNA核苷酸顺序。

由此，人类获得了探究生命体遗传信息的能力，并以此为开端步入基因组学时代。随着现代分子生物学技术的不断发展，经典的桑格测序不断改进和优化，并发展为自动化测序，为人类基因组计划（Human Genome Project，HGP）做出了重大贡献。这一时期还出现了如鸟枪法（shotgun sequencing method）和杂交测序（sequencing by hybridization，SBH）等新的测序方法，为DNA序列分析提供了强有力的支持。

一、桑格测序

20世纪70年代，桑格将其注意力从RNA序列研究转向了DNA，并于1975年和库森

（Coulson）一起提出了加减测序法。他们利用该方法完成了噬菌体phiX-174基因组的5375个碱基序列的测序工作。

加减测序法首次运用特异性引物，以放射性核素标记的dNTP为原料，在DNA聚合酶的作用下进行DNA链的延伸反应和碱基特异性链终止反应。基于加减测序法，桑格和库森于1977年创建了更加快速且准确的双脱氧法，这是DNA测序历史进程中的重大突破。

（一）基本原理

DNA链中的核苷酸以3′,5′-磷酸二酯键相连接，合成DNA所用的底物是2′-脱氧核苷三磷酸（dNTP）。在桑格测序中被掺入了2′,3′-双脱氧核苷三磷酸（ddNTP），当ddNTP位于链延伸末端时，由于它没有3′-OH，不能再与其他的脱氧核苷酸形成3′,5′-磷酸二酯键，DNA合成便在此处终止。如果此处掺入的是一个ddATP，则新生链的末端就是A，依次类推，可以通过掺入ddTTP、ddCTP、ddGTP，使新生链的末端为T、C或G。

在测序反应中通常设置4个反应，每个反应中同时加入一种DNA模板和引物、DNA聚合酶Ⅰ（失去5′→3′外切核酸酶活性），各管中分别加入一种ddNTP及其他4种dNTP，引物末端用放射性核素标记。在适当的条件下温育，将会有不同长度的DNA片段合成。ddNTP的比例很小（1∶10），因此掺入的位点是随机的。在4组独立的DNA合成反应中，分别加入4种不同的ddNTP，结果将生成4组核苷酸链，它们将分别（随机）终止于每一个A、每一个G、每一个C和每一个T的位置上。对这4组核苷酸链进行聚丙烯酰胺凝胶电泳，就可读出序列（图8-2）。

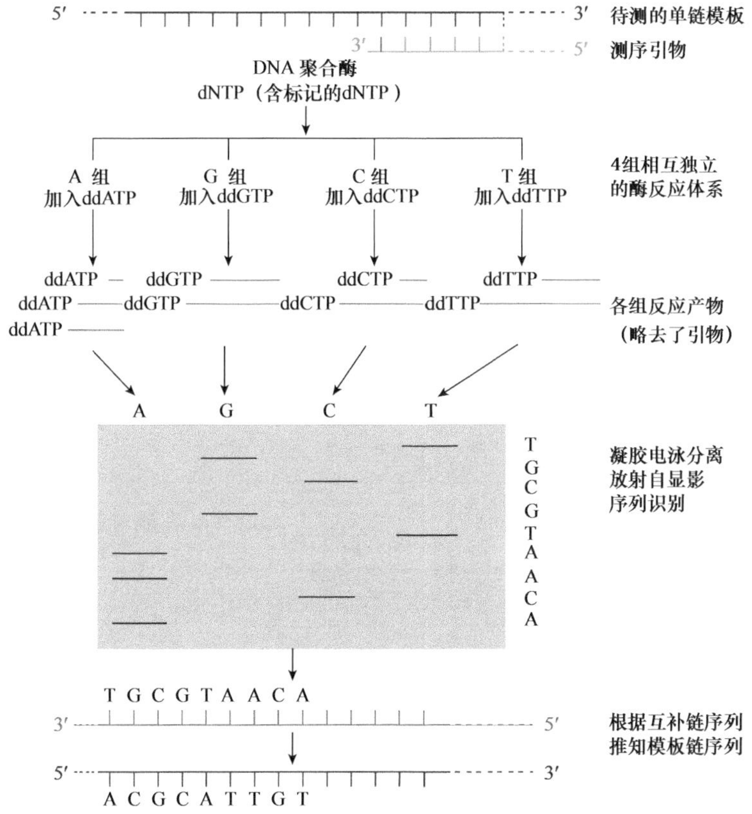

图8-2 桑格测序

（二）方法特点

桑格测序技术操作简单，结果可视，因此被广泛应用，被称为基因检测的“金标准”。20世纪80年代末，荧光标记技术凭借着更加安全简便的特性，逐步取代同位素标记技术，由此也诞生了自动化测序技术。利用不同荧光标记4种ddNTP，在一个泳道中电泳分离产物，用激光对ddNTP上的标记荧光进行激发，通过检测不同波长的信号，计算机处理信号即可获得碱基序列。这很好地解决了原技术中不同泳道迁移率存在差异的问题。

第一代测序技术存在成本高、通量低、耗时长的缺点，严重影响了其大规模应用。

二、化学降解法

几乎与双脱氧法建立的同时，马克萨姆和吉尔伯特于1977年建立了一种以化学修饰为基础的DNA序列分析法，称为化学降解法，也称马克萨姆-吉尔伯特法。

（一）基本原理

使用化学试剂处理具有末端放射性标记的DNA片段，造成碱基的特异性切割，由此产生一组具有各种不同长度的DNA链的反应混合物，经凝胶电泳将其按大小分离和放射自显影，便可根据X线片底板上显示的相应带谱，直接读出待测DNA片段的核苷酸顺序（图8-3）。

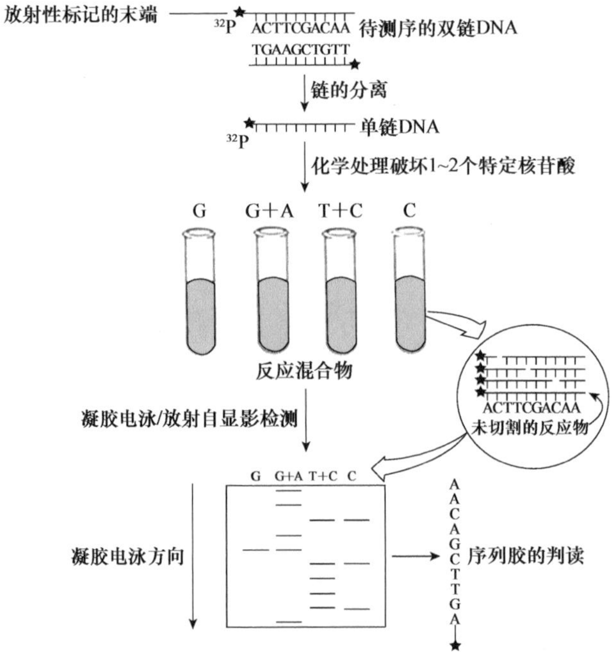

图8-3　化学降解法测序

化学降解法的待测DNA片段可以是双链DNA，也可以是单链DNA。在进行碱基特异性化学切割反应前，首先对待测DNA片段作末端标记，使其末端（5′端或者是3′端）带上放射标记。如果待测DNA是双链，必须使其形成末端标记的单链。

对末端标记的DNA链进行化学断裂反应，分两步进行。

（1）在4个反应管中分别用硫酸二甲酯（DMS）、甲酸和肼对特定的碱基进行化学修饰。

（2）以六氢吡啶取代被修饰的碱基并将DNA链断裂。

DMS在中性pH环境中，主要作用于G（鸟嘌呤）。DMS修饰的G可被六氢吡啶作用而造成该位点上DNA链的断裂。甲酸具有脱嘌呤作用，使DNA链在脱嘌呤位点（G和A）发生断裂。肼在碱性条件下，作用于T（胸腺嘧啶）和C（胞嘧啶）。在具有六氢吡啶的条件下，肼导致在这个核苷酸位置上发生DNA链的断裂。如果在反应体系中加入高浓度的盐，与T的反应速率便会下降，主要作用于C。

在化学修饰反应过程中，通过控制反应温度和反应时间，只有一小部分碱基被修饰（而不是全部被修饰），随后进行的断裂反应也是定量反应。因此，DNA链并不是在所有可被修饰的碱基位点断裂，而是随机断裂。在4个反应中，产生4套带相同标记末端、长短不一的寡聚核苷酸片段。只有带标记末端的片段可被识别，没有标记末端的片段可以忽略不计。以上4种反应体系DNA片段混合物经高分辨率凝胶电泳与放射自显影，便可直接读得待测DNA片段的碱基排列顺序。各DNA分子片段测序工作完成后，按酶切图谱，可顺序相连获得完整的长链DNA序列。

（二）方法特点

化学降解法刚问世时，准确性较好，也容易为普通研究人员所掌握，因此被用得较多。而且化学降解法较之桑格测序具有一个明显的优点，即所测序列来自原DNA分子而不是酶促合成产生的拷贝，排除了合成时造成的错误。但化学降解法操作过程较麻烦，逐渐被简便快速的桑格测序所代替。

三、临床应用

第一代测序技术的应用非常广泛，在基因病特别是单基因病现症患者和携带者的基因诊断、高危胎儿的产前基因诊断乃至胚胎植入前基因诊断方面都是不可或缺的诊断手段。从发明至今，虽已过去30多年，但仍一直作为基因诊断的金标准。其临床应用实例不胜枚举，包括：葡萄糖-6-磷酸脱氢酶缺乏症（G6PD）、地中海贫血、异常血红蛋白病、血友病等遗传性血液病；黏多糖贮积症各种类型、糖原贮积症Ⅱ型、黏脂贮积症、神经鞘脂贮积症等溶酶体贮积症；白化病、苯丙酮尿症、半乳糖血症、自毁性综合征等遗传性酶病；成骨不全各种类型、软骨发育不全、致死性侏儒、假性软骨发育不全、多发性骨骺发育不良、先天性脊椎骨骺发育不良、低磷酸盐血症性佝偻病等遗传性骨病等。

第三节 第二代测序

第二代测序技术的出现使得对一个物种的基因组和转录组深度测序成为可能，其能在保持高准确性的同时，大大降低测序成本、提高测序速度。以人类基因组为3 Gb、一台96道毛细管测序仪通量为480个测序反应计算，桑格测序大概需测序6200次才能完成人类基因组的测序。其中每个测序反应按2 h计算，假设每台测序仪每天测序10次，每周工作7天，整个过程约需要17年，而使用高通量的第二代测序技术仅需1周即可完成人类基因组测序。本节重点介绍焦磷酸测序、Solexa测序和SOLiD连接酶测序技术。

一、焦磷酸测序

焦磷酸测序又称454高通量测序技术，其依靠生物发光进行DNA序列分析。

（一）基本原理

1. DNA文库构建 利用喷雾法将待测基因组DNA（gDNA）打断成300～800 bp长的小片段，并在片段两端加上不同的接头（或将待测DNA变性后用杂交引物进行PCR扩增），变性、纯化单链DNA，构建单链DNA（ssDNA）文库（图8-4）。

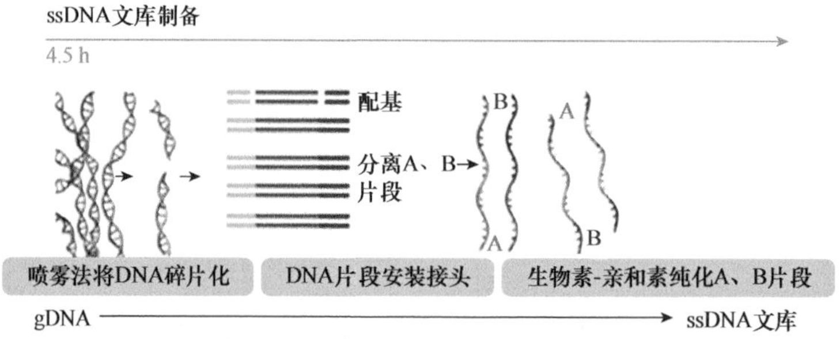

图8-4　焦磷酸测序的DNA文库构建（引自Mardis，2008）

2. 乳液PCR 生成仅包含1个引物包被磁珠（直径约为28 μm）和1个DNA模板分子的油包水液滴。被小液滴包被的磁珠表面含有与DNA模板分子接头互补的引物，因此DNA模板特异地结合在磁珠上。孵育、退火，在磁珠表面进行DNA模板扩增（图8-5）。

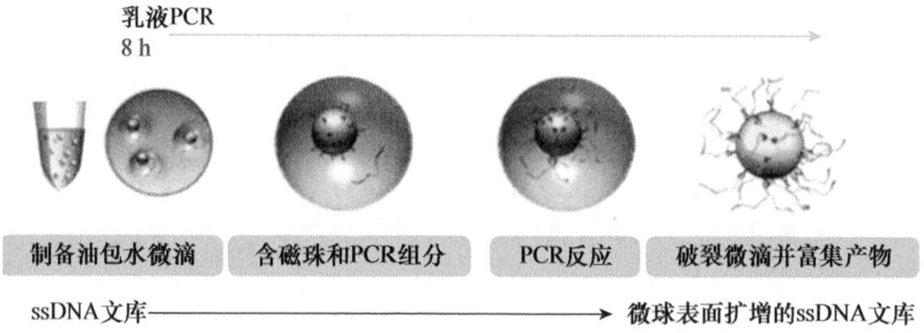

图8-5　焦磷酸测序的乳液PCR（引自Mardis，2008）

3. 碱基延长与读序 将乳液PCR产物加载到特制的聚对苯二甲酸酯（PTP）板上，板上有上百万个孔，每个微孔只能容纳1个磁珠。测序反应以磁珠上大量扩增出的单链DNA为模板，循环加入4种dNTP进行合成反应。若dNTP与待测序列配对，则释放焦磷酸基团。在体系中，焦磷酸基团与ATP硫酸化学酶反应生成ATP，后者再与荧光素酶共同氧化荧光素（luciferin）为氧化荧光素，产生的可见光被电荷耦合器件（CCD）光学系统捕获（图8-6）。

（二）方法特点

焦磷酸测序技术最大的优势在于其能获得较长的测序读长，454高通量测序技术的读长

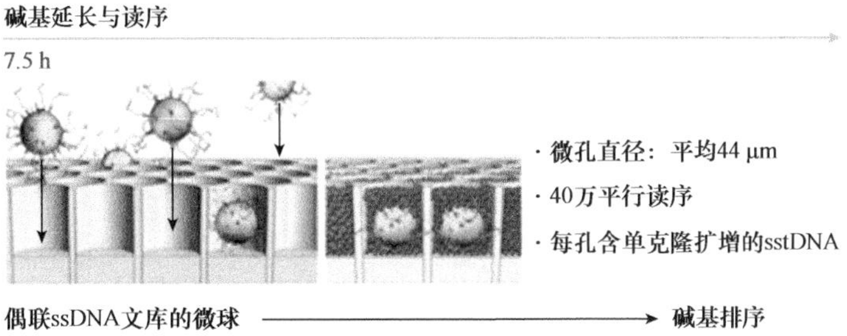

图8-6 焦磷酸测序的碱基延长与读序（引自Mardis，2008）

可达400 bp，且价格适中，可以提供中等的读长和适中的价格，适用于从头测序（*de novo* sequencing）、宏基因组研究等。

此方法最主要的一个缺点是无法准确测量同聚物的长度，如当序列中存在类似于polyA的情况时，测序反应会一次加入多个T，而所加入的T的个数只能通过荧光强度推测，可能导致结果不准确。

二、Solexa测序

Solexa测序技术依靠可逆终止化学反应，使用荧光标记的dNTP“可逆终止子”“边合成边测序”，形成“可逆性末端终结”。Solexa测序影像资料参见https://www.illumina.com.cn。

（一）基本原理

1. DNA文库构建 首先将基因组DNA进行片段化处理，把待测的DNA样本打断成主要为200～500 bp长的小片段，并在这些小片段的两端添加上不同的接头。

2. 片段捕获 DNA文库构建后，用NaOH将双链DNA变性成单链，与芯片表面的引物碱基互补而被固定于芯片上，另一端与附近另一个引物随机进行互补结合，从而形成“桥”。

3. PCR扩增与读序 以芯片槽道表面所固定的单链为模板，进行PCR扩增。经过不断的扩增和变性循环，进行约30个循环后，每个分子会被放大1000倍以上而成为单克隆DNA簇（图8-7）。

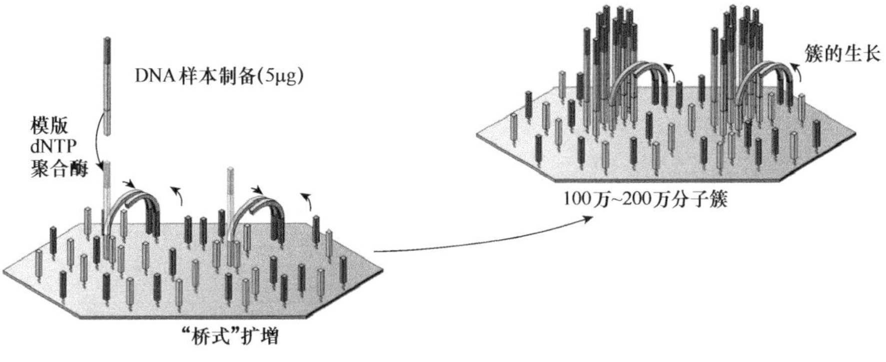

图 8-7 Solexa测序法DNA簇的生成（Metzker，2010）

测序时，DNA双链变性成单链，一个核糖3′-OH被保护的荧光dNTP在引物3′端进行单碱基延伸，用激光扫描芯片表面可以读出每个位置上的荧光信号；将荧光基团化学切割、核糖3′-OH去保护，继续进行下一个核糖3′-OH被保护的荧光dNTP聚合（图8-8），直到测序完成；利用计算机软件，将收集到的所有片段比对、拼接，获得目的序列。

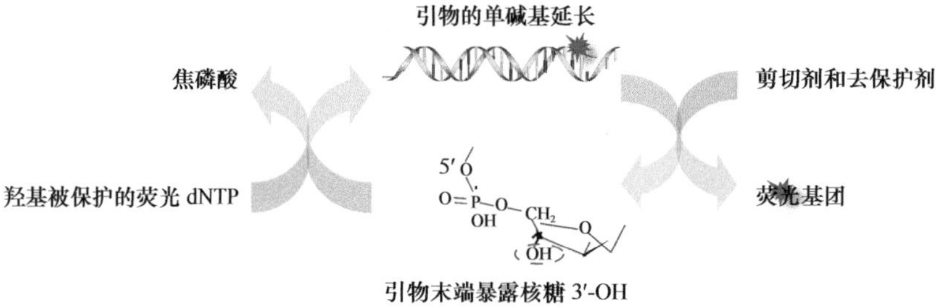

图8-8　Solexa测序法的单碱基延伸

（二）方法特点

Solexa测序技术通过捕捉新合成的末端的标记来确定DNA的序列，其读长为100～150 bp，成本低，性价比高，应用广泛，几乎适用于所有的核酸测序和表观遗传研究等，是目前第二代测序的主流技术。Solexa测序技术每次只添加一个dNTP的特点能够很好地解决同聚物长度的准确测量问题。以人类基因组重测序为例，选用30×测序深度，测序周期大约为1周。

Solexa测序技术的主要错误来源是碱基的替换，测序错误率为1%～1.5%。

三、SOLiD连接酶测序

SOLiD连接酶测序技术是4种荧光标记寡核苷酸的连接反应测序，所用的底物是8个荧光探针混合物。DNA连接酶优先连接和模板配对的探针，并引发该位点产生荧光信号。

（一）基本原理

1. DNA文库构建　将片段打断并在片段两端加上测序接头，连接载体，构建单链DNA文库。

2. 乳液PCR　SOLiD的PCR过程与454高通量测序的方法类似，同样采用小液滴乳液PCR，但这些磁珠比454系统要小，直径只有1 μm。在磁珠上样的过程中，3′修饰的磁珠沉积在一块玻片上。沉积小室将每张玻片分成1个、4个或8个测序区域（图8-9）。

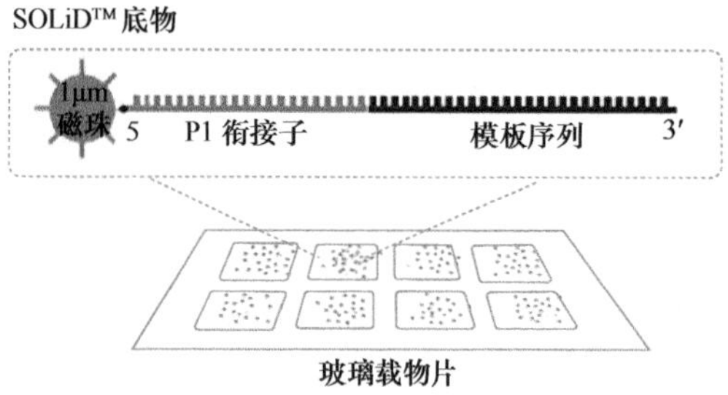

图8-9　SOLiD连接酶测序的乳液PCR和磁珠沉积（引自Mardis，2008）

3. 连接酶读序

（1）底物是8碱基单链荧光探针混合物，可简单表示为3′-XXnnnzzz-5′，5′端分别标记了Cy5、Texas red、Cy3、6-FAM这4种颜色的荧光染料。其中，第1、2位（XX）上的碱基用于识别待测碱基（决定了5′端荧光的种类），第3～5位（nnn）是随机碱基，第6～8位（zzz）是可以和任何碱基配对的特殊碱基。两个碱基确定一个荧光信号，故这种测序方法也称为两碱基测序法（图8-10）。

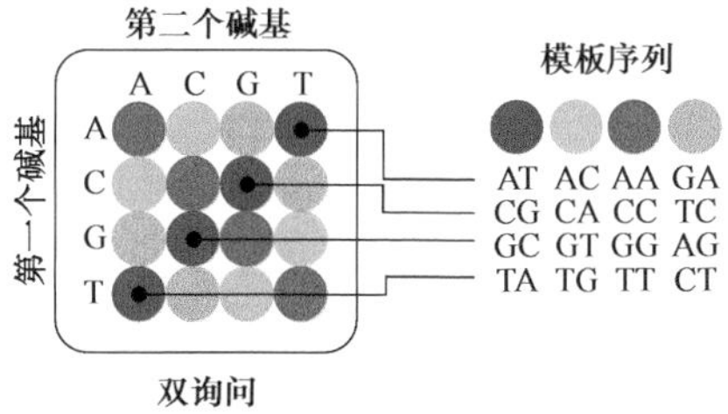

图8-10 连接酶测序的双碱基荧光编码原理（引自Mardis，2008）

（2）连接酶催化的连接反应掺入一种8碱基荧光探针，SOLiD连接酶测序仪记录模板第1、2位碱基探针的编码颜色信息（图8-11）。

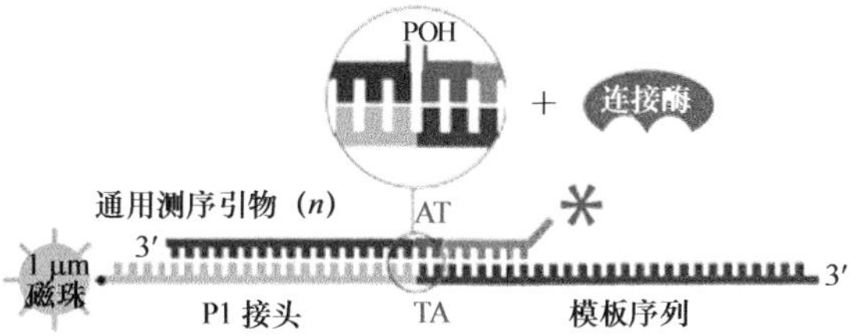

图8-11 连接酶测序的酶催化连接和信号检测（引自Mardis，2008）

（3）随后化学处理断裂探针3′端第5、6位碱基间的化学键，并除去6～8位碱基及5′端荧光基团，暴露探针第5位碱基5′磷酸，为下一次连接反应作准备。

（4）通过第二次连接反应得到反应模板序列第6、7位碱基序列的颜色信息，而第三次连接反应得到的是第11、12位碱基序列的颜色信息（图8-12），依次类推，直至第五轮测序，最终可以完成所有位置的碱基测序，并且每个位置的碱基均被检测了两次，该技术的读长为2×50 bp。

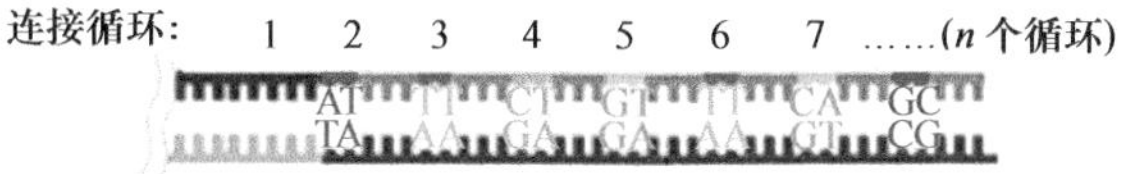

图8-12 连接酶测序的连接循环（引自Mardis，2008）

（二）方法特点

SOLiD连接酶测序技术是美国ABI公司于2007年开始投入的用于商业测序的仪器。由于每个碱基被检测两次，这一技术的原始测序准确性高达99.94%，而15×覆盖率时的准确性更是达到了99.999%，是目前第二代测序技术中准确性最高的方法。

在荧光解码阶段，SOLiD连接酶测序是双碱基确定一个荧光信号，因而一旦发生错误就容易产生连锁的解码错误。

四、临床应用

第二代测序具有高通量、高保真、高分辨率的特点，可以直接反映DNA分子上细微的改变，越来越多的科研人员和临床实验室开始采用第二代测序技术。目前第二代测序主要被用在以下临床应用领域。

（一）单基因遗传病

单基因遗传病是指受一对等位基因控制的遗传病，现已发现7000多种，并且每年在以10～50种的速度递增。单基因遗传病是由基因突变导致的疾病，具有遗传性和终身性的特点。除部分单基因遗传病可通过手术矫正外，大部分往往致死、致残或致畸，较常见的有红绿色盲、血友病等。有家族史的人群通过基因检测可为婚育提供指导，并可通过婚前、孕前和产前的基因筛查来进行预防。

国内单基因遗传病的基因检测主要采用多重探针/扩增技术及第一代测序技术，存在漏检率高、检测通量低的缺点。针对基因突变区域设计捕获引物，捕获靶片段后再进行第二代测序，可以对上百种单基因遗传病同时进行检测，为临床诊断和突变筛查提供参考。

（二）基因突变识别

测序技术的不断发展和广泛应用，极大地促进了人类疾病相关基因的结构和功能研究，如基因缺失、错位、突变（有义突变）等与个性化给药的关系。在众多导致人类疾病的基因突变中，单碱基突变占了相当大的比例，其检测方法的探索一直是基因诊断研究中的重要课题。

目前几乎所有的基因突变检测都是建立在PCR基础上的。DNA序列分析则是检测基因突变最直接可信的方法，不仅可确定点突变的存在，而且可确定突变的性质。桑格测序需要先将DNA待测片段克隆于测序载体上再进行毛细管电泳，若突变模板所占的比例很低，将可能被作为背景噪声而无法检测。随着第二代测序技术的不断发展，已经可以对低比例突变基因型进行检测。

（三）染色体结构变异

人类的许多遗传病是由染色体结构改变引起的，结构变异有4种：①缺失，即染色体中某个片段发生了丢失，如患猫叫综合征的人第5号染色体部分缺失；②重复，即染色体中增加了某一片段，如果蝇的棒眼现象就是由X染色体上的部分重复引起的；③倒位，即染色体某一片段的位置颠倒了180°，造成染色体内的序列重新排列，如导致女性习惯性流产的第9号染色体长臂倒置；④易位，即染色体某一片段移接到另一条非同源染色体上或同一条染色体的不同区域，如慢性粒白血病的第14号与第22号染色体的易位。

在高通量DNA测序技术出现以前，研究者主要采用传统的细胞遗传学方法尤其是高分辨率的染色体带型技术在染色体组中寻找变异。通过荧光原位杂交技术可以高分辨率地分析特定序列的变异情况，但这一方法较为复杂，不适用于全基因组变异扫描。近年来，分子生物学，如PCR技术、基因芯片技术，尤其是DNA测序技术的迅速发展使人类染色体结构变异的检测分辨率得到很大提高。

（四）病原微生物及耐药性

迄今，临床常见病原体检查主要依靠细菌培养和基于表型的鉴定，整个过程需要数天时间才能完成，且操作烦琐，有时可能因样本中含有某些干扰物质、患者已使用了抗生素而致病菌难以培养等原因降低检出率。检测病原微生物常用的目的基因包括16S rRNA、23S rRNA、16-23S rRNA基因间隔区、热休克蛋白基因、超氧化物歧化酶基因、膜蛋白基因、编码DNA解旋酶B亚基的*gyrB*基因、各种细菌毒力基因等。利用第二代测序技术进行高通量靶向测序，即可满足临床细菌学检验对时间和准确性的需求。

近些年，细菌的耐药性更趋复杂，新的耐药菌株不断出现，如耐青霉素肺炎链球菌、耐甲氧西林金黄色葡萄球菌、耐万古霉素的肠球菌、耐多种药物的结核分枝杆菌等，由这些耐药菌引起的医院感染的暴发流行也趋于频繁。利用第二代测序平台对人体内的菌种进行全基因组测序，对突变的菌种进行基因分型，可以最终确定医院感染暴发的传播途径，并提供治疗依据，同时也为完善院内感染隔离控制措施提供了实践经验。

（五）表观遗传学

表观遗传学是指研究没有DNA序列变化并且可以遗传的基因功能变化的分支学科，是与遗传学（genetic）相对应的概念。遗传学是指基于基因序列改变的基因表达水平变化，如基因突变、基因杂合丢失和微卫星不稳定等；而表观遗传学则是指基于非基因序列改变的基因表达水平变化，如DNA甲基化、基因沉默、基因组印记、RNA编辑和染色质构象变化等。DNA甲基化是指在DNA甲基化转移酶的作用下，在基因组CpG二核苷酸的胞嘧啶5′碳位共价键结合一个甲基基团。DNA甲基化可导致基因表达发生改变，与人类发育和肿瘤疾病密切相关。

目前，有多种方法可以进行DNA甲基化分析，包括亚硫酸氢盐转化法及实时荧光定量PCR和测序等方法。第二代测序作为一种新的序列分析技术，能够快速地检测甲基化的频率，对样品中的甲基化位点进行定性及定量检测，为甲基化研究提供了新的工具。

第四节　第三代测序

第三代测序技术是指单分子测序技术，在测序过程中不需要涉及PCR扩增，实现了对每一条DNA分子的单独测序。第三代测序技术读序长，不需模板扩增，运行时间较短，直接检测表观修饰位点，但有较高的随机测序错误。它弥补了第二代测序技术读序短、受GC含量影响大等局限性，在小型基因组从头测序和组装中有较多应用。第三代测序技术主要包括真正单分子测序技术（tSMSTM）、单分子实时测序技术（SMRT）、纳米孔单分子测序技术。

一、tSMSTM

螺旋生物科学（Helicos Biosciences）公司是第一个设计开发tSMSTM技术平台的公司，其基础主要来自于布拉斯拉夫斯基（Braslavsky）等的研究，主要是利用合成测序理论。

（一）基本原理

tSMSTM的原理如下（图8-13）。

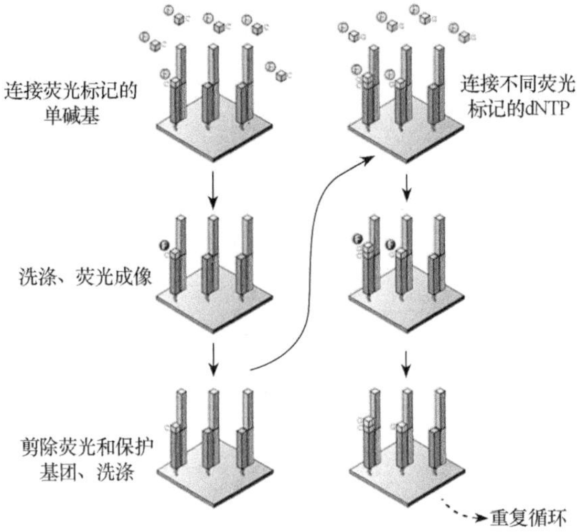

图8-13 tSMSTM基本原理图（引自Metzker，2010）

1. 杂交 将待测序列打断成小片段并在3′端加上polyA，并用末端转移酶阻断；在玻璃芯片上随机固定多个polyT引物，使小片段DNA模板与检测芯片上的polyT引物进行杂交；通过成像精确定位杂交模板所处的位置，建立边合成边测序的位点。

2. 延伸 逐一加入核糖3′-OH被保护的荧光dNTP（末端终止子）及聚合酶的混合液孵育，洗涤。

3. 成像 利用全内反射显微镜（total internal reflection microscopy，TIRM）进行单色成像，确定“末端终止子”的碱基类型。

4. 裂解 之后切开荧光染料和保护基团，洗涤，允许下一个核苷酸的掺入。

5. 循环 通过掺入、检测和切除的反复循环，即可实现实时测序。

（二）方法特点

由于该技术采用了灵敏的荧光信号检测系统TIRM，能够直接记录到单个碱基的荧光，从而克服了其他方法需同时测数千个相同基因片段而导致背景信号噪声增加的缺陷。

二、SMRT

测序技术在近几年中又有里程碑的发展，美国太平洋生物技术（Pacific Biosciences）公司成功推出商业化的第三代测序仪——PacBio SMRT测序平台。Pacific Biosciences公司研发的单分子实时测序（single molecule real time，SMRT）系统应用了“边合成边测序”的原理，并以SMRT芯片为测序载体。

（一）基本原理

SMRT的原理包括以下几点。

1. 捕获 聚合酶捕获文库DNA序列，并将其锚定在零模波导孔底部。

2. 合成 4种不同荧光标记的dNTP随机进入零模波导孔底部。若荧光dNTP与DNA模板的碱基匹配，则在酶的作用下合成一个碱基，同时荧光脱落。

3. 成像 激光激发荧光，统计荧光信号存在时间的长短，即可区分匹配碱基与游离碱基，获得DNA序列。

4. 循环 聚合反应持续进行，测序同时持续进行。酶促反应过程中，一方面使链延伸，另一方面使dNTP上的荧光基团脱落。

（二）方法特点

1. 零模波导孔（zero-mode waveguide，ZMW） 零模波导孔是一个足够小的小孔（10 nm），只能插入一个DNA聚合酶和一条DNA序列，DNA聚合酶就被固定在小孔底部（图8-14）。当激光打在ZMW底部时，只能照亮很小的区域。只有在这个区域内，碱基携带的荧光基团激活而被检测到，大幅降低了背景荧光的干扰。

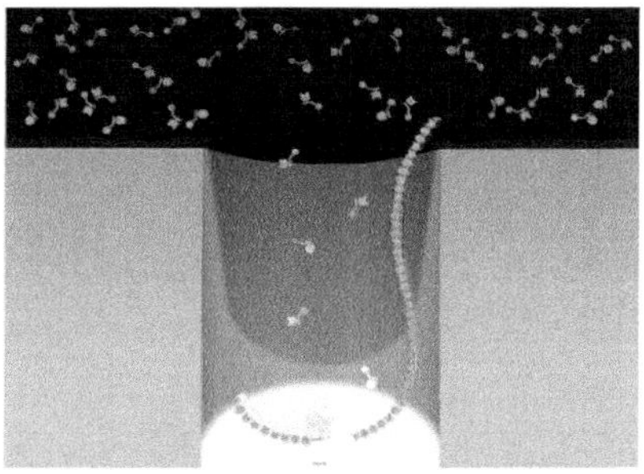

图8-14 PacBio SMRT零模波导孔示意图（引自Niedringhaus et al.，2011）

2. 荧光核苷酸焦磷酸链 荧光染料标记在核苷酸的磷酸链而不是碱基上，当核苷酸掺入新生的链中时，标记的荧光基团就会自动脱落，减少了DNA合成的空间位阻，维持DNA链连续合成，延长了测序读长。SMRT测序最大限度地保持了聚合酶的活性，是最接近天然状态的聚合酶反应体系。

PacBio SMRT技术有RS Ⅱ和Sequel两种测序平台。与RS Ⅱ平台相比，Sequel平台具有很大的优势，表现在通量高、单Gb数据成本低及周期短（表8-1）。

表8-1 RS Ⅱ和Sequel测序平台的比较

类别	PacBio RS Ⅱ	PacBio Sequel
ZMW/SMRT孔数	150 000	1 000 000
平均读长/kb	10～15	8～12

续表

类别	PacBio RS Ⅱ	PacBio Sequel
数据产出/SMRT细胞	500 Mb～1 Gb	4～7 Gb
运行能力	1～16 SMRT细胞	1～16 SMRT细胞
应用范围	微生物等小型基因组 目标区域测序	基因组从头组装、动植物基因组重测序 和全长转录组测序

三、纳米孔单分子测序

纳米孔单分子测序是牛津纳米孔技术（Oxford Nanopore Technologies）公司研发的测序技术，其完全不同于前两种测序技术。

（一）基本原理

纳米孔单分子测序是将人工合成的一种多聚合物的膜浸在离子溶液中，该多聚合物膜上布满了经改造的穿膜孔的跨膜通道蛋白（纳米孔），也就是阅读蛋白。在膜两侧施加不同的电压产生电压差，马达蛋白解旋酶将双链DNA解旋为单链，同时驱动单链DNA通过嵌于聚合物膜上的纳米孔，不同的碱基会形成特征性离子电流变化信号。根据阻断电流的变化就能检测出相应碱基的种类，最终得出DNA分子的序列（图8-15）。

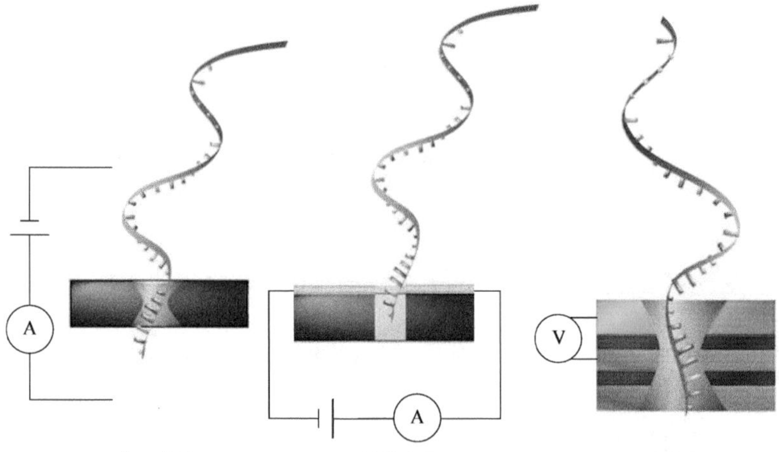

图8-15　纳米孔单分子测序原理图（Kasianowicz et al.，2008）

（二）方法特点

纳米孔单分子测序技术的一大优势就是仪器构造简单、使用成本低廉。它不需要对核苷酸进行标记，也不需要复杂的光学探测系统（如激光发射器和CCD信号采集系统等），能直接对DNA分子进行测序。

由于纳米孔单分子测序是直接检测每一个碱基的特征性电流，因而能对修饰过的碱基进行测序，这一点对于表观遗传学研究具有极高的价值。由于纳米孔单分子测序采用的是水解测序法，不能进行重复测序，因而无法达到一个满意的测序精确度。表8-2比较了三代测序技术的特点。

表8-2 三代测序技术的比较

代数	测序方法	方法/酶	难易程度	测序长/bp	每个循环数据产出	每个循环耗时	主要错误来源
第一代	桑格测序	桑格测序/DNA聚合酶	难	150～1 000	56 kb	1.5～3 min	引物/扩增
第二代	454法	焦磷酸测序/DNA聚合酶	难	200～400	400～600 Mb	10 h	插入/缺失
	Solexa法	边合成边测序/DNA聚合酶	难	35～75	20.5～25 Gb	9.5天	替换
	SOLiD法	连接酶测序/DNA聚合酶	难	35～50	10～15 Gb	6～7天	替换
第三代	tSMSTM	边合成边测序/DNA聚合酶	易	30～35	21～28 Gb	8天	替换
	SMRT	边合成边测序/DNA聚合酶	易	3 000～100 000	10 Mb	未知	未知
	纳米孔单分子测序	电信号测序/核酸外切酶	易	无限长	未知	未知	未知

四、单分子测序技术的应用

由于单分子测序具有通量更高、仪器和试剂相对便宜、操作简单等优势而比第二代测序技术有更广阔的应用空间。

（一）基因组测序

由于具有长读序的特点，SMRT测序平台在基因组测序中明显减少了后续的拼接和注释工作量，节省了大量的时间，相对第二代测序的优势就是能更快地获得结果，因此该系统在鉴定新的病原体和细菌的基因组测序方面得到很广泛的应用。例如，在对霍乱病菌的研究中，第三代测序技术已初现锋芒。

（二）甲基化检测

甲基化研究中关于5-mC和5-hmC（5-mC的羟基化形式）是甲基化研究中的热点，但现有的测序方法无法区分5-mC和5-hmC。SMRT聚合酶每合成一个碱基，都有一个时间段。当模板碱基带有甲基化修饰时，SMRT聚合酶会慢下来，若带有修饰的碱基两个相邻的脉冲峰之间的距离和参考序列的距离之间的比值大于1，则可推断这个位置有甲基化修饰。

（三）基因突变识别

单分子测序由于没有PCR扩增步骤，也就没有扩增引入的碱基错误，该优势使其在特定序列的SNP检测中大显身手。例如，在医学研究中，对于*FLT3*基因是否是急性髓细胞性白血病（AML）的有效治疗靶标一直存在分歧。研究人员用单分子测序分析耐药患者基因，意外发现耐药性与*FLT3*基因下游出现的稀有新突变有关，重新证明了*FLT3*基因是这种最常见的白血病急性髓细胞性白血病的有效治疗靶标。

思 考 题

1. 简述或图示桑格测序的原理。
2. 简述Solexa测序技术的原理。
3. 试述第二代测序技术的临床应用。
4. 阐述第三代测序技术的基本原理和方法特点。

（刘义庆、兰文军、张癸荣、李明月）

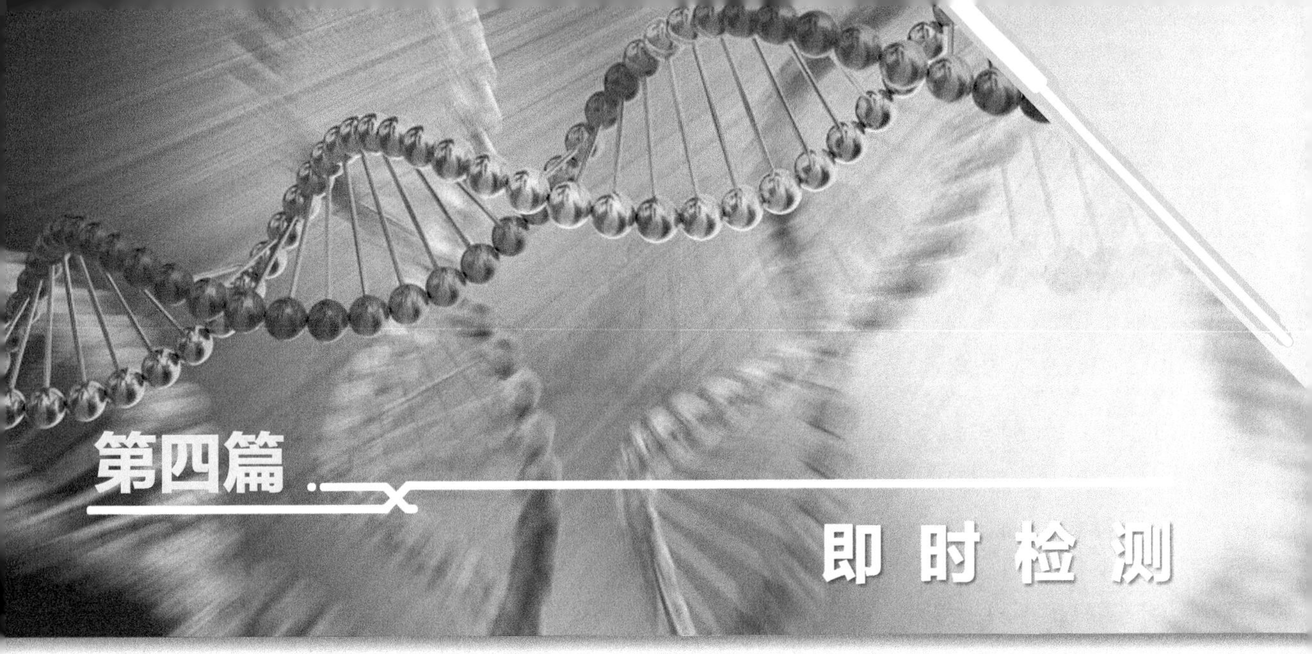

第四篇 即时检测

即时检测（point of care testing，POCT）是指在靠近患者位置或治疗处，在采样现场利用便携式分析仪器及配套试剂快速得到检测结果，即时对患者样本进行分析的一种分析技术。POCT能在床旁、护理部、病房或主实验室之外的任何地方进行，并省去对样本进行预处理等复杂过程，在采样现场即刻进行分析。

对疾病做出快速而准确的诊断一直是人们孜孜以求的梦想。早在公元前，就有医生注意到某些神秘的“消瘦患者”的尿液可以吸引成群的蚂蚁。利用蚂蚁诊断糖尿病患者，应该说就是POCT的开始。1957年，埃德蒙兹（Edmonds）以干化学纸片检测血糖及尿糖。随后埃姆斯（Ames）公司将其干化学纸片法检测项目扩大，并商品化。由于这种方法方便快速，很快得到普遍应用。1995年，美国临床实验室标准化委员会（NCCLS）发表了《床旁体外诊断检验指导原则》（*Point of Care In Vitro Diagnostic Testing Proposed Guideline*），以对POCT进行标准化，后被其他许多国家，如英国、日本、瑞典、丹麦、法国等所接受和应用。2004年，POCT概念及技术被引进到中国。我国在第二届国际实验诊断学学术交流暨教学研讨会上，将这一项临床诊断方式列入我国诊断实验室研究和科研教学的发展方向。2013年10月，国家标准化管理委员会正式将其定名为“即时检测”。2014年2月，《即时检测质量和能力的要求》（GB/T 29790—2013）国家标准开始实施，该标准将POCT中文名称规范为即时检测，同时也对POCT产品的质量提出了明确的要求。

随着科学的发展和检测技术的不断革新，POCT产品大致经历了以下4代：第一代是以试条试纸法为主的定性POCT产品；第二代是以板卡比色或半定量仪器阅读为主的半定量POCT产品；第三代是手工操作较少的完全定量POCT系统；第四代是以信息化、智能化为代表的POCT技术平台。随着基因芯片、蛋白质芯片和芯片实验室（lab-on-a-chip）等生物芯片技术的快速发展，POCT已经逐步能够实现高通量、多靶点检测。并且在通信技术逐步成熟的基础上，POCT正在向远程数据中心等方向发展。相比于大型的全自动检测仪器，POCT产品更加有利于与移动信息技术相结合，实现移动装备式的检测。未来的POCT产品能够在便捷快速进行检测分析的同时，整合远程数据终端和医疗资源进行最佳诊断辅助，从而成功构建真正的大健康体系。

利用胶体金免疫层析技术、干化学技术、生物传感技术、粒子包被技术、分子诊断技术和便携式小型仪器,POCT可一次性测定血气、离子、微生物抗体或抗原、多种毒品和麻醉剂、心肌损伤指标、血凝指标等，用于现场检验、患者床旁检验、医师诊所和家庭检验等场景。POCT的主要应用场景如下。

一、院前急救快检

急诊医学以患者为中心，关注的焦点是患者的生命，必须运用最先进的设施和方法，以最快的速度、最有效的手段，尽最大可能地挽救急危重症患者的生命和最大限度地减轻患者的伤残。这就要求一些体现患者生命指征的检验结果能够快速、准确地反馈到医生手中，帮助医生做出准确、及时的诊断，为治疗赢得充分的时间。对于心肌梗死、心脏停搏、呼吸困难、糖尿病酮症酸中毒、病因不明的儿童发热等疾病，是否快速获得检验结果可能会影响患者的结局。例如，急性心肌梗死的肌钙蛋白POCT能改善患者的生存结果，并减少后期治疗费用。总之，通过显著缩短检测时间，可以使危重患者更快地得到精准治疗，进而降低死亡率。

二、居家自助检测

经过简单培训的非医学专业人员居家自助开展POCT操作，在家庭保健中发挥着积极作用。例如，糖尿病患者通过掌上血糖仪在家中自测血糖浓度；口服抗凝药的患者自查凝血酶原国际标准化比值（INR）；育龄妇女通过简单的试纸条自查尿人绒毛膜促性腺激素（HCG）、促黄体生成素（LH），推算排卵期等；高血压患者通过体外诊断（*in vitro* diagnosis，IVD）注册的腕表在家中自测高血压、心电图、血氧饱和度等。

糖尿病患者需要随时检测血糖指标以指导饮食和用药，因此便携且及时的诊断就尤为重要。便携式血糖诊断仪能够便捷地检测血糖、糖化血红蛋白和尿微量蛋白等指标，具有体积小、携带方便、操作简单、所需样品量少且不需抗凝处理等特点。人体血压一直在波动，每天上下波动可达到20～40 mmHg（1 mmHg＝0.133 kPa），老年人的波动范围更大。因此，仅在医院测量一次血压很难反映血压的真实水平。同时，也存在“白大衣现象”（诊室高血压），即有些人自己并未感觉到内心紧张，但在医院测量血压时数值总比实际血压高。此外，有时患者在医院测量血压时是正常的，但是夜间血压明显偏高，这种情况被称作“隐匿性高血压”或“夜间高血压”。鉴于上述原因，鼓励使用POCT血压仪居家自测血压，现在已有体外诊断级血压腕表上市。

三、感染疾病诊断

2019年末暴发的新型冠状病毒肺炎（COVID-19）已成为全球突发公共卫生事件，疫情发展呈现出长期化、复杂化态势。自新冠疫情暴发以来，国内外抗疫的经验和教训已充分表明：高效、快速、准确的实验室诊断技术是确保患者尽早被收治、阻止疫情发展的关键环节。截至2020年4月26日，我国有30种新型冠状病毒快速检测试剂盒获得国家药品监督管理局上市批准。其中，19种是基于核酸检测原理，11种是基于抗原抗体检测原理。

POCT也常被用于检测疱疹病毒（HSV）、呼吸道合胞病毒（RSV）、流感病毒、轮状病毒、人类免疫缺陷病毒（HIV）、水痘带状疱疹病毒（VZV）和Epstein-Barr（EB）病毒等感染性病原体；鉴别下尿路感染、链球菌化脓性咽炎、幽门螺杆菌胃炎、支原体肺炎、细菌性肠炎、革兰氏阴性菌脓毒血症、细菌性阴道炎、淋病等细菌感染疾病；诊断表皮霉菌病、念珠菌阴道炎等真菌感染疾病和滴虫性阴道炎等寄生虫感染。

四、手术与重症监护POCT

POCT在手术室中使用开始于20世纪60年代，现在手术现场常放置可移动式桌面型POCT仪器，以便在短时间检测患者参数，指导和应对紧急措施。利用可移动性POCT仪器可以检测Na^{+}、K^{+}、Cl^{-}、Ca^{2+}和Mg^{2+}等各项指标，提高了采集标本、分析标本和数据处理的连贯性，加快了样品周转、结果报告的流程，为患者的治疗争取了时间；同时也在一定程度上减少了患者的治疗费用，如凝血指标的检测可指导患者的术中输血量，减少不必要的输血或过量输血。

POCT检测仪器同样适用于重症监护室（ICU）中的危急、重症患者。目前，临床上ICU已使用的POCT可分为体外系统和体内系统。体外系统的电化学感应器，可周期性地监测患者的血气、电解质、红细胞压积和血糖等指标。体内系统将生物传感器安装在探针或导管壁上，置于动脉或静脉管腔内，由监视器定期、动态地获取待测物的数据，便于医生及时掌握患者的病情。由于体内监测系统耗费巨大，目前尚未被广泛应用。

五、儿科POCT

POCT对于儿科患者的实验诊断也具有重要意义。通常儿科患者及家属不能提供准确的病史，不能表达准确的症状，而且患者疾病进展较快。在非紧急状况下，当患者和其家属均在场时，利用POCT检测结果可方便地快速诊断，提高患儿对治疗的依从性。与成人患者检测不同，儿童疾病的检测需要快捷、便利且样品量少。POCT设备的即时性满足了家长全程陪同的需求，分析设备的便携性也更方便医生对门诊和入院患者进行检测。POCT对于新生儿的特别价值是能实时评估电解质和血气体，有效降低抽血所致贫血的发生率。

本篇主要介绍POCT中应用广泛的胶体金POCT、干化学分析和核酸POCT技术。

第九章 胶体金POCT

第一节 发展历史

胶体金免疫标记技术以胶体金作为标记物，是继酶免疫标记、放射性免疫标记和荧光免疫标记三大标记技术之后又一较为成熟并且得到广泛应用的免疫标记技术。1971年，福克（Faulk）和泰勒（Taylor）首次将胶体金作为标记物用于免疫电镜技术，这标志着胶体金作为一种新型的有色标记物被应用到了免疫学领域。1989年，斯皮尔伯格（Spielberg）等将免疫渗滤技术、胶体金标记物和固相载体相结合，建立了胶体金免疫渗滤技术（colloidal-gold immunofiltration assay，GIFA），实现了从电镜水平到斑点免疫诊断的应用。1990年，贝格斯（Beggs）等在胶体金免疫渗滤技术的基础上建立了更加简易、快速的胶体金免疫层析技术（colloidal-gold immunochromatography assay，GICA）。1999年，钱德勒（Chandler）等提出利用便携式仪器将检测信号进行数字转化可实现半定量检测。此后的2007年，美国亚历克斯特技术（Alexeter Technology）公司成功生产了胶体金试纸读数仪。随着单克隆技术的成熟和纳米技术的兴起，胶体金免疫标记技术逐渐得到完善和发展（图9-1）。

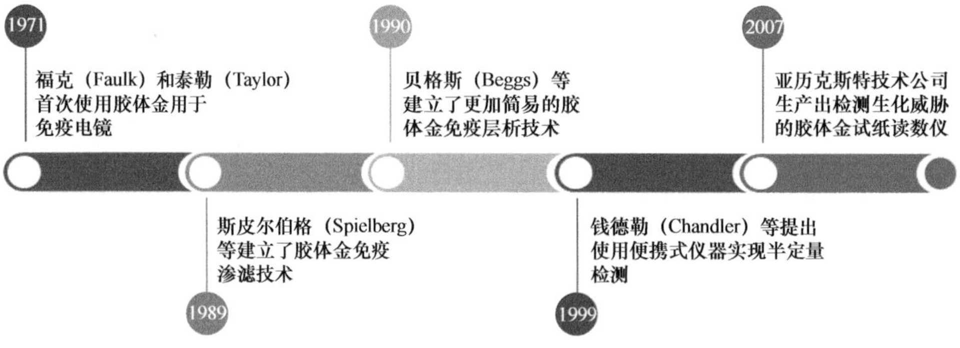

图9-1 胶体金POCT发展历史

目前典型的胶体金免疫标记技术包括胶体金免疫层析技术和胶体金免疫渗滤技术。胶体金免疫标记技术操作简单、快捷，试剂稳定，特别符合POCT项目的要求，已被广泛应用于众多领域，如疾病检测、医疗保健、疫情监测、食品检验检疫、毒品检测等。近年来，在胶体金免疫层析技术的基础上，依据光电检测原理研制的更加准确、更加稳定的胶体金试纸读数仪也逐渐开始被应用。但是，胶体金免疫标记技术不能完全定量，只能作定性或半定量检测。

第二节 方法学原理

胶体金免疫层析技术和胶体金免疫渗滤技术是临床应用最为广泛的两种胶体金固相免疫测定技术，其特点均是在微孔膜固相载体中包被已知抗原或抗体，并以胶体金标记与固相包被相配对的抗原或抗体。胶体金免疫层析技术是样本中的待测物经毛细管作用先与胶体金标记物结合，再与膜上固相包被物结合形成可肉眼观察的显色反应。胶体金免疫渗滤技术是样本中的待测物经渗滤作用先与膜上固相包被物结合，再与胶体金标记物结合，同样在微孔膜上形成可肉眼观察的显色结果。胶体金免疫标记技术主要有抗原的检测和抗体的检测，抗体的检测主要分为IgM和IgG的检测，根据检测成分可以采用不同的反应模式。

一、胶体金免疫层析

（一）抗原的检测

1. 双抗体夹心法 该方法是检测抗原最常用的方法，通常是两株抗体针对一个抗原的不同位点进行结合反应。假使被测物的不同位点上含有多个相同的决定簇，也可将此决定簇的抗体同时进行固相包被和胶体金标记。其检测原理为：在醋酸纤维素（NC）膜检测线处包被捕获抗体，质控线处包被报道抗体的抗体，在金标垫上固定胶体金标记的报道抗体。当样本中含有待测抗原时，与金标报道抗体形成复合物，该复合物在层析作用下向前移动，与检测线处包被的捕获抗体结合，凝集形成红色条带，为阳性结果（图9-2）；当样本中不含有待测抗原时，检测线处不能形成复合物，无红色条带出现，为阴性结果。

当待测抗原浓度过高时，过量的抗原可分别同捕获抗体和金标报道抗体结合而抑制双抗体夹心复合物的形成，产生钩状效应，严重时可能出现假阴性结果。针对此现象，必要时可将样本适当稀释后重新测定。

2. 竞争法 该方法主要用于测定小分子抗原或半抗原，因为小分子抗原或半抗原只有一个抗原决定簇。检测原理为：先在NC膜检测线处包被捕获抗原，质控线处包被报道抗体的抗体，在金标垫上固定胶体金标记的报道抗体。当样本中含有待测抗原时，经过竞争反应，金标报道抗体与待测抗原结合，则检测线处不能形成复合物，无红色条带出现，为阳性结果；反之，当样本中不含有待测抗原时，金标报道抗体与检测线处捕获抗原结合，凝集形成红色条带，为阴性结果（图9-3）。

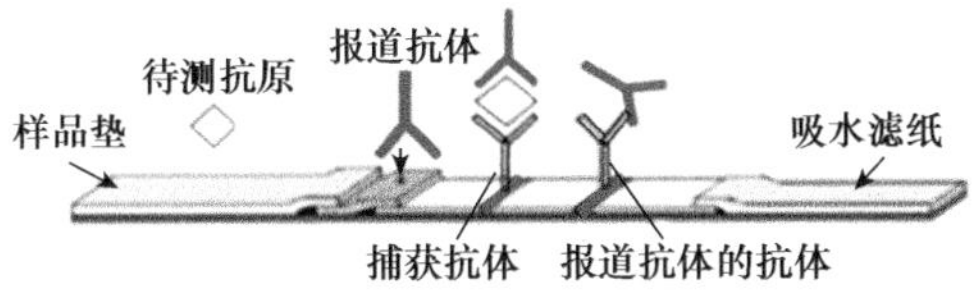

图9-2 双抗体夹心法检测抗原（阳性）

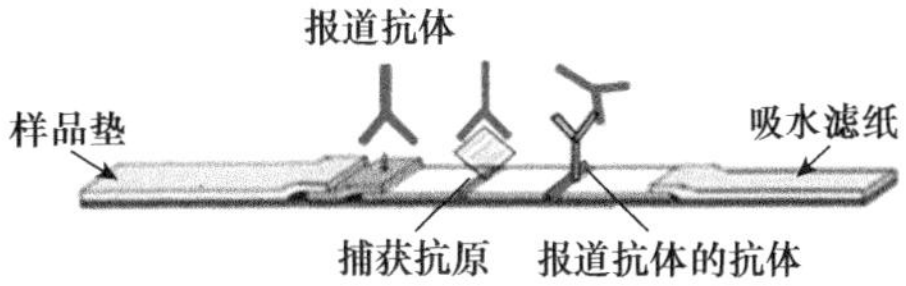

图9-3 竞争法检测抗原（阴性）

（二）抗体的检测

1. 双抗原夹心法 双抗原夹心法的检测抗体为总抗，检测原理类似于双抗体夹心法，即在NC膜检测线处包被捕获抗原，质控线处包被质控抗体的抗体，在金标垫上固定胶体金标记的报道抗原。当样本中含有待测抗体时，与金标报道抗原形成复合物，该复合物在层析作用下向前移动，与检测线处包被的捕获抗原结合，凝集形成红色条带，为阳性结果（图9-4）；当样本中不含有待测抗体时，检测线处不能形成复合物，无红色条带出现，为阴性结果。

2.竞争法 通常不采用竞争法检测抗体，但当相应抗原材料中含有难以去除的杂质、不易得到足够的纯化抗原或抗原性质不稳定时，可采用竞争法，如乙肝病毒核心抗体的检测。检测原理为：样本中待测抗体和捕获抗体竞争结合金标报道抗原。待测抗体浓度越高，捕获抗体与金标报道抗原结合得越少（图9-5）。

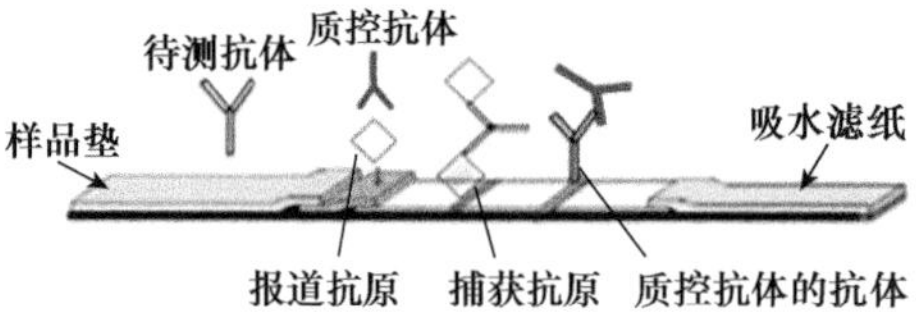

图9-4 双抗原夹心法检测抗体（阳性）

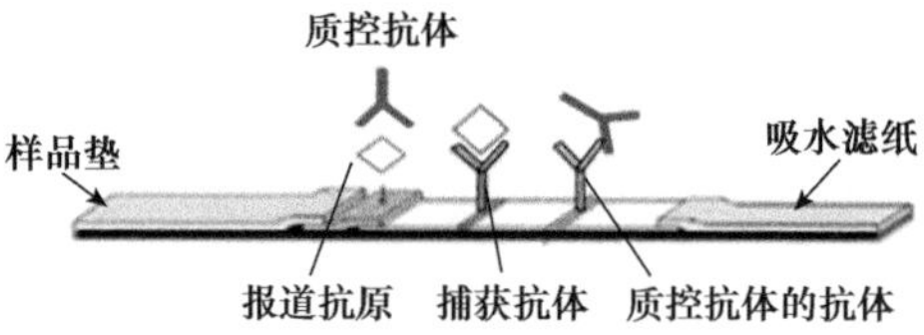

图9-5 竞争法检测抗体（阴性）

此外，有些抗原性质不稳定，在包被固相过程中易发生转变，在测定这类抗原的相应抗体时常采用非经典竞争法，如乙肝病毒e抗体的检测。竞争法检测抗体（加中和抗原）的检测原理为：样本中的待测抗体和金标报道抗体与中和抗原发生竞争结合反应。待测抗体浓度越高，金标报道抗体与中和抗原结合得越少（图9-6）。

3. 捕获法 该方法常用于检测IgM、IgG，检测原理为：先在NC膜检测线处包被抗IgM抗体，质控线处包被质控抗体的抗体，在金标垫上固定胶体金标记的报道抗原。当样本中含有待测IgM抗体时，则与金标抗原形成复合物，该复合物在层析作用下向前移动，与检测线处包被的抗IgM抗体结合，凝集形成红色条带，为阳性结果（图9-7）；反之，当样本中不含有待测IgM抗体时，检测线处不能形成复合物，无红色条带出现，为阴性结果。特异性IgG抗体检测的基本原理同特异性IgM抗体检测。

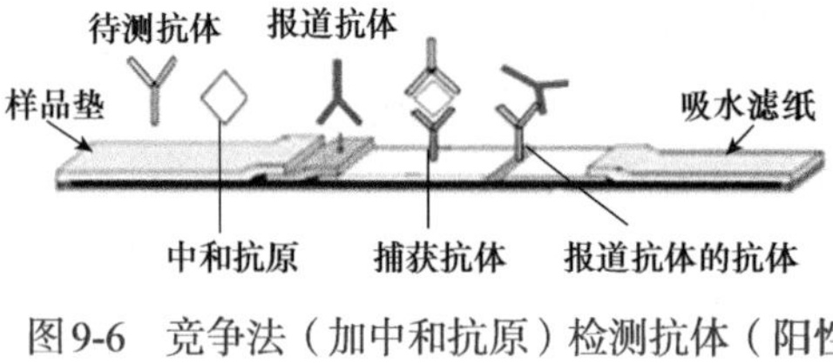

图9-6 竞争法（加中和抗原）检测抗体（阳性）

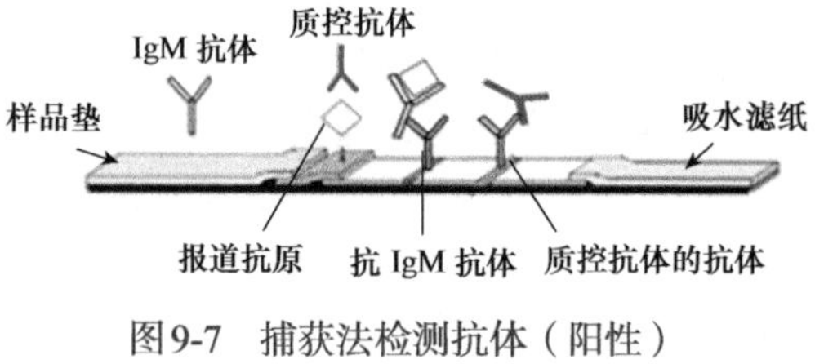

图9-7 捕获法检测抗体（阳性）

4. 间接法 检测特异性IgM抗体的间接法检测原理为：先在NC膜检测线处包被特异性捕获抗原，质控线处包被金标抗IgM的抗体，在金标垫上固定胶体金标记的抗IgM。当样

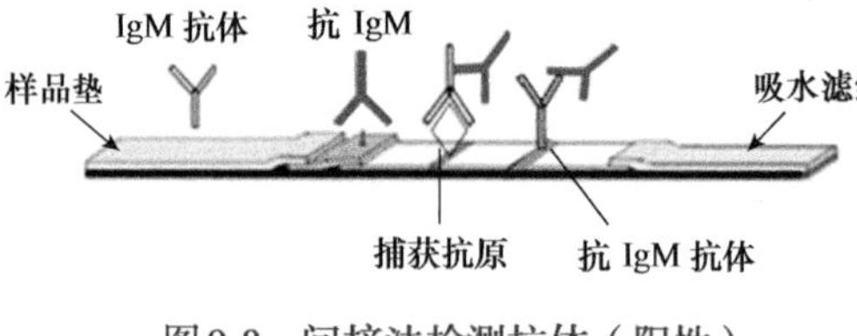

图9-8 间接法检测抗体（阳性）

本中含有待测IgM抗体时，则会与金标抗IgM形成复合物，该复合物在层析作用下向前移动，与检测线处包被的捕获抗原结合，凝集形成红色条带，为阳性结果（图9-8）；反之，当样本中不含有待测IgM抗体时，检测线处不能形成复合物，无红色条带出现，为阴性结果。

二、胶体金免疫渗滤

（一）抗原的检测

双抗体夹心法的检测原理为：在NC膜检测点处包被捕获抗体，质控点处包被报道抗体的抗体，以制备固相微孔滤膜；用胶体金标记报道抗体，以制备金标液。在NC膜上滴加待测样本、洗涤液，当样本中含有待测抗原时，则会通过渗滤作用与固相包被的捕获抗体结合。继续滴加金标液、洗涤液，NC膜中央会形成"捕获抗体-待测抗原-金标报道抗体"复合物而凝集形成红色斑点，为阳性结果。反之，当样本中不含有待测抗原时，NC膜中央不能形成复合物，无红色斑点出现，为阴性结果。

（二）抗体的检测

1. 双抗原夹心法 该方法的检测原理类似于双抗体夹心法，即在NC膜检测点处包被捕获抗原，质控点处包被金标抗体的抗体，以制备固相微孔滤膜；用胶体金标记报道抗原，以制备金标液。在NC膜上滴加待测样本、洗涤液，当样本中含有待测抗体时，则会通过渗滤作用与固相包被捕获抗原结合。继续滴加金标液、洗涤液，NC膜中央会形成"捕获抗原-待测抗体-金标报道抗原"复合物而凝集形成红色斑点，为阳性结果。反之，当样本中不含有待测抗体时，NC膜中央不能形成复合物，无红色斑点出现，为阴性结果。

2. 间接法 特异性IgM抗体检测的检测原理为：在NC膜检测点处包被捕获抗原，质控点处包被报道抗体的抗体，以制备固相微孔滤膜；用胶体金标记抗IgM，以制备金标液。当样本中含有待测IgM抗体时，则会与包被捕获抗原结合。继续滴加金标液、洗涤液，NC膜中央会形成"捕获抗原-待测IgM抗体-金标抗IgM"复合物而凝集形成红色斑点，为阳性结果。反之，当样本中不含有待测抗体时，NC膜中央不能形成复合物，无红色斑点出现，为阴性结果。特异性IgG抗体检测的基本原理同特异性IgM抗体检测。

第三节 胶体金的制备与标记

一、胶体金的制备

胶体金（colloidal gold），又称金溶胶，是氯金酸（$HAuCl_4$）在还原剂（如柠檬酸三钠、鞣酸、维生素C、白磷、硼氢化钠等）的作用下聚合成的一定大小的金颗粒，具有胶体的多种特性。每个胶体金颗粒周围都包绕着来自溶液的残留阴离子负电荷层（图9-9），这种被称作zeta电位的电子层使得金颗粒之间相互排斥并在悬液中任意分布，形成一种稳定的胶体状态。

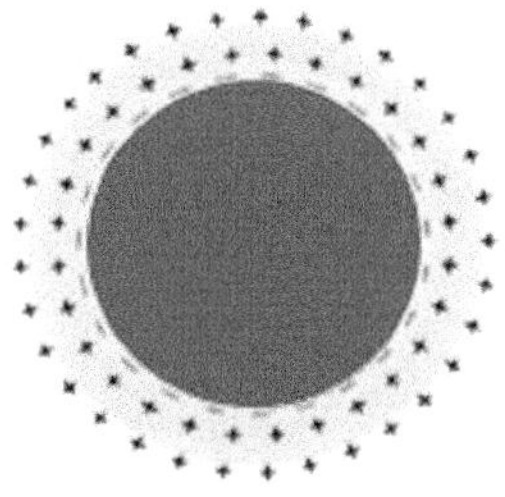

图9-9 被双电子层包绕的胶体金颗粒

目前胶体金制备常用的还原剂为柠檬酸三钠。以柠檬酸三钠还原法为例，胶体金的制备方法如下：取0.01%氯金酸水溶液100 mL，加热至沸腾，在均匀搅拌下准确加入一定量的1%柠檬酸三钠水溶液。金黄色氯金酸水溶液在2 min内很快变成灰色，继而转为黑色，随后逐渐稳定成酒红色，持续煮沸10 min。冷却后加蒸馏水恢复至原体积，即制得胶体金颗粒。胶体金颗粒的直径取决于制备时加入的柠檬酸三钠量，保持其他条件恒定，仅改变柠檬酸三钠的量，可制得不同粒径大小的胶体金（表9-1）。不同粒径的胶体金显色有一定的差别，2～5 nm呈橙黄色，5～20 nm呈酒红色，20～40 nm呈紫红色，60～80 nm呈蓝紫色。用于胶体金免疫标记技术的胶体金颗粒一般为20～40 nm。

表9-1　柠檬酸三钠用量与胶体金颗粒直径的关系

0.01% $HAuCl_4$/mL	1%柠檬酸三钠/mL	直径/nm
100	5.0	10
100	4.0	15
100	1.5	25
100	1.0	50
100	0.75	60
100	0.60	70
100	0.42	98
100	0.32	147
100	0.25	160

胶体金制备过程的注意事项：①试剂和器皿应绝对清洁，器皿用前需进行酸洗、硅化，避免微量的灰尘污染而影响胶体金的稳定性；②氯金酸应高纯度，以降低杂质对胶体金稳定性的影响；③制备过程中应注意充分煮沸、剧烈搅拌，避免搅拌不均或速度太慢造成的颗粒大小不等。

溶胶颗粒做布朗运动，不易受重力影响而下沉。与其他金属胶体相比，胶体金溶液比较稳定。胶体金具有很高的动力学稳定性，在稳定因素不受破坏时可放置数年不发生凝聚。影响胶体金稳定的因素主要有：①电解质。少量电解质即可使胶体金聚沉，因为电解质可破坏胶体金颗粒外周的水化层，从而打破胶体金的稳定状态，使其凝集成大颗粒而从液体中沉淀下来。某些蛋白质等大分子物质有保护胶体金、加强其稳定性的作用。②浓度。胶体金浓度增大时，粒子间距离缩短，引力增加，容易聚集而发生聚沉。③温度。胶体金温度升高时，吸附能力减弱，溶剂化程度降低，溶剂化层变薄，易聚集而下沉。

胶体金粒子的直径不同，所呈现的颜色不同，而且与金属金的颜色截然不同。

二、胶体金的标记

胶体金具有胶体的多种特性，可用于标记多种大分子，如白蛋白、免疫球蛋白、糖蛋白、激素、脂蛋白、植物血凝素和亲和素等，形成胶体金标记物。通常认为，蛋白质通过以下机制吸附金颗粒：①金颗粒所带负电荷与蛋白质内氨基酸（如赖氨酸）所带正电荷的相互吸引作用；②蛋白质的某些氨基酸残基（包括色氨酸）与金颗粒表面间的疏水吸附作用；③蛋白质中半胱氨酸的巯基与金颗粒间的共价结合作用（图9-10）。

胶体金颗粒对蛋白质的吸附主要取决于溶液的pH。在接近蛋白质等电点或偏碱的条件

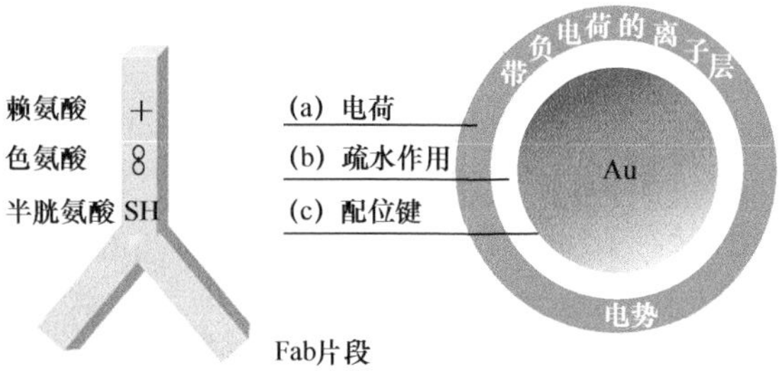

图9-10 抗体与金颗粒的结合力

下标记时，蛋白质分子在金颗粒表面的吸附量最大，两者更容易牢固结合。常用0.1 mol/L K_2CO_3或0.1 mol/L HCl溶液调定胶体金溶液的pH，一般标记IgG时pH调至9.0，标记单克隆抗体时调至8.2。此外，胶体金颗粒的大小、离子强度、蛋白质的分子质量等都会影响胶体金颗粒与蛋白质的结合。标记结束的胶体金通常会加入一定量的稳定剂，一方面可以减少非特异性反应的发生，另一方面有助于形成稳定的胶体金标记结合物。常用的稳定剂包括牛血清白蛋白（BSA）、明胶（gelatin）、聚乙二醇（PEG）或酪蛋白（casein）。

胶体金标记完成后需对标记物进行纯化，常采用超速离心法或凝胶过滤法，以除去未结合的蛋白质。超速离心法可根据胶体金颗粒的大小、标记蛋白的种类及稳定性选用不同的离心速度和离心时间，适用于BSA、PEG作稳定剂的胶体金标记物。凝胶过滤法只适用于以BSA作稳定剂的胶体金标记物。胶体金在整个标记过程中对蛋白质生物活性的影响很小，且易获得较高的标记率。

第四节 胶体金试纸

一、胶体金免疫层析

（一）试纸组成

常见的金标免疫层析试纸条一般由样品垫、胶体金垫、硝酸纤维素（NC）膜、吸水滤纸和衬底［聚氯乙烯（PVC）底板］5部分组成（图9-11）。当进行检测时，首先在样品垫上滴入待测样本，样本通过层析作用流入胶体金垫，待测物与胶体金垫上的胶体金标记物结合形成免疫复合物。该复合物继续流过硝酸纤维素膜，并与膜上的捕获物结合形成红色条带，多余的胶体金标记物则流向吸水滤纸。现将金标免疫层析试纸条的组分简介如下。

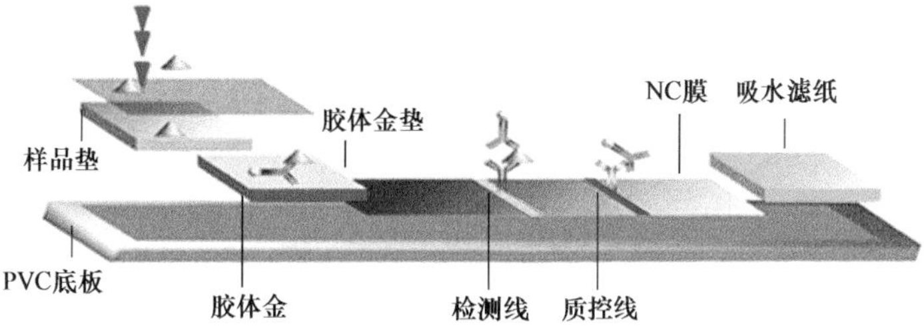

图9-11 金标免疫层析试纸条结构图

（1）样品垫：样品垫位于试纸条的前端，用于待测样本进样。样品垫通常要经过一定处理液的处理，以便更灵敏、更特异性地形成免疫复合物。

（2）胶体金垫：胶体金垫是胶体金标记物的载体，以便测试时胶体金标记物从胶体金垫上更均匀地释放出来与待测物特异性结合形成免疫复合物。

（3）NC膜：NC膜上一般有两条线，一是检测线（T线），用来判定检测结果；二是质控线（C线），用来判定本次检测是否有效。

（4）吸水滤纸：位于末端，它可使尽可能多的检测样本流过硝酸纤维素膜，同时吸收掉未结合的胶体金标记物，消除背景干扰。

（5）衬底：衬底一般是PVC板或聚苯乙烯（PS）板，具有承载样品垫、胶体金垫、NC膜和吸水滤纸的作用。

（二）操作步骤

（1）使用前将试剂和检测样本室温放置30 min，恢复至室温。

（2）检测条：将样品垫一端浸入待测样本停留5～10 s，取出平放。

（3）检测卡：平放检测卡，用移液器或者吸管取适量样本至样本加样处。

（4）通常情况下，5～20 min内观察结果，20 min后结果无效。

（5）结果判读（图9-12）。

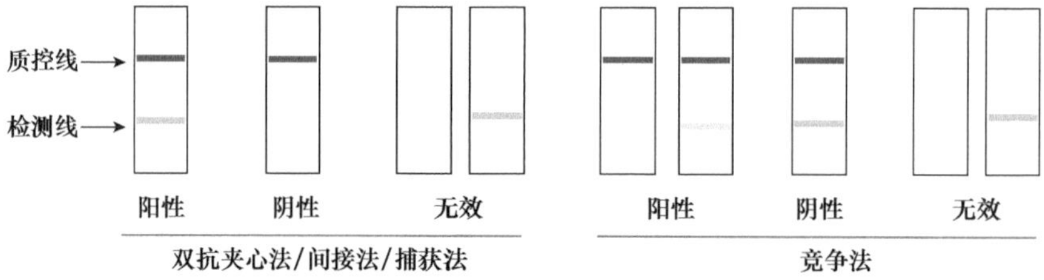

图9-12　胶体金免疫层析法结果示意图

以双抗夹心法、间接法、捕获法为反应模式：检测线和质控线均出现红色条带为阳性，仅质控线出现红色条带为阴性。以竞争法为反应模式：质控线出现红色条带，检测线未出现红色条带或出现微弱红色条带为阳性；检测线和质控线均出现红色条带为阴性；质控线未出现红色条带表示操作失误或试剂失效。

二、胶体金免疫渗滤

（一）试纸组成

常见的胶体金免疫渗滤试剂盒一般由渗滤卡、金标液和洗涤液三部分组成，其中渗滤卡由卡底填充的吸水材料、紧贴吸水材料的硝酸纤维素膜和卡盖组成，各组分简介如下。

（1）塑料免疫渗滤卡：分为底和盖，盖中央有一个直径0.5～0.8 cm的小孔。

（2）吸水材料：一般采用纤维素类的滤纸或纸浆制品，吸水材料的种类、厚度与渗滤速度密切相关。

（3）硝酸纤维素膜：硝酸纤维素膜上有检测点（T）和质控点（C），检测点位于膜中心偏左位置，质控点位于中心偏右位置。

（4）金标液：为胶体金标记抗原或抗体。滴加金标液后，金标抗原或抗体以流体渗滤方式与硝酸纤维素膜上吸附的待测物发生反应。

（5）洗涤液：活化固相抗体或抗原，浸润、封闭硝酸纤维素膜，洗去多余的样本和金标液。

（二）操作步骤

（1）将渗滤卡平放于实验台上，于小孔内滴加待测样本1或2滴，待其完全渗入。

（2）于小孔内滴加洗涤液2或3滴，待其渗入盒内，洗去多余的待测样本。

（3）于小孔内滴加胶体金标记抗原或抗体1或2滴，待其完全渗入。

（4）于小孔内滴加洗涤液2或3滴，待其渗入盒内，洗去未结合的胶体金标记抗原或抗体。

（5）在硝酸纤维素膜质控点处出现红色斑点，检测点处出现淡红色或红色斑点为阳性反应；检测点处未出现红色斑点为阴性反应。质控点处未出现红色斑点，表示操作失误或试剂失效（图9-13）。

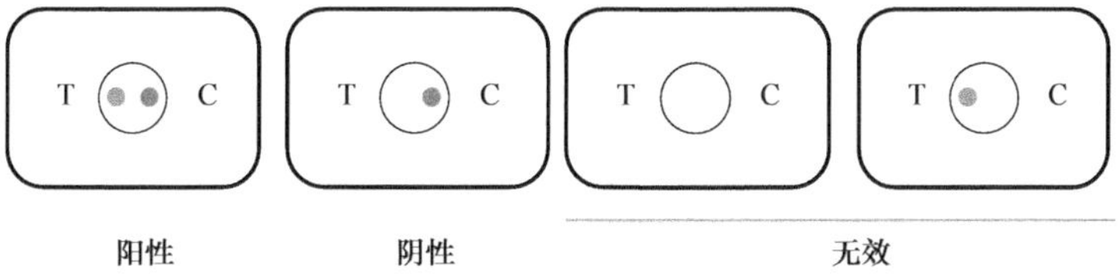

图9-13 胶体金免疫渗滤法结果示意图

思 考 题

1. 试述胶体金POCT的基本原理。
2. 胶体金有哪些特性？影响胶体金稳定的因素有哪些？
3. 试述蛋白质吸附金颗粒的作用力有哪些。

（杨帆、杨致亭、杨明霞、曹传美）

第十章 干化学分析

第一节 发展历史

干化学分析是相对于湿化学（溶液化学）技术而言的，是指将多种生化试剂固定在高分子膜材料的试剂层载体（如纸片、胶片、层析滤纸等）上，以被检测样品中所含的液体物质作反应介质，通过被测物质与高分子膜材料试剂层载体上生化试剂的呈色反应进行物质分析的一种技术。干化学分析适用于全血、血清、血浆和尿液等各类样品。

干化学分析早期应用始于16世纪的石蕊试纸，后来英国化学家威廉·普劳特（William Prout）于18世纪初采用这种干式化学试纸实现了尿液pH测定。

1956，美国埃姆斯（Ames）公司的艾尔弗雷德·H.弗里（Alfred H. Free）等开发出基于葡萄糖氧化酶法的可特异性检测尿液中葡萄糖的干式化学试纸——克林斯蒂克斯（Clinistix）试纸，由此完成了医学检测领域首个干式化学分析检测项目。

1971年，借鉴普通临床生化反应，生产出葡萄糖分析干片，主要组分包括葡萄糖氧化酶（黑曲霉）、过氧化物酶（辣根）、1,7-二羟基萘（染剂前体）和4-氨基安替比林盐酸盐（染剂前体）。其他成分包括色素、黏合剂、缓冲液、表面活性剂、稳定剂和交联剂。使用该产品配套半自动生化分析仪，可定量测定血清和血浆中的葡萄糖（GLU）浓度。

1978年，推出了获得专利的多层膜干化学分析技术。其中多层膜中含有特殊的过滤层，可以去除杂质，以消除干扰物质对化学反应的影响。

1980年，FDA批准5个分析产品进入市场。从此，干化学分析不仅可在一定场景下替代湿化学法用于急诊标本的检测，还可用于对常规检测结果进行方法学评价等。它既可被用于定性检查，又可实现半定量和定量分析，已成为临床检验中一类重要的方法。其中干化学分析方法在尿的定性检查方面已取得了较大的进展，可以同时测定多个项目，如尿蛋白、尿糖、隐血、胆红素、尿胆素原、酮体、比重、亚硝酸盐和细菌尿等。

本章将从干化学分析的方法学原理、试纸制备等方面对干化学分析技术展开论述。

第二节 方法学原理

干化学分析是主要以酶法为基础的一类分析方法，又有干试剂化学（dry reagent chemistry）或固相化学（solid-state chemistry）之称，常见方法包括试纸法和多层膜法。干化学分析采用反射光度法或差示电极法作为测量手段，具备以下特点。

（1）准确度高、速度快，一般在1～4 min内即可得到检验结果。

（2）操作简便，不需要日常校正。

（3）不需贮备任何其他试剂或配制任何溶液。

（4）标本不需预处理，多层膜具有选择性过滤的功能，从而减少测定过程中干扰物质的影响；标本用量少，反应时的水分由标本中的液体成分供应，提高了测定的灵敏度。

（5）基于差示电极法原理的多层膜片是一次性使用，故有常规电极法的优点而无其缺点。

（6）在有些情况下可替代湿化学法被用于急诊标本，还可被用于对常规检测结果进行方法学评价等。

一、试纸法

定性的试纸干片已在临床尿液检验中被广泛应用，一般采用最简单的二层结构或稍加改进的三层结构。最简单的是两层结构，在支持层塑料基片上有一试剂层纤维素片，在纤维素片中预固相了全部试剂。常见的尿生化分析试剂条的检测原理为：尿液中的待测成分与预固相在纤维素片上的试剂直接反应，通过反射光度计测定其颜色的改变，从而计算待测成分的浓度。这种结构只能对待测成分进行定性或半定量测定，这样就限制了其在其他需准确定量的标本上的应用。其测定的物质主要为尿蛋白、尿糖、亚硝酸盐、pH、酮体、隐血、胆红素和尿胆原等。其结构如图10-1所示。

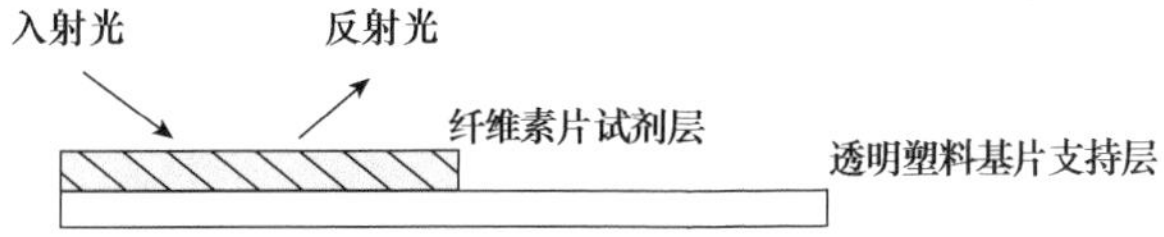

图10-1　两层结构干化学试纸示意图

稍加改进的三层结构是在两层结构的基础上增加多孔胶膜过滤层，其作用是将样品中的杂质过滤掉，并发挥保护试剂层的作用。此外，三层试剂载体的测定光路是通过透明的塑料基片，而不经过最上面的过滤层，这样消除了样品中干扰成分的影响，保证了待测成分测定的稳定性和准确性。该结构常见的是用微量法测定葡萄糖的试剂条，如图10-2所示。

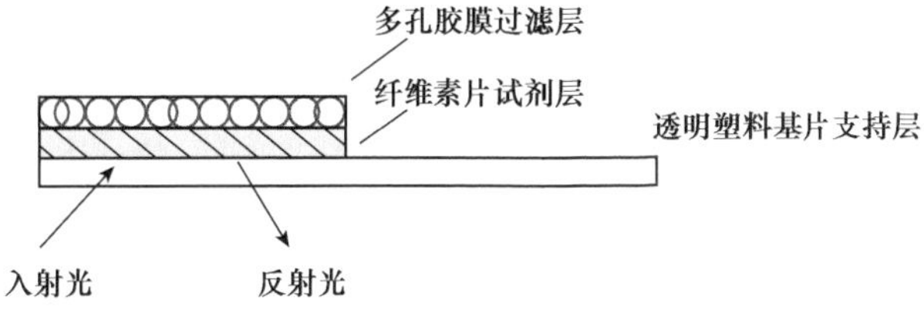

图10-2　三层结构干化学试纸示意图

除上述几种试纸外，还有许多已开展的干化学分析试纸项目，包括尿淀粉酶、比重及白细胞等，这里不再详述。

二、多层膜法

当代临床检验中的干化学分析方法中，最具代表性的就是多层膜法，即干化学的多层膜试剂载体。它集现代化学、光学、酶工程学、化学计量学和计算机技术于一体，利用反射光进行测定。反射光测定有两种方法：一种是像镜子反射一样，入射光的入射角等于反射光的反射角；另一种是测定散射反射光。以后者应用更为广泛。多层膜法的测定原理为：当一定波长的光照射时，多层膜中反应生成的发色基团吸收一定能量的光，未被吸收的光被反射至检测仪；利用威廉姆斯-克拉柏（Williams-Clapper）转换式把反射光（以D_R表示）转换成吸光度，并减去一定的空白得到“多层膜吸光度测定值”，即可用朗伯-比尔定律计算出浓度。

多层膜法可进一步划分为比色/速率法干片、免疫/速率法干片和电极法干片三种类型。

（一）比色/速率法干片

比色/速率法干片通过测定干片颜色变化来确定化合物浓度，主要用于常规生化项目的测定，图10-3显示了一个比色/速率法干片模式简图。在这个试剂片中，多种反应试剂被固化在一张透明聚酯膜上，上面覆以多孔的扩散层；整个干片被夹在一个塑料结构中，共有4个功能层：扩散层、试剂层、指示剂层和支持层。每个试剂片的层数视所采用的分析方法而定，干片的大小大致与一枚邮票相同，指示剂层呈现的颜色深浅与待测物浓度成正比。

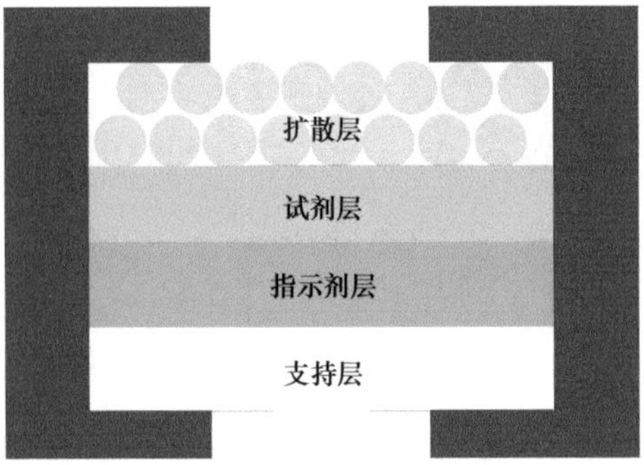

图10-3　比色/速率法干片模式简图

1. 比色/速率法干片方法学分类　比色/速率法干片又可分为终点法、双波长测定法、固定时间法和速率法。

1）终点法　终点法包括白蛋白干片（ALB）、血氨干片（AMON）、钙离子干片（Ca）、胆固醇干片（CHOL）、葡萄糖干片（GLU）、高密度脂蛋白胆固醇干片（HDLC）、镁离子干片（Mg）、磷离子干片（PHOS）、总蛋白干片（TP）、甘油三酯干片（TRIG）、尿素氮干片（BUN/UREA）、尿酸干片（URIC）等。

2）双波长测定法　常被用于总胆红素（TBIL）的测定。非结合胆红素（BU）和结合胆红素（BC）的摩尔吸收值相近，在不同波长处的读数可以确定BU和BC的浓度，消除可能形成的光谱干扰。

3）固定时间法（两点法）　固定时间法包括淀粉酶干片（AMYL）、脂肪酶干片（LIPA）、肌酐干片（CREA）、铁离子干片（FE）、茶碱干片（THEO）等。

4）速率法（多点法）　速率法包括谷丙转氨酶干片（ALT）、碱性磷酸酶干片（ALKP）、谷草转氨酶干片（AST）、肌酸激酶干片（CK）、肌酸激酶同工酶干片（CK-MB）、谷氨酰转肽酶干片（GGT）、乳酸脱氢酶干片（LDH）、胆碱酯酶干片（CHE）等。

2. 比色/速率法干片各部分功能

1）扩散层　扩散层的概念最早是由柯达研究实验室的埃德温·普日比洛维克（Edwin Przybylowic）博士提出的，其为由TiO_2、$BaSO_4$和醋酸纤维素构成的100～300 μm的多孔聚合物。聚合物的孔径为1.5～30 μm，中空体积占40%～90%，孔径和厚度将取决于特定分析的需要。这种毛细网状结构能使样品溶液快速、均匀地分布到下层。当一滴样品（约10 μL）加在试剂片上后，毛细作用将样品迅速吸入多孔扩散层，但样品在一瞬间可被下面的凝胶层所排斥，因此凝胶层在接受血清组分之前，必须先生成水合物。

扩散层不仅可阻留细胞、结晶和其他小颗粒，也可以根据需要让大分子如蛋白质等滞留。当待检样品通过扩散层后，可以消除溶液中影响检测反应的干扰物质。扩散层中的TiO_2和$BaSO_4$可以掩盖待检样品中的有色物质，使反射光度计的测定结果不受影响。同时，这些反光化合物也给干片底层的显色层提供了反射背景。在一些特定试剂片中，扩散层中还含有选择性阻留某种成分或启动某种反应的物质，以提高分析的特异性。

2）试剂层　根据实际测定的需要，化学试剂层可由数层至数十个功能试剂层组成。试剂层的功能是将待测物通过物理、化学或生物酶学等反应转化为可与显色剂结合的化合物。试剂层中按照反应的顺序涂布了不同的化学试剂，使反应按照预先的设定依次进行。针对不同的检测项目，个性化设计为化学反应提供了最理想的物理和化学反应环境，这就是为什么干化学技术能够确保准确的试验结果。例如，尿酸干片的清除剂试剂层含有抗坏血酸氧化酶，可以将样本中坏血酸（维生素C，一种内源性干扰物）分解，避免其干扰试剂层中所发生的反应。

3）指示剂层　反应底物进入指示剂层，在这里发生显色反应。此层包含染料或相似的指示剂，使反应产物到达指示剂层后生成了有色化合物，其颜色变化与分析物浓度成比例，被反射光检测。

4）支持层　支持层由透明塑料制成，起支持其他层的作用，且允许光线百分之百透射，以便对有色复合物进行测定。

比色/速率法干片的检测过程见图10-4。

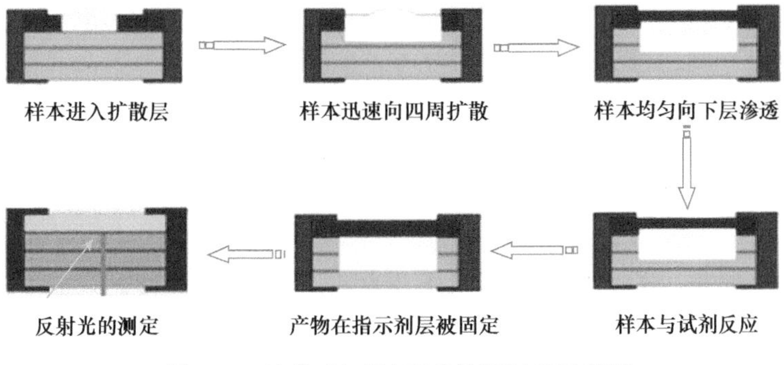

图10-4　比色/速率法干片检测过程示意图

（二）免疫/速率法干片

免疫/速率法干片分为扩散层、受体层、乳胶层、聚酯支持层4层（图10-5），主要用于药物浓度和蛋白质的检测，方法学可分为竞争法和非竞争法干片两类。

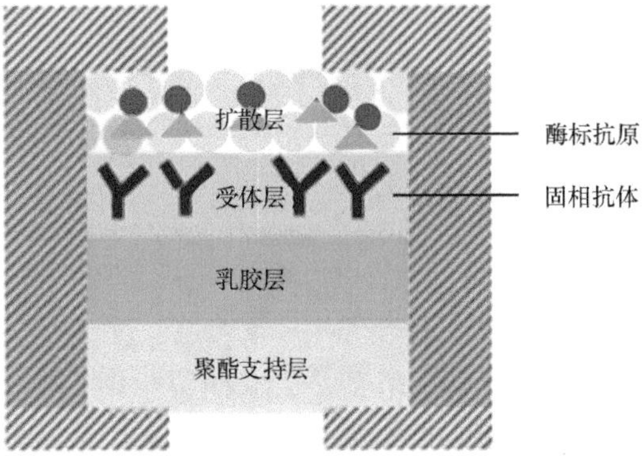

图10-5 免疫/速率法干片的结构

1. 竞争法 免疫/速率法干片竞争法的检测原理为：分析物与酶标抗原竞争结合固相抗体；再加入含底物的免疫洗液，抗原抗体结合物与底物反应显色，在670 nm波长下用多点速率法读数。通过速率的变化计算分析物浓度，发射光密度与分析物浓度成反比。加入含底物的免疫洗液，一方面可以洗去未结合物质，另一方面酶标复合物与无色底物反应显色。

2. 非竞争法 免疫/速率法干片非竞争法的检测原理为：待测物与固相抗体、酶标抗体形成夹心"三明治"复合物；继续加入含底物的免疫洗液，抗原抗体结合物与底物反应显色，在670 nm波长下用定点速率法读数，发射光密度与待测物浓度成正比。临床C反应蛋白（CRP）常用非竞争法干片进行检测。

（三）电极法干片

电极法干片的检测原理为：用纸桥将两个离子选择电极相连，通过电压表来测量患者样本和已知参比液之间的电势差，从而计算出K^+、Na^+、Cl^-的离子浓度。离子（K^+、Na^+、Cl^-）检测是干化学检测项目中的传统优势项目，其设计采用直接电势法，样本不需稀释。

相对于溶液化学分析技术，由试剂片的结构和检测原理可见干化学分析技术具有很多优点：在试剂片中，化学反应可以在个别物理分层中进行，前一反应的产物可以继续进入另一层进行其他化学反应，从而引发后一个反应，因此在多层复合薄膜中的各层可以给出一种特定的环境用以完成某种特定的反应，这一点溶液化学分析是无法完成的。例如，乳糜血的样品在进行溶液方式生化分析时，就需要先脱脂，然后进行分析；而利用多层复合膜技术即可在一个薄膜上一次完成全部反应，明显提高了分析的特异性。同时，由于没有溶液对待检样品的稀释作用，所以也可大大提高检测的灵敏度。这种能够实施几个连续的物理和（或）化学反应而不需操作者介入的方法，类似计算机领域中广泛应用的芯片技术，可以使繁杂的实验室仪器设备和各种器皿联合完成的工作固化在一个多层复合薄膜上，极大地简化了操作、提高了重复性及稳定性。因此，干化学分析已在世界各临床化学实验室中被广为应用。

第三节 材料的筛选与制备

本节主要讲述干化学试剂的制备，分别从高分子膜材料的筛选、试剂层干片的制备方法两方面进行介绍。

一、膜材料的筛选

高分子膜材料具有性能稳定、耐溶剂腐蚀、耐热、不易与化学物质反应等优点。筛选出安全、无毒、能够固定液体生化试剂并不与生化试剂发生生化反应的载体高分子膜材料是试纸制备的关键。通常来讲，较高的载水量是基本前提，在这个前提下，通透性越好，流体扩散速度越快，则制备出的干片反应也越迅速，灵敏度也越高。

（一）膜材料的载水量

按照干片制作的要求，测试各种膜材料的超纯水载水量，筛选出最适合制作血脂干片试剂层的膜材料，具体操作如下：首先用打孔器将高分子膜材料打成6 mm×6 mm的正方形片状，将打孔器裁剪完成的膜材料放入干式生化分析仪上，测试干式生化分析仪反射光数值变化，并记录数值。干式生化分析仪测试结束后，分别向正方形膜材料上逐滴加入超纯水，在干式生化分析仪上分别检测其反射光数值，观察其变化。当高分子膜材料吸水呈梯度增加时，其反射光数值会从原始空白值逐步变化，当反射光数值变化停止即为此膜材料的载水量临界点。

（二）试剂的扩散速度

根据液体生化试剂成分的不同要求，进行膜材料扩散速度研究。分别向不同的膜材料滴加载水量临界点的液体生化试剂，并将其放置于干式生化分析仪中进行检测。当反射光数值的变化趋势随着时间出现变化时，此变化对应的时间即扩散时间。根据膜材料扩散时间和膜材料面积即可得到该液体试剂在该膜材料中的扩散速度。

（三）膜材料的通透性

在已筛选出超纯水载水量、流体扩散速度适中的膜材料的基础上，继续筛选通透性符合要求的膜材料，方法如下：滴加检测用的工作试剂至预选出的高分子膜材料上，用干式生化分析仪检测其反射光的数值变化所用时间，每种膜检测三次。高分子膜材料的通透性既要允许待测物质均匀地通过，又不能和待测物质进行反应，最终选择变化数值时间短的、反射光变化数值小的高分子膜材料。

（四）滤血膜的筛选

尿蛋白等尿检试纸以随机尿为检测对象，不需要对样本进行特殊处理。胆固醇等血检试纸以全血为检测对象，检测时需要用滤血膜除去全血中的有形成分，下面简单介绍滤血膜筛选方法。

滤血膜要求在短时间内快速分离血清，以实现快速检测、节约时间、提高稳定性和可靠性的目的。滤血层必须可过滤待测样本（全血检测样本）中各种有型成分（各种细胞和血小板等），使血清快速、均匀地渗透到下一层，同时也要允许待测物质均匀地通过滤血层，以下是滤血膜筛选过程。

（1）准备生化血液标本（血清）1个和血常规标本（全血）1个。

（2）用全自动生化分析仪测试该生化血液标本的胆固醇含量。

（3）用血细胞分析仪对该血常规样本进行血液分析，测试该标本中有型成分含量等。

（4）选取待考察滤血膜，分别裁剪成5 mm×5 mm的正方形结构。

（5）准备滤血膜片2倍数量的消毒灭菌后的离心管放置在试管架上，将滤血膜片置于离心管口上方。在每个滤血膜片上滴加混匀后的生化血液标本和血常规标本。将过滤后的底部标本进行回收，回收后的标本直接应用全自动生化分析仪和自动血细胞分析仪进行试验回测，按照实验结果选取适合本实验的滤血膜型号。

二、干片的制备

干片制备的具体方法以尿蛋白干片和血脂胆固醇干片为例进行介绍。

尿蛋白干片就是图10-1所示的最简单的两层结构，仅包括支持层和试剂层。血脂胆固醇干片具有三层结构，如图10-6所示，从下到上依次为支持层、试剂层、滤血层。滤血层可以过滤待测样本（全血检测样本）中各种有型成分，使血清液体样本快速、均匀渗透到下一层；试剂层含有酶试剂和酶促反应显色剂，不同分析项目的成分不同；支持层发挥干片试剂支持作用，仪器主光源和反射光可完全通过。

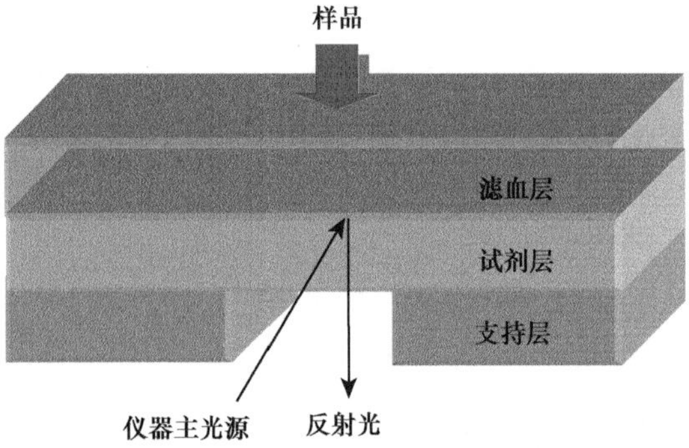

图10-6　血脂胆固醇干片的结构

根据不同膜材料的性能，选择合适的材料作为试剂层进行试纸的制备。材料选择时需考虑耐酸/碱腐蚀性、延展性、棉浆和纤维含量等因素，并权衡膜材料与工作试剂的匹配性。选好材料后，干片制备步骤如下。

（1）将膜材料裁剪成合适的尺寸。

（2）配制工作试剂：试剂的配制按配方进行，若为双试剂，则试剂1和试剂2按比例混合。

（3）将按照配方配好的工作液倒入搪瓷盘中，将裁好的膜材料浸入搪瓷盘的液体中，全部浸没保持约15 s。取出将其悬挂置于恒温电热鼓风干燥箱内，60℃烘干15 min，即得到试剂干片。尿蛋白干片和胆固醇干片的制作方式基本相同，只是组装过程有所差异。

（4）组装：将制备好的尿蛋白干片粘贴到PVC板上，一般靠边缘粘贴，然后裁切成5 mm宽的试纸条即得到尿蛋白检测试纸条。而胆固醇干片需要依次按滤血层、试剂层、支持层的顺序进行组装才能得到成品。

（5）上机检测：将制备好的尿蛋白试纸和胆固醇试纸分别滴加20 μL随机尿液或新鲜全血样本，分别置于尿液分析仪和干化学分析仪上即可进行相应检测。

第四节 干化学分析仪

20世纪70年代，用于判读尿试纸的半自动化仪器问世。20世纪80年代，第一台干化学式自动生化分析仪问世，其采用干化学法，将发生在液相中的反应转移到一个固相载体上，利用分光检测系统进行检测，是集光学、化学、酶工程学、化学计量学及计算机技术于一体的新型生化检测仪器。

一、工作原理

干化学分析仪是将待测液体样品直接加到为不同项目特定生产的商业化的干燥试剂条上，以样品中的水将固化于载体上的试剂溶解，再与样品中的待测成分发生化学反应，从而进行化学分析。它多采用反射光度法和差示电位法作为测量手段。反射光度法是指显色反应发生在固相载体，对透射光和反射光均有明显的散射作用，不遵从朗伯-比尔定律，并且固相反应膜的上下界面之间存在多重反射。差示电位法是基于传统湿化学分析的离子选择电极原理，用于测定无机离子，由于多层膜是一次性使用，既具有离子选择电极的优点，又避免了通常条件下电极易老化及样品中蛋白质干扰的缺点。干化学分析仪操作简便、测定速度快、灵敏度和准确度高、标本用量少，已成为临床检验中一类重要的仪器。

二、仪器特点

自动干化学分析仪的特点是完全脱离了传统的分析方法，所有的测定参数均储存于仪器的信息磁块中，将编有条形码的特定试验试纸条、试纸片或试剂包放进测定装置后，即可进行测定。自动干化学分析仪操作简便，测定速度快，并且不需要使用去离子水，没有复杂的清洗系统，使用后的反应单元可以焚烧处理，对环境没有太多污染，灵敏度和准确性与典型的分立式自动生化分析仪相近，尤其适用于急诊检测和微量检测。但干片均为一次性使用，故目前成本较高。值得强调的是，“湿法”和“干法”化学之间没有根本区别，应在严格遵循使用说明的前提下规范操作。

思考题

1. 简述干化学起源，都经历了哪些发展阶段，代表性的项目有哪些。
2. 简述干化学分析技术的特点。
3. 干化学产品按结构划分可以分为几类？每一类分别有何优缺点？

（杨帆、杨致亭、宋金玲）

第十一章　核酸POCT

第一节　概　　述

分子诊断从基因层次进行检测，检测对象为核酸，灵敏度和准确性较免疫学诊断方法高，可在感染初期识别病毒或提早确认基因突变。因能够更快、更早地发现各类已发生或潜在的疾病威胁而更多地被使用，核酸POCT产品集成了分子诊断的精准和POCT产品的灵活便利优点，更利于在基层医疗机构、机场、社区等场所使用。

随着对检测时间和操作性要求的逐渐提高，便捷、高效的检测方式成为大势所趋。受益于突发疫情防控、精准医疗发展和分子诊断本身技术手段的不断升级，未来相当一段时间内分子诊断仍将保持快速增长，分子诊断将在不断的发展中向流水线、POCT化发展。尤其是在当前精准医疗的大背景下，以个性化为核心的精准诊断为核酸POCT的发展应用带来了新的驱动力。核酸POCT产品具有使用方便、空间小、高效及准确度高等多项优势，对于疾病预防、确定病因、预后效果、提高治疗有效性和减少医疗成本有重大意义，能满足各级各类医疗机构临床检测需要。新型分子诊断技术高精度、简便化、自动化、系统化的技术创新，将推动分子诊断临床应用的深入发展，服务于广大患者。对核酸靶标的扩增可以实现检测底物指数式快速增长，从而实现对检测靶标信号的放大，保证更加灵敏的核酸靶标检测。目前，多种基于核酸扩增的检测技术被研究并将被投入临床实际核酸靶标的检测中。

第二节　类　　型

一、基于PCR的核酸POCT

基于聚合酶链反应（polymerase chain reaction，PCR）的分子诊断往往是医院对传染病诊断的"金标准"，自新冠疫情发生后，以PCR为代表的核酸检测作为疫情防控的第一防线，发挥了巨大作用。在发热门诊、急诊手术等场景下，要求核酸检测随到随做、快速报告，新型冠状病毒核酸即时检测（POCT）技术应运而生，迅速在各级医疗机构广泛开展。

传统的PCR技术通过对扩增产物进行琼脂糖凝胶电泳来分辨核酸靶标检测成功与否，由于琼脂糖凝胶的制备及结果的测量过程烦琐，因此核酸POCT基本不采用传统PCR技术。实时荧光定量PCR（qPCR）通过监测荧光强度的变化来进行监测产量的变化，可以实现核酸靶标的定量分析。尤其是多重PCR技术通过在同一体系中加入多种靶标的引物，可以实现对多种核酸靶标的同时检测，也可以对同一物种不同特异性基因进行检测。此外，通过添加反转录步骤，可以实现RNA的扩增检测，即利用反转录酶将RNA反转录成对应的DNA片段，然后通过在聚合酶作用下扩增DNA实现对RNA靶标的检测。多种致病性病毒都是RNA病毒，因此这种RT-qPCR技术具有重要的研究意义。例如，目前的新型冠状病毒危害全人类生命健康，而RT-qPCR技术对这种病毒的快速检测起到了重要作用。

然而，由于PCR技术本身操作的复杂性和感染因子的风险性，基于PCR的第一代核酸POCT应用依然存在一些问题：①由于样本前处理过程中可能会出现的核酸提取效率低或者保存过程中核酸靶标的降解，可能会造成假阴性结果；②对温度要求精密的PCR技术对仪器的依赖性高；③核酸扩增容易引起气溶胶污染，对操作人员和实验室要求高；④升降温的操作造成核酸扩增所需时间长，且酶的使用使得检测成本增高。这些问题导致基于PCR技术的一代核酸POCT难以在基层社区或家庭自检中推广及使用，这也是冠状病毒的检测无法在资源受限区域完成的原因。

基于PCR的二代一体化核酸POCT为解决上述痛点应运而生（图11-1）。首先，二代一体化核酸POCT强调“样本进，结果出”和全密闭。样本加进去之后，核酸提取、qPCR扩增及信号检测都在与周围空气隔绝的全密闭环境中进行，可有效规避气溶胶污染和样本交叉污染，理论上能脱离PCR实验室使用。此外，由于二代一体化核酸POCT是全自动实现整个核酸检测的全过程，所以对于操作人员的要求低很多，普通医护人员稍加培训即可掌握。这也解决了核酸检测需要专业操作人员的瓶颈。

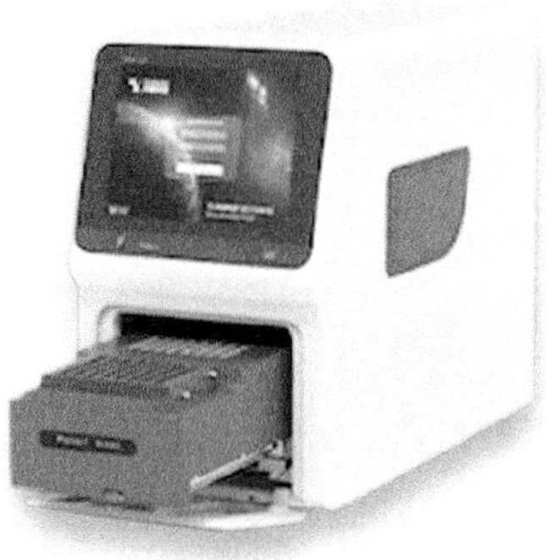

图11-1 qPCR核酸POCT一体机

二、基于核酸等温扩增技术的核酸POCT

核酸等温扩增技术是核酸POCT领域的研究热点。相比变温的聚合酶链反应，核酸等温扩增技术仅需在一个恒定温度下即可实现对核酸靶标的扩增检测。因此，核酸等温扩增技术对仪器的依赖程度相对较低，检测成本也更低，更容易被资金有限的基层社区或家庭所接受。目前，已经有多种核酸等温扩增技术被成功开发出来，应用最广的是环介导等温扩增（loop-mediated isothermal amplification，LAMP）技术，其扩增原理见本书第七章第五节。

目前基于LAMP技术的POCT产品已出现在市场中。例如，基于自驱动微流控的核酸等温检测试纸条，深圳华大因源医药科技有限公司已经开发了用于新冠病毒检测的相关产品。

另外，一些基于LAMP的简便数字分析仪的研究也有文献报道，杭州优思达生物技术有限公司、上海伯杰医疗科技股份有限公司等企业的核酸等温扩增POCT仪也得到了国家药品监督管理局注册认证（图11-2）。这些一体化检测装置和设备扩大了新冠病毒核酸检测产品的应用场景，方便在非专业实验室、基层医疗卫生机构等进行快速检测，准确地评估感染状况以辅助感染排查，促进患者早期诊断与及时公共卫生干预，能较好地提高核酸检测在各种场景下的可及性。

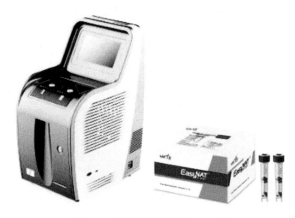

图11-2 核酸等温扩增POCT仪

LAMP的多引物设计充分保证了扩增反应的特异性，但是也正因如此，LAMP反应引物设计极其困难。环引物的加入，使得LAMP反应与其他核酸等温扩增技术相比更加快速、灵敏。但也正是因为LAMP反应快速，在短时间内便有大量的扩增产物产生，实验操作过程中稍有不注意便可造成气溶胶污染。且因为其灵敏度低，气溶胶污染的产生更易造成假阳性结果。这使得LAMP技术行业标准的制定和推广受到了极大的限制。

三、无酶核酸自组装检测的核酸POCT

核酸POCT借助的核酸扩增检测平台在检测体系中需要用到反转录酶和DNA聚合酶等作为扩增进程的媒介，这些酶在储存、运输过程中需要低温冷链的环境，这无疑大大增加了检测成本。因此，开发无酶扩增技术平台，以降低核酸POCT产品储存的环境要求，也就降低了检测成本。

杂交链式反应（hybridization chain reaction，HCR）作为一种靶标驱动的核酸自组装体系，最早在2004年被德克斯（Dirks）和皮尔斯（Pierce）提出并命名。该新型检测技术中利用靶标DNA充当识别和信号扩增的角色，具体原理如图11-3所示。在HCR过程中，靶标的识别引发两个发卡分子打开，诱发形成新的DNA纳米网状结构。当反应体系中没有靶标存在时，两个发卡探针能够独立稳定地存在于溶液中。只有当靶标（I）存在于体系中时，靶标才可以通过碱基互补打开发卡探针H1，此时呈单链状态的H1探针尾部可以作为新的识别位点，通过杂交打开发卡探针H2。重新暴露的H2探针又作为新的识别位点，可以用来打开发卡探针H1。以此循环反应，最终造成溶液中的发卡探针H1和H2不断被消耗，由一个靶标便可形成一个巨大的由H1和H2组成的网状结构，因此可以实现低含量核酸靶标的灵敏检测。此外，Dirks和Pierce还通过实验证明HCR后形成的网状结构的质量和靶标的数量成比例，可以通过

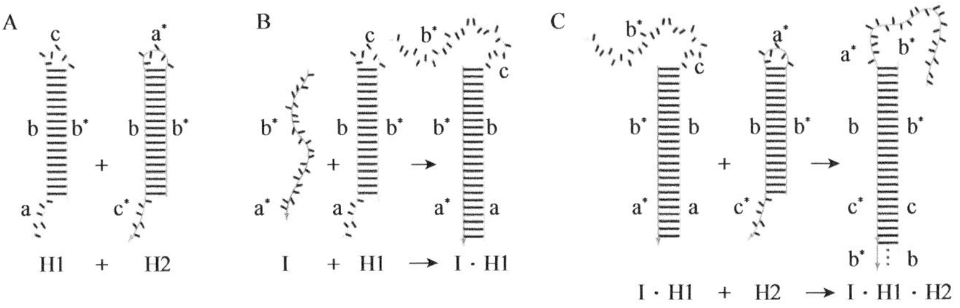

图11-3 HCR反应原理图（引自Dirks and Pierce，2004）

a、b、c分别代表与靶标相关的核酸碱基序列，a*、b*、c*分别代表a、b、c的互补序列

测量产物质量来初步确定靶标浓度，进行定量分析。这种杂交链式反应进行了多项改进，可显著增加每个靶分子产生的信号，同时降低试剂成本并提高试剂耐用性，为生物医学提供了一种多重的、等温的、无酶参与的分子信号扩增技术。目前，基于杂交链式反应的基本原理，多种方案被设计用来检测DNA靶标、microRNA、蛋白质等。

除了杂交链式反应，催化发夹组装技术（catalyzed hairpin assembly，CHA）也是一种经典的、强大的无酶信号放大反应，在核酸POCT领域具有潜在的应用价值。CHA技术除了可以实现生物分子浓度的测量，还被证明可以用于生物分子（如单链DNA）空间组织的探测。其设计原理如图11-4所示。当反应体系中有靶标（C）存在时，可以引发发卡探针H1的开链，此时的H1和C链通过碱基互补形成新的H1＋C杂交中间体。而由于H1和C链的结合，H1探针中的4*-3*-2*-5*序列区域暴露在溶液中。此时，根据原理图可以看到，处于单链状态下的4*-3*-2*-5*能够与H2探针中的5-3-4进行互补杂交，从而形成H1＋H2＋C的杂交中间产物，此时的C链会被H2链置换下来，形成H1＋H2的最终产物，而C链继续作为驱动靶标与H1链进行反应。由于H1和H2的独特设计，当形成H1＋H2的最终产物时，“Broc”和“Coli”结合会形成Broccoli花椰菜结构，该杂交体可以检测到DFHBI-1T信号分子，从而指示检测的信号变化，实现靶标的检测。等温条件下进行反应的CHA技术，由于具有能够快速有效地放大信号、周转率高、背景信号低的优势，深受研究者的喜欢。更是由于CHA技术的高敏感性和高特异性，目前已

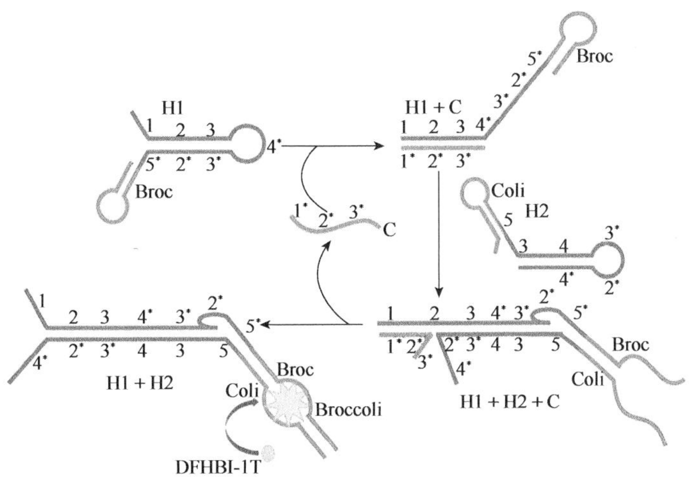

图11-4 CHA反应原理图（引自Karunanayake Mudiyanselage et al.，2018）

经有诸多文献报道基于CHA技术的核酸、生物小分子及蛋白质的体外检测和定量分析。

值得注意的是，以上两种无酶扩增方法虽然都省去了酶的使用，在反应体系上节省了成本，但为了保证反应充分，这些无酶参与的自组装检测技术仍然需要很长的反应时间。这些反应往往需要一天的时间来完成，相较于PCR、LAMP等有酶核酸扩增技术，无酶扩增超长的检测时间在很大程度上限制了其在核酸POCT领域的发展，因此目前仍然没有成熟的基于无酶扩增的核酸POCT检测平台。

第三节 发展趋势

快速核酸POCT只需要手工加样，而后经仪器直接报告，一方面减少了实验人员长期接触高危病毒的危害，另一方面机器自动化使得检验结果的可靠性大大提高，核酸POCT产品在临床中受到越来越广泛的关注。

但是，目前基于PCR技术的核酸POCT产品存在依赖于升降温、对硬件要求较高等问题，导致仪器整体成本高。现有的绝大多数恒温扩增技术的稳定灵敏度不足（检测限低，但无法稳定达到检测限），且时常存在特异性差等问题，无法和qPCR直接对标。因此在很长一段时间内，没有出现可适用于家庭及社区卫生机构较好形态的核酸POCT产品。

核酸POCT是多学科交叉融合的领域，产品更新迭代的速度极快。因此在可以预见的未来，核酸POCT越来越多地渗透到各个基层诊所，分散到各个家庭空间，连接一台台仪器的，将会是互联网和海量数据。未来的核酸POCT，是一条确定会急速增长的赛道，也是一条确定会惨烈厮杀的赛道。设想一下，核酸POCT＋互联网将成为新方向，这会是核酸POCT赛道从“电脑时代到手机时代”的跨越，远程时代将会重塑行业。分子诊断大概率是各个公司都要布局的产品线，基层社区、居家自检等空白市场更是必须抢夺的机会。要想在这场“战役”中获胜，技术平台的创新与互联网化是必然趋势，与互联网医疗、大数据管理、云端服务等联动，打造未来诊疗生态圈，也是可以预见的核酸POCT发展方向。

思考题

1. 简述基于PCR的二代一体化核酸POCT的特点。
2. 简述基于核酸等温扩增的核酸POCT特点。
3. 简述两种无酶核酸自组装检测技术的原理。

（马翠萍、石超、赵晓丽）

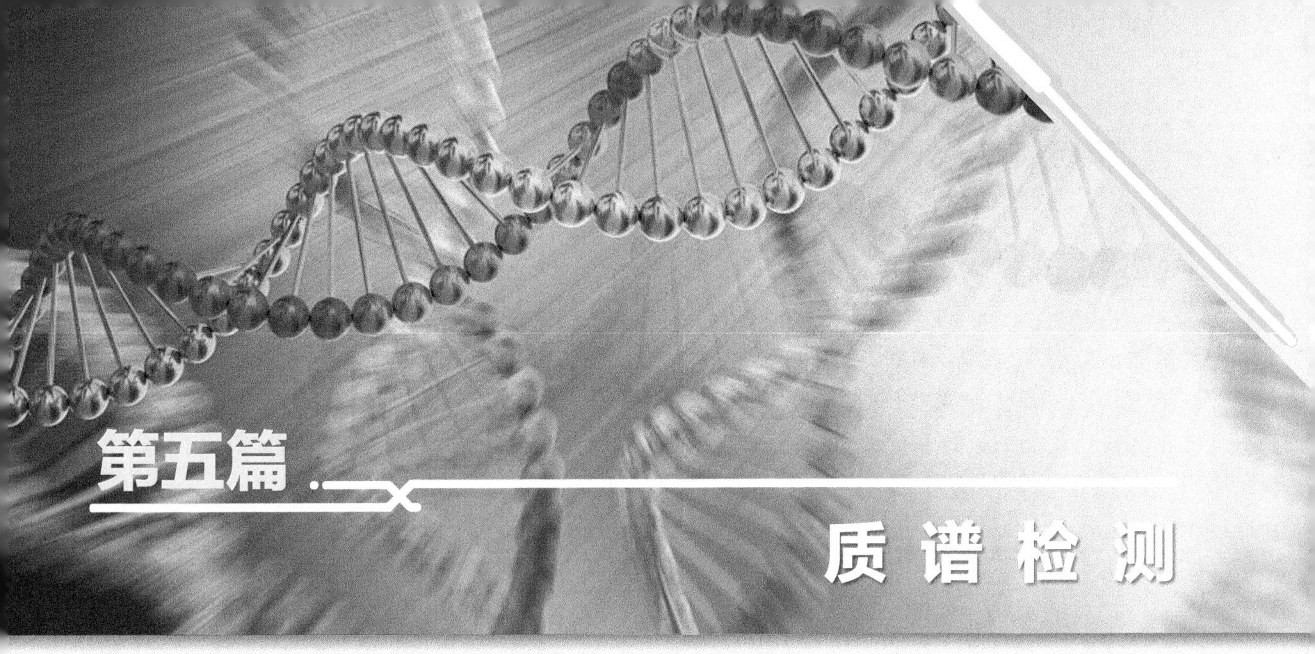

第五篇　质谱检测

在质谱仪发展的早期阶段，其采用的电离方法很容易破坏有机分子中的共价键，因此很少被用于生物分析。电喷雾电离（ESI）和基质辅助激光解吸电离（MALDI）等软电离方法的问世拓宽了质谱技术的应用范围，同时液质联用、气质联用等串接方式及质量分析器的串联提高了分析的特异性和灵敏度，这些发展使质谱技术被应用于生物分子的高通量质量分析成为可能，促进了质谱技术在生物学和临床医学研究中的应用和普及。

生物医学分析化学在临床诊断、治疗及预后中发挥着至关重要的作用。随着精准医学的发展，诸如超低含量物质定量、不明中毒物快速鉴定、不明感染的病原微生物鉴别、多种疾病标志物联合分析等不断增长的临床需求给生物医学分析化学带来了巨大的挑战。质谱技术与基因检测技术的发展为精准医学概念，尤其是精准诊断概念的落地带来了契机。基于质谱技术的基因组学、转录组学、蛋白质组学和代谢组学等多组学研究成果也促进了全新诊断标志物的研究发现和临床应用。可以预见，基于质谱技术的疾病诊断方法将成为一系列重要的临床检验诊断技术。

在美国，三重四极杆质谱的临床应用已经发展得相对成熟，服务于临床检测的项目已达400余项。检测项目涉及产前检查、新生儿筛查、滥用药物监测、代谢物检查（氨基酸、脂肪酸等）、类固醇激素检测（内分泌）、维生素族检测及微生物鉴定等领域。同时，在蛋白质组学方面，也正在研究如何从科研转化到临床应用。

在中国，质谱技术的临床应用还处于起步阶段，少量第三方医学检验机构和医院开展了利用质谱为手段的检测项目，数量十分有限，主要涉及新生儿筛查、药物浓度监测、代谢物检查（氨基酸、脂肪酸、胆汁酸）、类固醇激素检测（内分泌检测）、微量元素检测、维生素族检测及微生物鉴定等领域。

质谱检测性能优异，但不同类型的质谱对于分析物有一定的选择性，这种选择性通常是由其质量分析器的类型决定的。目前临床医学领域使用的质谱通常有用于小分子（50~2000 Da）定量的三重四极杆串联质谱，有较高分辨率、能提供精准分子质量并可以对大分子定性的飞行时间质谱及用于元素分析的电感耦合等离子体质谱等。

一、液相色谱-三重四极杆质谱

液相色谱-三重四极杆质谱（LC-MSMS）通常是指高效液相色谱法（HPLC）与三重四极杆质谱联用，这一组合是目前应用最广泛的质谱检测系统。HPLC使用合适的色谱柱对待测样本溶液进行纯化与分离，质谱设置合适的扫描方式选择碎片离子，信号检测器将接收到的离子碎片转化为电信号，从而得到待测物的信号。最广泛的扫描方式是多反应监测（MRM）模式。液相色谱-三重四极杆质谱的主要应用场景如下。

（一）新生儿遗传代谢病筛查

遗传代谢病（inherited metabolic disease，IMD）又称先天性代谢缺陷（inborn error of metabolism，IEM），是指有异常生化代谢标志物的一大类疾病，属于一类单基因遗传病，在绝大多数情况下表现为常染色体隐性遗传，在少数情况下表现为常染色体显性遗传、X连锁伴性遗传或线粒体遗传。该病是基因突变引起的酶缺陷、细胞膜功能异常或受体缺陷，导致机体生化物质在合成、代谢、转运、存储等方面出现紊乱，造成中间或旁路代谢产物蓄积或终末代谢产物缺乏，进而引起一系列临床症状的一组疾病，主要包括氨基酸代谢障碍、有机酸代谢障碍和脂肪酸氧化障碍等代谢性疾病。

新生儿遗传代谢病大多缺乏特异性临床症状，而一旦出现典型症状，将对患儿造成不可逆性的神经系统损伤后遗症和智能障碍，给家庭和社会带来沉重负担。

质谱法遗传代谢病筛查可及时发现患儿，进行早期干预与治疗，从而最大限度地降低该病的危害。串联质谱技术自1990年首次被应用于新生儿遗传代谢病筛查，近年来发展尤为迅速。国内遗传代谢病的质谱筛查最早是由复旦大学附属新华医院于2003年开展的，2010年后逐渐普及，主要筛查的疾病有苯丙酮尿症（PKU）、先天性甲状腺功能减退症（CH）、先天性肾上腺皮质增生症（CAH）及葡萄糖-6-磷酸脱氢酶缺乏症（G6PD）。

质谱法遗传代谢病筛查通过取新生儿足跟血制成均匀干血斑，使用医用打孔器打出3 mm圆形干血斑样本，再加入提取液恒温振荡后取上清进样检测，操作简单、时效性高。提取液配制过程中加入已知浓度的稳定同位素内标，采用半定量的方式计算即可获得样本中待测物的浓度。

（二）机体小分子物质精准定量

机体的生命活动由众多基因、蛋白质及小分子代谢产物共同承担，上游大分子（核酸、蛋白质等）的功能性变化最终会体现在代谢层面，如神经递质的变化、激素调控、受体作用效应、能量传递和细胞间通信等。代谢组处于基因调控网络和蛋白质作用网络的下游，所提供的是生物学的终端信息，基因组学和蛋白质组学告诉可能发生什么，而代谢组学则告诉已经发生了什么。

基于质谱对小分子检测（$m/z<1500$）的广泛适用性，无论是传统临床检验的已有项目，还是新的疾病标志物，均可以在质谱平台上实现精准检测。目前较为成熟的机体小分子检测项目有：营养健康领域的维生素检测；物质代谢相关的糖类、氨基酸、肉碱类物质检测；内分泌相关的孕激素、盐皮质激素、糖皮质激素、雌激素、雄激素检测；以及特定疾病的生物标志物等（如预测心血管疾病的神经氨酰、用于嗜铬细胞瘤诊断的儿茶酚胺类物质）检测。

与传统的生化检测相比，质谱检测项目的开发流程较快，没有特定的生化反应或抗体等限制，但通常需要同位素内标。

除内源性物质的检测之外，质谱也非常适合血药浓度的检测。药物治疗存在个体差异，同样的药物、相同的剂量用于同种疾病的患者，效果可能有所不同。为提高药物疗效，避免毒副作用，需对某些治疗药物进行血药浓度监测，制订个体化给药方案。测定生物样本中药物浓度（血药浓度、尿药浓度、其他组织液或匀浆药物浓度）的分析技术主要有分光光度法、高效液相色谱法、液相色谱-质谱联用技术、细胞免疫学分析技术等，从药物专属性上推荐采用高效液相色谱法和液相色谱-质谱联用技术。

二、飞行时间质谱

20世纪80年代中期以后，生命科学的兴起和新药合成的迅速发展急需相应的质谱分析方法。以往的质谱方法在解决此类问题时面临两大困难：①用电子或表面轰击的方式进行离子化，少部分有机或大部分生物大分子样品得不到谱图；②检测质量巨大的分子需要极高强度的磁场或电场，而且灵敏度常达不到要求。因此，人们开始重新关注飞行时间质谱（time-of-flight mass spectrometry，TOFMS）。TOFMS不必采用高强电场或磁场，随着各种大分子离子化方法相继诞生，其在有机、生物、药学等领域的应用就成为一种必然。

20世纪90年代，TOFMS的应用开始活跃。在生物学领域，各种联用技术使得TOFMS分析内容不再局限于分子质量的测定，而更倾向于分子结构信息的确定，如氨基酸序列、糖基化位置等。在分析化学领域，TOFMS也可以作GC、LC或毛细管电泳的检测器。

脉冲激光离子发生器应用最广泛，包括激光解吸（LD）、共振激光离子化（RI）、共振加强单/多光子离子化（RES/MPI）、基质辅助激光解吸电离（MALDI）及表面增强激光解吸（SELDL）等，适用于不同样品的分析。对于上述各种脉冲离子化方式而言，用TOFMS作检测器是一种最好的选择，因为每次离子化都可以得到完整的图谱。同时，大量研究也证明，TOFMS与各种连续离子化方式，如电晕放电、电喷雾电离、离子喷雾、热喷雾等的组合也完全能够实现高灵敏度和中等分辨率的检测。

单从质量分辨率来看，50多年以前卡梅伦（Cameron）等报道的第一台成型的飞行时间质谱仪的分辨率仅有2左右，而目前采用激光辅助的反射型TOFMS的分辨率可达35 000。

飞行时间检测器的结构有很多种，常见的有线性飞行时间检测器（LTOFMS）与反射式飞行时间检测器（RTOFMS）。

TOFMS相关的串联方式有很多种，如LTOFMS-LTOFMS、LTOFMS-RTOFMS、EI（电子电离）-LTOFMS-LTOFMS、RTOFMS-RTOFMS等，被广泛应用于蛋白质等生物大分子的结构分析。

临床领域应用广泛的飞行时间质谱主要有两类，分别为基质辅助激光解吸电离飞行时间质谱（matrix-assisted laser desorption ionization time-of-flight mass spectrometry，MALDI-TOFMS）、液相色谱四极杆飞行时间质谱（liquid chromatography-quadrupole-time of flight mass spectrometry，LC-Q-TOFMS），其中MALDI-TOFMS常见的应用场景如下。

（一）微生物检测

MALDI-TOFMS自20世纪90年代开始被成功用于细菌的快速鉴定，其原理是根据不同细菌的特征性蛋白指纹图谱进行细菌鉴定，打破了传统生化反应方法烦琐的屏障，显著缩短了检测时间，降低了检测成本，具有准确、高通量等优势，为临床微生物检验带来了革命性的发展。MALDI-TOFMS在临床微生物实验室的应用主要涵盖以下三个方面。

1. 病原微生物的鉴定 采用传统方法鉴定厌氧菌的周期长，鉴定困难，有些菌种之间很难区分，不能满足临床实验室快速准确的要求。MALDI-TOFMS用于培养后病原菌的快速检测已十分成熟，对临床常见病原菌的鉴定准确率达95%以上，尤其在厌氧菌、真菌、分枝杆菌及其他少见或难培养细菌的鉴定方面与传统方法相比较具有明显优势。

将质谱运用于临床样本的直接检测，可显著缩短检测时间，对于细菌和真菌感染患者的早期诊断和治疗有重要意义。国内外对MALDI-TOFMS用于临床标本的直接鉴定都持乐观态度，中国临床微生物质谱共识专家组及上海医学会检验医学专科分会委员会临床微生物学组均发表了关于血培养直接质谱检测的共识。

由于数据库有限、样本混合其他细菌或合并多种支原体感染，基于质谱法的支原体鉴定还有一定的困难，目前可通过自建库或直接分析某一种如肺炎支原体特征峰进行支原体质谱鉴定。

2. 细菌耐药性的检测 MALDI-TOFMS应用于细菌耐药性的检测是质谱在微生物检验中的另一项拓展，根据已有报道，其方法学原理大致可分为：①直接寻找耐药菌中的特异峰，采用特定的软件分析获得耐药和敏感细菌的差异性（直接分析法）；②细菌产生的特异性酶可水解抗生素，通过检测抗生素峰图的变化，可确认是否耐药（酶水解法）；③曲线下面积计算法。

3. 某些特定菌株的分子流行病学分析 质谱除用于对细菌耐药的快速检测外，还可用于聚类分析和主成分分析，为医院感染和传染性疾病的监测、防控提供依据。传统的细菌同源性分析主要是采用多位点序列分型（MLST）、脉冲场凝胶电泳（PFGE）等分子生物学方法对细菌管家基因及特异的限制性内切酶剪切后的DNA片段进行研究；而质谱同源性分析主要是基于检测细菌的蛋白质，因此在分型方法上与MLST和PFGE存在差异。在小样本量的比较中，MALDI-TOFMS分型结果与“金标准”PFGE分型情况完全相同，且具有更快速、成本更低的优势。虽然质谱用于分型尚处于研究阶段，但有希望成为一种新的快速分型方法。

（二）药物基因组学检测

药物基因组学是近年来由药物遗传学发展而来的临床基因检测新兴领域，其研究目的是阐明基因多态性对药物效应和毒性的影响及对药物作用靶点的确定。不同个体的药物遗传多态性是药物基因组学的基础，表现为药物代谢酶、作用靶点和转运蛋白的基因多态性。细胞色素P450（cytochrome P450，CYP）酶系是最主要的药物代谢酶，目前已发现的CYP编码基因至少有53个，其中CYP3A4、CYP2D6、CYP2C19、CYP1A2、CYP2E的编码基因具有较为显著的遗传多态性意义。药物作用靶点G蛋白偶联受体和酶（如血管紧张素转换酶）的基因多态性也与药物的作用密切相关。药物基因组学基因检测可以实现个性化精准医学，提高药物治疗的功效、安全性和成本效益。此外，通过药物基因组学基因检测区分适用人群，也使得更多的新药能够通过临床试验，为治疗提供更多的可能性。

基于多重PCR和单碱基延伸，核酸质谱法可以实现单核苷酸多态性（single nucleotide polymorphism，SNP）并行检测。根据同一SNP位点上不同基因型（纯合型或杂合型）对应的碱基不同，且各个SNP位点上所设计的引物序列不同，即可在质谱结果中以分子质量图谱的形式显示出同一位点上的不同基因型，并区分出不同位点上的延伸产物峰。同时，根据检测峰的峰面积与核酸片段的含量成正比的关系，核酸质谱还可计算出样本中野生型和突变型在该位点上的比例。目前MALDI-TOFMS能够检出最低0.1%的突变比例。

三、电感耦合等离子体质谱

电感耦合等离子体质谱（inductively coupled plasma-mass spectrometry，ICP-MS）是20世纪80年代发展起来的新的分析测试技术。它主要由电感耦合等离子体（ICP）和质谱（MS）两大部分组成，ICP是一种高温离子源，能够把引入的样品从分子状态变成离子状态，形成的离子通过离子透镜最终到达质谱检测器；MS是离子检测器，检测由ICP形成的离子。

元素检测方法现在主要有4类：①生化分析。通常为比色法间接测定，如用双硫腙法测定铅、锌、汞等。生化法的灵敏度差，很多元素的检测达不到临床检测的需求。②电化学分析法。通常有电位溶出法或溶出伏安法，也存在重复性差的问题。③原子吸收光谱法。其样本处理较为简单，仪器投入也较低，能基本满足临床需求，但也有线性范围窄、不同元素检测需要不同的激发光源、测试元素种类受限且多元素检测能力弱等问题。④ICP-MS。使用ICP-MS检测微量元素，具有灵敏度高、线性范围广等优势，能够并行检测多种元素也符合发展趋势。

第十二章 质谱技术

第一节 发展历史

一、质谱技术的起源

质谱技术是基于经典的原子理论和化学键理论对于物质结构的认知，结合经典力学与电场磁场理论建立起的微观物质检测平台，是近代物理和化学学科发展的成果，同时其结构和功能的演化也与近代科学发展相得益彰。

19世纪末，德国物理学家欧根·戈尔德施泰因（Eugen Goldstein）在一次低压放电实验中发现了正电荷粒子。随后德国物理学家威廉·维恩（Wilhelm Wien）也观察到放电实验中正对阴极的玻璃管壁上有泛绿的辉光，这被认为是一种阴极射线，然而对于其具体组成并不了解，现在我们知道这是形成正电荷离子过程中丢失的电子。维恩在研究戈尔德施泰因发现的阳极射线时，制造了一台测量氢原子核质荷比的仪器。在该实验装置中可以观察到，放电形成的阳极射线经过平行的电极缝与外加磁场时，只有速度达到指定要求的粒子才可以抵达终点。这种简单的速度选择器可以看作质谱仪的雏形（图12-1）。维恩在1898年通过对阳极射线的分析测量了氢原子核的质量，这是首次对质子的测量。

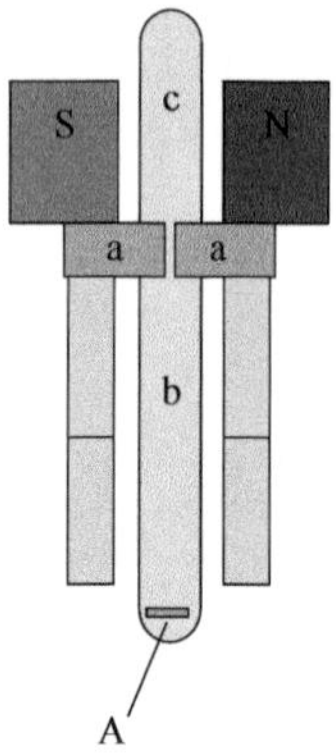

图12-1 维恩制造的第一台质谱实验装置模型

图12-1是1898年由维恩制造的第一台质谱实验装置模型：在一个气压很低的玻璃管中设置了阴极A和阳极a用来产生阳极射线，射线会经过平行的电极缝；同时b区域的真空管外也覆盖了电极用来屏蔽磁场；在真空管c区域内，除磁极间的平行磁场外，在垂直于射线和磁场方向也设置了平行电场来分析离子束；在电场和磁场的作用下，只有特定速度的离子可以到达真空管末端，这就是我们现在所说的速度选择器。

1912年，英国卡文迪许实验室的汤姆孙（J. J. Thomson）改进了维恩所做的仪器：将电场与磁场平行放置，使离子束在磁场偏转后可以打在后面的荧光屏上，并用硫酸锌感光观察。他用这种方法制造了世界上第一台包含离子源、质量分析器、检测器雏形的质谱仪原型机（图12-2）。通过对阴极射线在电场中的偏转分析，汤姆孙测量了电子的质荷比m/z。他发现了一种质量只有氢原子（当时已知的最轻的原子）的1/1800却带有一个单位负电荷的粒子，谓之电子。汤姆孙也因揭示电子在气体中的运动而获得了1906年诺贝尔物理学奖。

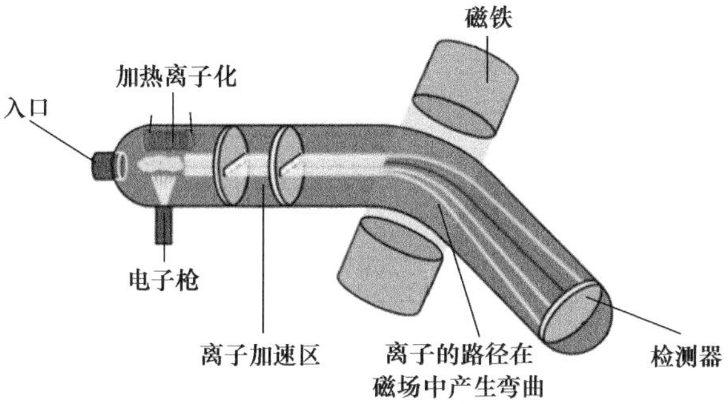

图12-2 汤姆孙实验模型

二、质谱技术的发展

质谱技术的研究从诞生的那天起从未停止，不断涌现出杰出的科学家和科研成果，推动质谱结构及功能的演化，同时也不断促进20世纪物理和化学学科的不断进步。

1947年，德国物理学家沃尔夫冈·保罗（Wolfgang Paul）成功建成一台6 MeV的电子螺旋加速器，这是离子阱质量分析器的原型。1956年，德裔美国物理学家汉斯·格奥尔格·德梅尔特（Hans Georg Dehmelt）首次描述了离子阱用于高分辨率质谱的优点。此后他开始研究怎样建造离子阱，1959年成功地将电子在一个多腔磁控管中限制了10 s。1973年，德梅尔特与戴维·瓦恩兰（David Wineland）等合作，持久保存一个单独电子并建造了一个电子振荡器。由于发明离子阱质量分析器的贡献，保罗与德梅尔特共同分享了1989年的诺贝尔物理学奖。

20世纪80年代，美国化学家约翰·本内特·芬恩（John Bennett Fenn）博士发展了电喷雾电离（electrospray ionization），可以快速通过质量鉴定蛋白质，推动了蛋白质组学领域的研究。在就职于岛津研究所期间，日本科学家田中耕一根据自己的想法设计了基质辅助激光解吸离子化分析仪器，连同分析方法一起申请了专利并获得批准，这些产品已为公司创造了相当于超过1亿人民币的利润。由于对大分子物质质谱分析方法的贡献，芬恩博士与田中耕一共同分享了2002年的诺贝尔化学奖。

三、国内质谱技术研究现状

新中国成立初期，在精密科研设备进不来、国内地质勘探和核物理研究等领域又急需质谱设备的情况下，我国进行了质谱设备的仿制和创新，并取得了一些成果。20世纪80年代后随着国外进口限制的放开，由于进口仪器的性能优势较大且质谱仪器的专业性强、研发周期长，自主制造产品很难在短期内与进口产品达到同等水平，国内的质谱整机研究陷入低潮。

2000年以后，由于质谱设备的普及和质谱应用的大面积推广，国内很多仪器厂家开始以校企合作、产学研结合的方式进行质谱仪器的整机研发。目前国内在飞行时间质谱、单四极杆质谱、电感耦合等离子体质谱等领域已经有完善的商品化产品问世。

第二节 基本原理和仪器结构

一、基本原理

在经典的质谱仪中，样品引入装置可以将待测的样品间断或连续地引入离子源模块中；离子源通过不同的离子化方式将待测物转换为离子化状态；质量分析器构建规则电场或磁场，并基于不同质荷比离子不同的通过时间等原理对离子化的样本进行筛选；最终在离子检测器中转化为可识别的信号。

二、仪器结构

不同类型的质谱仪从外形设计到内部结构都可能有较大差异，但基于质谱的基本原理，其结构一般都包括样品引入装置、离子源、质量分析器和离子检测器。

（一）样品引入装置

早期的质谱一般以人工注射进样，而后逐渐发展为注射泵、蠕动泵为代表的连续进样，但这些进样方式都对质谱的推广普及有较大的阻碍。20世纪70年代出现的气相色谱-质谱（GC/MS）联用及后续出现的液相色谱-质谱（LC/MS）联用技术大大提高了质谱的易用性及检测通量，为质谱在临床诊断、食品、环境、制药、司法、生命科学等领域的应用铺平了道路。

1. 注射进样 对于单一化合物来说，可以通过注射泵直接注入质谱仪的离子源。

2. 色谱进样 对一些组分较复杂的混合物，需先将样品通过色谱分离成单一组分，再进入质谱仪。最典型的就是气相色谱或液相色谱通过接口与质谱连接。

（二）离子源

样本要进入质谱真空系统中被检测，必须经过离子化，因此离子源模块是质谱检测平台的重要组成部分。由于离子化方式的多样性及后续真空系统连接的多样性，离子源模块成为质谱技术专利较为集中的部分。目前商品化机型使用较多的离子源是电子电离、化学电离、电喷雾电离、大气压化学电离、大气压光学电离、基质辅助激光解吸电离和电感耦合等离子体电离等。

1. 电子电离（electron ionization，EI） 电子电离源又称EI源，是目前应用最广泛、技术最成熟的离子源，主要被用于挥发性样品的分析。EI的工作原理为：气相色谱或直接进样泵注入样品，汽化后的样品分子进入离子源仪器结构，由灯丝（F）发出的电子与样品分子发生碰撞使样品分子电离。

一般情况下，灯丝（F）与接收极（T）之间的电压为70 V，所有的标准质谱图都是在70 eV下做出的。在70 eV电子碰撞作用下，有机物分子可能被打掉一个电子形成分子离子，也可能会发生化学键的断裂形成碎片离子。由分子离子可以确定化合物分子质量，由碎片离子可以得到化合物的结构。对于一些不稳定的化合物，在70 eV的电子轰击下很难得到分子离子。为了得到分子质量，可以采用10～20 eV的电子能量，不过此时仪器灵敏度将大大降低，需要加大样品的进样量，而且质谱图不再是标准质谱图。

离子源中进行的电离过程是很复杂的过程，有专门的理论对这些过程进行解释和描述。在电子轰击下，样品分子可能通过不同途径形成离子：①样品分子被打掉一个电子形成分子离子；②分子离子进一步发生化学键断裂形成碎片离子；③分子离子发生结构重排形成重排离子；④通过分子离子反应生成加合离子；⑤同位素离子。这样，一个样品分子可以产生很多带有结构信息的离子，对这些离子进行质量分析和检测，可以得到具有样品信息的质谱图（图12-3）。

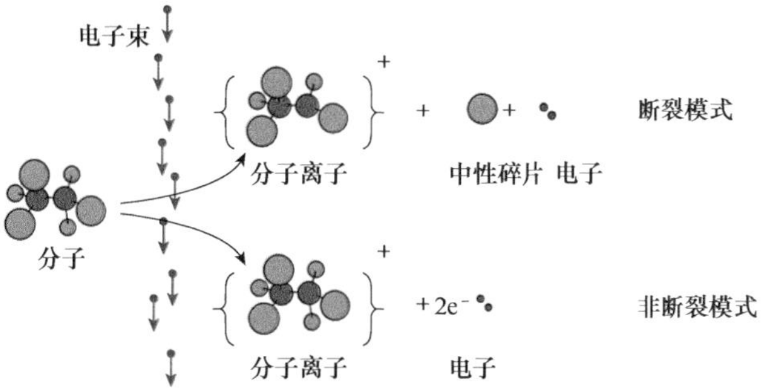

图12-3 电子电离过程示意图

GC/MS联用仪中都有这种离子源，其优点是：工作稳定可靠，离子源可以直接固定在真空腔内且不影响真空度，谱图结构信息丰富，有标准质谱图可以检索。其缺点是：只适用于易挥发、热稳定的有机物样品分析，并且有些化合物得不到分子离子。

2. 化学电离（chemical ionization，CI） 化学电离是质谱法常用的一种电离方式，依照反应的类型可分为正化学电离和负化学电离。化学电离的工作过程中要引进一种反应气体，可以是甲烷、异丁烷、氨等，引进气体的量比汽化样品要大得多。化学电离的工作原理为：灯丝发出的电子首先将反应气电离，被电离的反应气离子与被分析物分子发生分子-离子反应，从而使被分析物离子化。

正化学电离发生的分子-离子反应主要有质子转移反应、电荷交换反应、亲电加成反应；负化学电离发生的分子-离子反应主要有电子捕获反应、负离子加成反应等。

这种离子源一般用在GC/MS联用仪中，其优点是：可以得到较强的准分子离子峰，有利于分子质量的测定。其缺点是：只适用于易挥发、热稳定的有机物样品分析。另外，得到的谱图不是标准谱图，不能用于质谱检索。

3. 电喷雾电离（electrospray ionization，ESI） 电喷雾电离源是LC/MS联用仪中最常用的离子源，其工作原理为：样品通过液相色谱或直接泵入的方式进样，经高温、高电压的毛细管喷针喷出，形成带电液滴；在带电液滴被静电场吸向质谱入口的同时，通过吹送干燥或加热干燥的气体使液滴表面溶剂挥发、体积变小、表面电荷密度变大；当同种电荷之间的库仑斥力达到雷利极限时，液滴突破表面张力，爆裂为更小的带电液滴，称为库仑爆炸；这一过程不断重复，最终形成非常细小、呈喷雾状的液滴，此时液滴表面电场非常强大，最终使分析物离子化、带单电荷或多电荷。通常分子质量小于2000 Da时带单电荷或双电荷，大于2000 Da时带多电荷（图12-4）。

电喷雾电离的适用范围广，是最常用的软电离方式，既可作用于小分子化合物使之形成

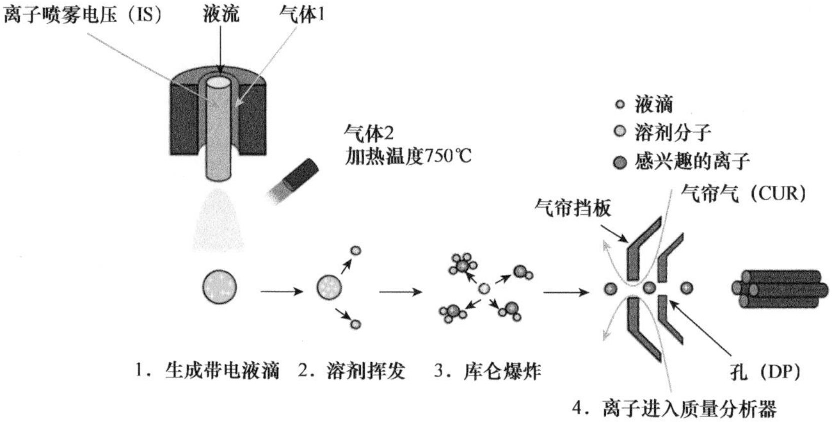

图12-4　电喷雾电离的基本原理

分子离子或双电荷离子，也可作用于分子质量较大的物质使之形成多电荷离子，非常适合与四极杆质量分析器或离子阱分析器搭配。电喷雾离子源对分子质量小、极性低的物质的离子化效率稍差一些。另外，因其耐盐能力低，所以对于样本的前处理要求较高。

电喷雾需要选择合适的溶剂。除了考虑对样品的溶解能力，溶剂的极性也需考虑。一般来说，极性溶剂（如甲醇、乙腈、丙酮等）更适合于电喷雾。

4．大气压化学电离（atmospheric pressure chemical ionization，APCI）　大气压化学电离是一种软电离技术，其结构和电喷雾电离大致相同，二者不同之处在于大气压化学电离喷嘴的下面放置一个针状放电电极。其工作原理为：通过放电电极的高压放电，使空气中某些中性分子电离，产生H_3O^+、N_2^+、O_2^+和O^+等离子，溶剂分子也会被电离，这些离子与分析物分子发生离子-分子反应，使分析物分子离子化。这些反应过程包括由质子转移和电荷交换产生正离子，质子脱离和电子捕获产生负离子等。

大气压化学电离有正、负离子两种模式。对于大多数分子，正离子模式产生很强的离子流，尤其是带有一个或多个氮原子的化合物（带有羧酸基和醇酸基酸性基团的化合物除外）。一般情况下，负离子模式比正离子模式产生的离子少，但也比正离子模式产生的化学噪声少，具有更好的选择性。

大气压化学电离用来分析中等极性可挥发性化合物，主要产生的是单电荷离子，分析的化合物分子质量一般小于1000 Da。用这种电离源得到的质谱很少有碎片离子，主要是准分子离子。

5．大气压光学电离（atmospheric pressure photo ionization，APPI）　大气压光学电离也是一种软电离技术，其工作原理为：利用光化学作用将气态的样品分子离子化，产生分子离子M^+；在质子溶剂的存在下，分子离子与氢原子结合产生$(M+H)^+$。

大气压光学电离只有少量的能量加在样品分子上，减少了样品分子的裂解。另外，氮气和溶剂分子的电离能高于光子能量，氮气和溶剂分子几乎不电离，减少了背景干扰。因此，大气压光学电离具有很高的选择性。

6．基质辅助激光解吸电离（matrix-assister laser desorption ionization，MALDI）　基质辅助激光解吸电离技术发展较晚，但在生物领域已发挥了重要作用。基质辅助激光解吸电离采用脉冲式的激光，可以在一个很微小的区域里，以极短的时间间隔（纳秒级）打在靶物上，能有效避免样品加热分解（图12-5）。

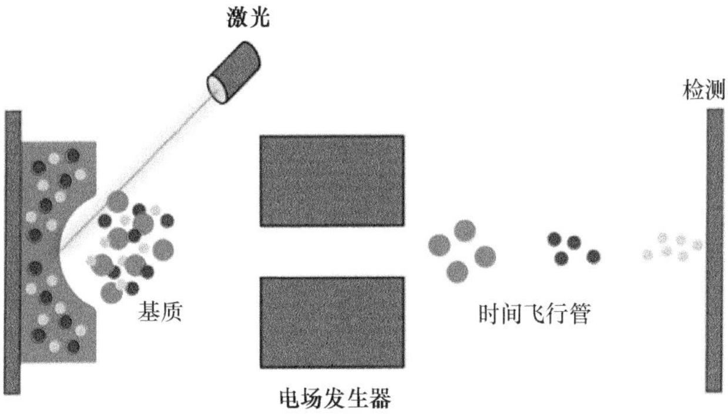

图12-5　基质辅助激光解吸电离的基本原理

工作原理为：将被测物（μmol/L级浓度）的溶液和基质（mmol/L级浓度）溶液混合；蒸发溶剂，被测物质与基质成为晶体或半晶体；用一定波长的脉冲式激光照射晶体或半晶体，基质分子能有效地吸收激光的能量，与样品分子一起蒸发到气相并使样品分子电离。常用的基质有2,5-二羟基苯甲酸、芥子酸等。

MALDI的特点：碎片离子峰少，有分子离子、准分子离子及样品分子聚积的多电荷离子，适合分析蛋白质、多肽、多聚糖等。

7. 电感耦合等离子体电离（inductively coupled plasma ionization，ICPI） 等离子体是不同于固体、液体和气体的物质第四态。物质由分子构成，分子由原子构成，原子由带正电荷的原子核和围绕着它的带负电荷的电子构成。当被加热到足够高的温度或其他原因，外层电子摆脱原子核的束缚成为自由电子，电子离开原子核，这个过程就叫作“电离”。物质就变成了由带正电荷的原子核和带负电荷的电子组成的一团均匀的“糨糊”，因此人们戏称它为离子浆，这些离子浆中正、负电荷总量相等，因此它是近似电中性的，所以就叫等离子体。

在电感耦合等离子体电离源中，当高频发生器接通电源后，高频电流流经感应线圈可产生交变磁场；氩原子（Ar）的外层电子在交变磁场的作用下能量不断增加，达到临界状态；特斯拉电圈释放电火花引发氩原子电离，释放出自由电子和氩离子；电子和离子在振荡的磁场中被加速，通过撞击引发链式反应，能形成氩等离子体，并呈火焰状放电（等离子焰炬）。自由电子及离子形成的电流在电阻作用下产热，可产生8000～10 000 K的高温（图12-6）。

ICP的工作原理为：待测样品一般以液态形式由蠕动泵引入雾化器雾化，产生气溶胶；通过雾化室筛选，粒径小于等于10 μm的气溶胶由氩载气引入系统，进入氩等离子体；当气溶胶经过氩等离子体的不同加热区时发生去溶剂、蒸发、原子化和离子化。在这个过程中，样品由液态气溶胶转变成固态颗粒，并蒸发转变成气体，最终以基态原子和离子形式存在，其成分与最初的溶液样品的元素组成一致。等离子体有足够的能量使一个电子脱离轨道形成一个自由离子。氩等离子体中的能量大约为15.8 eV，足以使元素周期表中绝大部分元素电离，大多数元素的第一电势为4～12 eV。

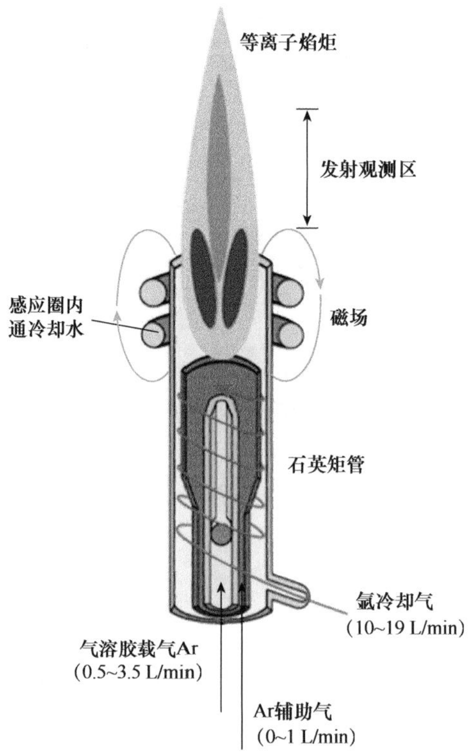

图12-6 电感耦合等离子体的原理

(三)质量分析器

质量分析器是依据不同方式将离子源中生成的样品离子按质荷比(m/z)的大小分开的仪器，是质谱仪的重要组成部件，位于离子源和检测器之间。质量分析器主要包括扇形磁场质量分析器、四极杆质量分析器、离子阱质量分析器、飞行时间质量分析器及傅里叶变换质量分析器。

1. 扇形磁场质量分析器 扇形磁场质量分析器包括单聚焦和双聚焦质量分析器，这两种质量分析器曾经是有机质谱的主体，现仍在继续发挥重要作用(图12-7)。

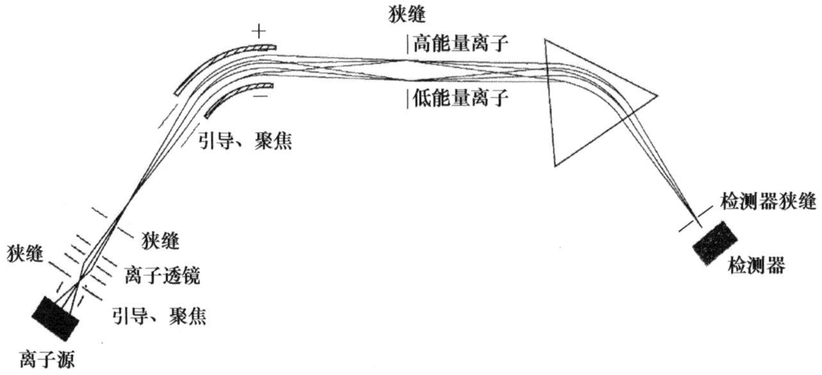

图12-7 扇形磁场质量分析器

在离子源形成的各种离子都被加速电压加速而获得动能：

$$zeV=\frac{1}{2}mv^2$$

式中，V为加速电压；v为离子被加速后的速度；ze为离子所带电荷（e为电子所带的电荷量，z为电子数）；m为离子质量。

被加速后的离子进入磁场，离子运动的方向和磁力线垂直。在磁场中，运动的离子如同电流，与磁场产生相互作用力。离子受磁场的作用力做圆周运动。离子所受的磁场作用力提供离子做圆周运动的向心力。

$$Bzev=\frac{mv^2}{r}$$

式中，B为磁场强度；r为离子的运动轨道半径。由上面两个公式可以得到

$$r=\frac{1}{B}\left(\frac{2mV}{ze}\right)^{1/2}$$

这样加速电压（V）为定值，通过磁场B的扫描，顺次记录下各质荷比离子的强度，从而得到所有m/z离子的质谱图。不同质量的离子具有不同的轨道半径，质量越大，其轨道半径也越大。这意味着磁场有质量色散的能力，可以单独用作质量分析器。

改变加速电压，离子的运动轨道半径也发生变化。当仪器的离子运动轨道半径（r）固定后，上面公式可以转换为

$$\frac{m}{z}=k\frac{B^2}{V}$$

式中，k为一个常数。

这表明，离子的质荷比（m/z）与磁场强度的平方成正比，而与加速电压成反比。若将加速电压固定，扫描磁场则可测出样品分子产生的各种质荷比（m/z）的离子。增加磁场强度可以使仪器的质量范围增大；降低加速电压也能达到相同目的，但仪器的灵敏度会有所下降。

事实上，离子在加速前，其动能并非绝对为零，而是在某一较小的动能值之内有一个差别。同一质量的离子，由于初始动能略有差别，加速后的速度也略有差别，因此它们经静磁场偏转后不能准确地聚焦于一点，也就是说静磁场具有能量色散作用。由于质量相同而动能略有差别的离子不能聚焦在一点上，仪器的分辨率不是很高。

为提高仪器的分辨率，通常采用双聚焦质量分析器，即在磁分析器之前加一个扇形电场。离子垂直进入扇形电场，受到与速度垂直方向的作用，改做圆周运动，当离子所受到的电场力与离子运动的离心力相平衡时，离子运动发生偏转的半径（r）与其质荷比（m/z）、运动速度（v）和静电场的电场强度（E）有下面关系：

$$zeE=\frac{mv^2}{r}$$

当电场强度一定时，r取决于离子的速度和质荷比。因此，扇形电场是将质量相同而速度不同的离子分离聚焦，只能使速度相同的离子进入扇形磁场的狭缝中，即具有速度分离聚焦的作用。进入扇形磁场后，通过磁场扫描可使不同离子按质荷比顺序通过出口狭缝进入检测器，从而实现速度与方向双聚焦。

2. 四极杆质量分析器 四极杆质量分析器由4根平行的圆柱形金属极杆组成，相对的极杆被对角地连接起来，构成两组电极。在两电极间加有数值相等、方向相反的直流电压

（DC）和数值相等、相位相反的射频交流电压（RF）。4根电极杆内所包围的空间便产生双曲线形电场。从离子源入射的加速离子穿过四极杆双曲形电场时，会受到电场作用，只有选定的*m*/*z*离子以限定的频率稳定地通过四极杆质量分析器，其他离子则碰到极杆被吸滤掉，不能通过四极杆质量分析器。只有碎片离子的共振频率与4根电极的频率相同时，才可通过四极杆到达检测器，改变扫描频率可使不同质荷比的离子通过。实际上在一定条件下，被检测离子（*m*/*z*）与电压呈线性关系。因此，改变直流和射频交流电压可达到质量扫描的目的，这就是四极杆质量分析器的工作原理。由于四极杆结构紧凑，体积小，扫描速度快，适用于色谱-质谱联用仪（图12-8）。

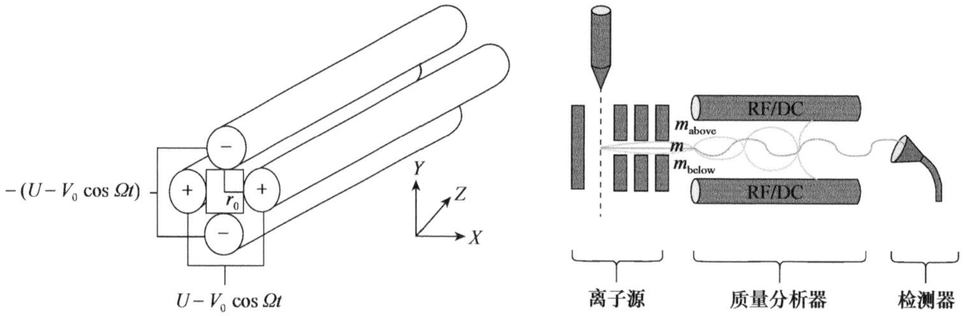

图12-8 四极杆质量分析器

*Z*轴表示离子进入四极杆的方向；*X*轴表示离子在横向的运动；*Y*轴表示离子在纵向的运动。*U*. 直流电压；V_0. 交流射频电压的振幅；*Ω*. 射频电压的角频率；*t*. 时间；r_0. 半径；*m*. 离子质量；RF. 射频；DC. 直流

优点：四极杆质量分析器是一种无磁分析器，体积小，质量轻，操作方便，扫描速度快，分辨率较高，适用于色谱-质谱联用仪。

应用：四极杆质谱仪是目前最成熟、应用最广泛的小型质谱仪之一。在气相色谱-质谱和液相色谱-质谱联用仪中，四极杆是最常用的质量分析器之一。在研究级应用中，常涉及质谱仪器多级串联系统（MSn），而四极杆质谱仪则是MSn中最常用的质谱仪类型之一，如三重四极杆串联质谱。

3. 离子阱质量分析器 离子阱质量分析器的工作原理为：由两个端盖电极和位于它们之间的类似四极杆的环极构成。端盖电极施加直流电压（DC）或接地，环电极施加射频电压（RF），通过施加适当的电压就可以形成一个离子阱。根据RF的大小，离子阱就可捕捉某一质量范围的离子。离子阱可以储存离子，待离子累积到一定数目后，升高环电极上的RF，离子按质量从高到低的次序依次离开离子阱，被电子倍增监测器检测。目前离子阱质量分析器已发展到可以分析质荷比高达数千的离子。离子阱在全扫描模式下仍然具有较高的灵敏度，而且单个离子阱通过期间序列的设定就可以实现多级质谱的功能（图12-9）。

离子阱质量分析器具有的优点如下：①单一的离子阱可实现多级串联质谱；②结构简单，性价比高；③灵敏度高，较四极杆质量分析器高10～1000倍；④质量范围大（商品仪器已达6000）。这些优点使得离子阱质谱仪在物理学、分析化学、医学、环境科学、生命科学等领域获得了广泛的应用。

4. 飞行时间质量分析器 飞行时间质量分析器的工作原理为：用一个脉冲将离子源中

的离子瞬间引出，经加速电压加速，它们具有相同的动能而进入漂移管，质荷比最小的离子具有最快的速度因而首先到达检测器，质荷比最大的离子则最后到达检测器（图12-10）。

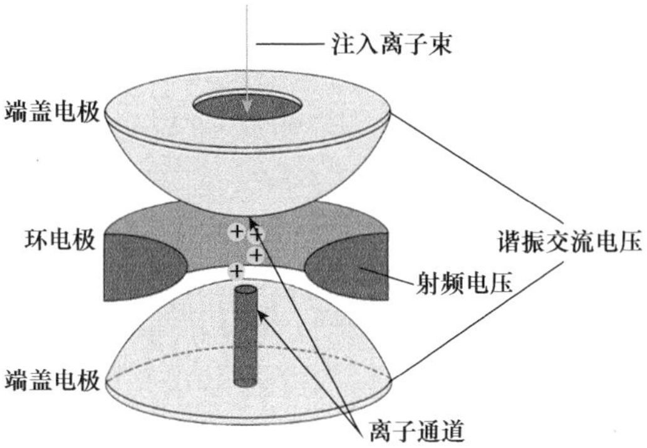

图12-9 离子阱质量分析器

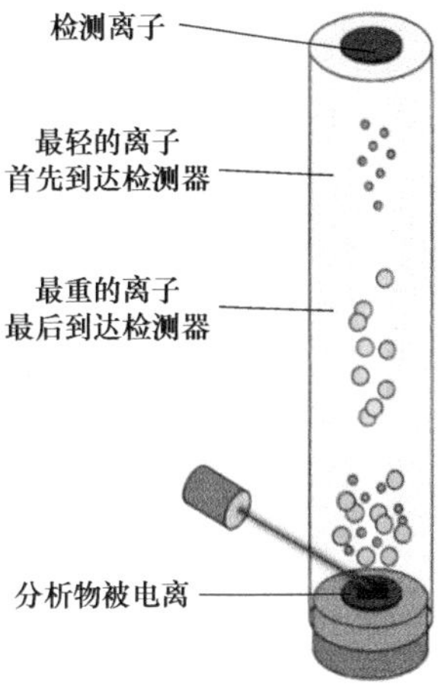

图12-10 飞行时间质量分析器

飞行时间质量分析器既不用电场也不用磁场，其核心是一个离子漂移管。离子源中的离子流被引入漂移管，在加速电压（V）的作用下得到动能，进入长度为L的自由空间（漂移区）。离子在漂移管中飞行的时间与离子质荷比的平方根成正比，对于能量相同的离子，质荷比越大，到达检测器所需的时间越长。根据这一原则，可以把不同质荷比的离子因其飞行速度不同而分离，依次按顺序到达检测器。漂移管的长度（L）越长，分辨率越高。飞行时间质量分析器有大的质量分析范围和较高的质量分辨率，尤其适合蛋白质等生物大分子分析。

飞行时间质量分析器具有的优点如下：①从原理可知，飞行时间质谱仪检测离子的质荷比是没有上限的，特别适合于生物大分子的测定；②飞行时间质谱仪要求离子尽可能“同时”开始飞行，适合与脉冲产生离子的电离过程相搭配，适用于脉冲离子化方式（如MALDI）的大分子质量多肽、蛋白质的分析；③扫描速度快，适于研究极快的过程；④结构简单，便于维护。

5. 傅里叶变换质量分析器 离子回旋共振傅里叶变换质量分析器的工作原理为：将离子源产生的离子束引入离子回旋共振结构中，随后施加一个涵盖了所有离子回旋频率的宽频域射频信号。在此信号的激发下，所有离子同时发生共振并沿着一个半径逐渐增大的螺旋形轨迹运动。当运动半径增大到一定程度之后停止激发，所有离子都同时从共振状态回落，并且在检测板上形成一个自由感应衰减信号，即像电流（image current），被电学仪器放大和记录。得到的像电流是包括了所有离子自由感应衰减信息的时域信号，在经过傅里叶变换以后就可以获得一个完整的频率域谱。而离子的质荷比与其共振频率具有一一对应关系，因此我们可以方便地得到通常的以质荷比为横坐标的质谱图。

傅里叶变换质量分析器具有如下特点：①傅里叶变换质谱的分辨率极高，远远超过其他类型质谱；②可完成多级（时间上）串联质谱的操作，可提供高分辨率的数据，因而信息量更丰富；③一般采用外电离源，可采用各种电离方式，便于与色谱仪联机；④灵敏度高，质量范围宽，速度快，性能可靠。

（四）离子检测器

1. 电子倍增器 当离子电流＜10^{-15}A时需要用二次电子倍增器检测，其工作原理为：由质量分析器引入具有一定能量的离子束，轰击多级Cu-Be电极活性表面，发射出大量的二次电子，在加速电压的驱使下，电子依次撞击其他倍增电极片，由于撞击和发射位置不是在同一个点，因此这些二次电子连续倍增，并将离子流转化为电子流，放大倍数可达10^4～10^8，然后再用直流计数测量或脉冲计数测量电子流强度。

2. 闪烁光电倍增器 闪烁光电倍增器也称戴利倍增器，因1960年戴利（Daly）首次使用闪烁晶体和光电倍增管检测带电粒子而得名。其工作原理为：入射离子先打到一个离子电子转换电极上，产生并发射离子强度相对应的电子，再由电子去轰击一块闪烁晶体，使其产生和电子强度相对应的光子，最后通过光电倍增管放大光信号，以实现离子信号放大功能。其具有高增益、低噪声、线性好等特点，且光电倍增管位于仪器真空系统外面，易于更换。

光电倍增器是将微弱光信号转换成电信号的真空电子器件，能在低能级光度学和光谱学方面测量波长200～1200 nm的极微弱辐射功率。光电倍增管倍增方式又分打拿极和微通道板（microchannel plate，MCP）两种，质谱仪大多采用打拿极型。

打拿极型光电倍增管由光阴极、倍增级和阳极等组成，用玻璃封装，内部高真空，其倍增级又由一系列倍增极组成，每个倍增极工作在前级更高的电压下。打拿极型光电倍增管接收光的方式分为端窗和侧窗两种。打拿极型光电倍增管的工作原理为：光子撞击光阴极材料，克服了光阴极的功函数后产生光电子，经电场加速聚焦后，带着更高的能量撞击第一级倍增管，发射更多的低能量电子，这些电子依次被加速向下级倍增极撞击，导致一系列的几何级倍增，最后电子到达阳极，电荷累积形成的尖锐电流脉冲可表征输入的光子。

MCP光电倍增管均为端窗光电倍增管，适于受照面积大时应用。典型MCP光电倍增管的组成包括入光窗、光阴极、电子倍增极和电子收集极（阳极）等。

三、质谱仪的主要性能指标

1. 质量范围 质量范围是指质谱仪所检测离子的质荷比范围。对单电荷离子而言，就是指离子的质量范围。在检测多电荷时，所检测的离子根据其带多少个电荷而扩展其质量范围。

2. 分辨率 分辨率是指质谱仪区分两个质量相近的离子的能力。

3. 灵敏度 灵敏度表示质谱仪出峰的强度与所用样品量之间的关系，即表示对所选定的样品在一定的分辨率情况下，产生一定信噪比的分子离子峰所需的样品量。

四、基于质谱平台的方法学开发与注意事项

质谱作为临床检验领域小分子定量的新兴方法，其准确性、特异性、灵敏度都有明显的优势。但是目前掌握该方法的医院及第三方检验机构数量有限，有的采用注册的试剂盒，也有的自建方法学用于临床检验，且未能形成行业公认的质量控制体系。因此，严谨的方法开发、性能验证流程及合理的质量控制手段显得尤为重要。质谱检测方法应该考察的性能指标主要有：①样本采集、储存与运输条件；②内标（internal standard，IS）的选择；③标准品与质控品配制过程中基质的选择；④基质效应的验证；⑤样本前处理方法的回收率考察；⑥检测限、定量限、线性范围；⑦准确性、精密度、干扰、稳定性；⑧正常值参考范围及临

床可报告范围。

质谱方法学开发中应重点注意内标的选择、标准品与质控品配制过程中基质的选择及基质效应的验证。

为确保检测的准确性，所有质谱的定量分析都应该使用内标，并在分析程序初始时添加，以纠正在质谱仪分析之前和分析中可能出现的变异。例如，萃取中出现的分析物损耗和电离效应的变异在无法获得稳定同位素内标的情况下，使用待测物的类似物作为内标是完全可以的，但其应该符合如下条件。

（1）与待测物的色谱保留时间基本相同，化学结构和物理化学性质相似，但并非要求完全一致。

（2）非内源性（或体内）物质，也不能是日常摄入物质，如维生素类物质。

（3）可与待测物区分开的物质，如可通过用色谱分离或不同的质荷比（母离子和子离子对）与待测物区分。

（4）其杂质（不纯度）成分对待测物分析所造成的干扰在允许的浓度范围以内，如小于最低定量浓度的20%。

（5）与待测物之间表现出相同程度的基质效应。

此外，在使用待测物的类似物为内标时，应避免选择“分析物＋羟基”或“分析物脱掉羟基”的类似物。因为羟基在电离过程中很容易丢失，产生与分析物相同的产物。建议选择的内标浓度为10～50倍的最低检测浓度；但样品中过多的内标也会产生离子抑制或增强效应。这表明尽管使用内标，在特殊条件下，也并不能完全保证检测的准确性，尤其是在样品制备和分析涉及多个过程或步骤时。因此，内标特别是类似物内标的性能应进行充分的验证。

使用稳定同位素内标，建议如下。

（1）即使使用稳定同位素标记的内标，也应该进行基质效应评估。在一定条件下，分析物与稳定同位素标记的内标比值也会出现不恒定性。

（2）与碳原子和氮原子相比，氘原子在质谱仪气相反应中可发生氢氘交换，导致内标响应变化，最终会导致测量结果有误差。

（3）特殊情况下，实验室可以使用比待测物的质量数多2 amu（“amu”为原子质量单位）的同位素内标分析物；但常规情况下，对于质量数小于1000 amu的分析物，标记的稳定同位素质量数比待测物的质量数至少要大3 amu。

临床实验室常用于液相质谱分析的样品类型包括全血、血清、血浆（各种类型）、尿液和唾液。质谱方法的验证应尽可能地使用与测试样品相同的样品基质。不同基质的样品对于不同的质谱方法存在不同基质效应，可能影响检验结果的准确性。

基质效应主要是评估待测样品的基质（而非分析物本身）及其特性对特定测量方法和测量结果的影响。引起基质效应的物质可以是内源性的（如盐、脂质）或外源性的（如聚合物、抗凝剂和某些样品管中的分离凝胶）。基质效应会影响测定方法的准确度和灵敏度，所以基质效应评估是方法开发和验证中的重要环节。尤其是对于使用非稳定同位素标记为内标的方法，基质效应评估至关重要。

基质效应的存在取决于方法、分析物和基质的特异性。我们应该始终假设基质效应的存在。存在基质效应并不意味着某方法或某样品类型不能被应用于临床检测，只要使用合适的内标（即分析物和内标存在相同程度的基质效应）来校正基质效应检验结果，并验证方法的灵敏度和准确度在可接受范围内，则认为该方法/样品类型仍然有效可用。但如果分析物和内标存在不同程度并超过特定允许范围的基质效应，则该内标不能起到校正的作用，从而不能作为该分析物的内标使用。如果验证过程中发现样品存在基质效应，应考虑以下情况。

（1）如果基质效应在特定的允许范围内，但内标不能完全校正基质效应，应将基质效应所造成的偏差计入总允许误差内。

（2）如果基质效应超出特定的允许范围，且内标不能完全校正基质效应，则需要改进检测方法以减少或消除基质效应，如改善样品前处理方法、优化HPLC（色谱柱/流动相）和电离条件等。

（3）如果分析物与校准物存在相同程度的基质效应，则该校准物可用，否则需另外选择与分析物基质或基质效应相同的校准物。最佳的校准物，其基质应该与患者样品基质相同；但通常情况下，校准物常与患者样品的基质不同，如用有机溶剂制备的校准物，或者用非患者样品稀释的商业化标准品。对此校准物需要进行回收实验以验证制备的校准物与患者样品是否存在相同程度的基质效应。

关于质控物，有以下几点建议。

（1）质控物的基质和成分应尽可能接近患者样品。

（2）如使用混合患者样品，应避免溶血、黄疸和血脂样品，以及某种对测量方法存在潜在干扰药物的患者样品。

（3）如使用活性炭处理的人血清时，已改变了的基质和残留的活性炭可能会对测定产生干扰。

（4）要标明稳定期限和储存条件。

（5）根据冻融实验的结果，标明允许的最多冻融次数及解冻的标准操作规程。

（6）如果质控物和校准物是用同一标准品制备的，则必须分批制备。不可将同一批制备的标准溶液既用作质控物又用于校准物制备，因为一旦出错，不能反映校准溶液配制或质控物制备过程中出现的失误或误差。

（7）如果使用商品化（生产厂家来源）质控物，则必须遵循厂商提供的有关使用和储存条件。如果实验室修改了厂商所提供的测量程序或存储条件，则应进行验证且通过后才能使用。

（8）无论质控物是自制的还是购买的，都应根据方法的精密度和临床具体需要来建立质控的可接受范围或失控规则。

除此之外，如果项目是应用于临床，还应充分考虑检测的临床意义及参考值范围的制定。

第三节 发展趋势

近年来，随着质谱技术的快速发展，离子源技术及质量分析器技术的变革，质谱仪器设计的快速改进，质谱仪成为化学分析领域尤其是生命科学领域非常有效的一种分析工具。得益于质谱技术的发展，过去几十年来，许多临床检测实验室已经陆续引进质谱技术并逐渐取代了部分传统的检测方法，使得生化检验结果更加准确可靠，对临床诊断的参考意义进一步提升；检测方式不再是一次分析只针对一种代谢物、一种疾病，而是一次分析可针对多种代谢物、多种疾病。正是质谱技术在生化检验中的优异表现，进一步促进了质谱技术在临床检验中的迅速发展。随着质谱临床应用范围的继续扩大，质谱现在几乎被应用于临床实验室的所有领域。这项技术的进步及新应用的发展会加速将质谱技术纳入更多的医学领域。

一、多组学研究与精准医学

代谢组学、脂质组学和蛋白质组学及使用质谱对临床样品进行的其他组学分析是一个新的令人振奋的研究领域，可能会对临床实验室产生广泛的影响。这些技术的目标是使用非靶向方法捕获数百种或数千种化合物的有关生物分子的信息。非靶向方法通常被用于发现阶段，以比较来自两个不同人群（如健康人群和患病人群）的样品。一旦鉴定出可以区分这两个种群的分子，就可以使用靶向方法表征这些特异性生物标志物分子的变化。代谢组学的一种特别新颖的方法是使用稳定的同位素来追踪患病和健康细胞中能源的代谢命运。质谱技术以其高灵敏度、高特异度和高通量的能力能满足组学对复杂的生物标本分子组成及相互关系研究的需求。精确诊断是精准医疗的重要前提，作为生物样本内小分子分析的金标准，质谱技术是精准诊断实现过程中不可或缺的工具，也是临床检验技术重要的发展方向。

（一）质谱技术是蛋白质组学研究和临床应用的关键技术

通常，基因组学被认为是检测个人健康或疾病状态的选择方法。它是检测遗传差异的有效方法，但是不能提供表型水平的信息。蛋白质作为直接参与细胞生物学过程的大分子，是生理功能的执行者和生命现象的直接体现者，蛋白质水平的变化直接反映了生命在生理或病理条件下的变化，可以精准地预测疾病的状况和进展，蛋白质被认为是“主力军”，因此可以很好地衡量个体的（病理）生理状态。由于质谱在研究蛋白质组学中所具有的高通量、高灵敏度和较大的动态范围等优势，质谱技术已经成为蛋白质组学研究中不可缺少的研究手段。

临床蛋白质组学中有两种策略可以识别生物标志物：一是经典策略，使用电泳技术分离蛋白质和多肽混合物然后进行质谱鉴定；二是利用质谱技术分析样品的完整质谱图，以获得可以用作疾病“指纹”的完整蛋白质/肽谱。质谱可以在蛋白质组层面对某种疾病进行整体而全面的分析，包括蛋白质翻译后修饰和源自基因组畸变的变体，一次质谱分析可以同时准确测定数十种蛋白质，实现多项指标联合检测的目的；质谱通过测定目标蛋白的特异性肽段（即一段氨基酸序列）的水平来准确地表征目标蛋白的水平，其特异度更好。这些优势不仅巩固了基于质谱的临床蛋白质组学在标志物开发方面的优势，还加速了其向常规分析和临床实践的转变。

甲状腺球蛋白的测定是一个临床实例，与传统的免疫测定相比，质谱法可提供更高的测定质量。甲状腺球蛋白用于评估治疗效果和甲状腺癌的复发。但是，免疫测定会受到抗甲状腺球蛋白自身抗体的影响，从而导致甲状腺球蛋白测量值错误地降低。使用肽特异性免疫捕获的胰蛋白酶消化，对甲状腺球蛋白特异性肽的LC-MS/MS定量分析能够克服抗甲状腺球蛋白自身抗体的干扰。基于质谱的方法还被认为可以克服由异源抗体引起的干扰，这些干扰可能导致免疫测定中甲状腺球蛋白的测定错误增加。

（二）质谱技术是检测代谢物类标志物的最佳技术

代谢组学作为生物样本中小分子代谢物定性、定量研究的有力工具，已经成为注释基因功能，揭示细胞受外源性刺激后产生的各种内源性生理、生化反应的主要手段，并被广泛用于各个研究领域，包括生命科学、疾病诊断、药物研发、营养学、毒理学、环境学及植物学等领域。

代谢物可作为生理或病理状态的重要指标，并有助于了解疾病的发生和进展，有可能成为疾病早期诊断、评估治疗效果和生存率的有效指标。代谢组学研究主要有两种策略，即靶向分析和代谢物图谱分析。靶向分析是指对特定分析物的鉴定和量化；代谢物图谱分析又称为靶向或整体分析，是比较相似样品中未量化的代谢谱对疾病或外来刺激的不同反应特征。质谱平台能对生物体中数百种至数千种代谢物进行灵敏且可重现的检测，基于质谱的代谢组学检测超出了常规化学分析和代谢表型分析的范围，是代谢物类标志物检测的最佳平台，其在疾病发病机制研究和临床诊疗中有广阔前景。

二、原位电离质谱技术与快速检测

近年来，原位电离质谱技术（ambient ionization mass spectrometry，AIMS）已成为质谱学中发展很快、很热门的研究方向。原位电离质谱技术是指能够在大气压敞开式环境中，不需或者只需极少样品预处理，即可使样品中的目标分析物快速离子化的质谱分析技术。与传统的电离技术相比，原位电离质谱技术是新一代的样品离子化技术，具有简单、原位、快速、高通量等特点，是质谱分析新的发展方向。

原位电离质谱是美国普渡大学的库克斯（Cooks）课题组于2004年提出的一种能在常压敞开条件下直接对复杂基质中的样品或样品的表面目标物进行直接离子化分析的新型质谱技术，之后得到迅速的发展。目前，国内外学者已开发了数十种原位电离质谱技术，其中也有不少离子化技术已经商品化，如解吸电喷雾离子源（DESI）、实时直接分析电离源（DART）、MALDI离子源等。随着商品化离子源的使用和推广，AIMS技术在各学科和领域的应用也将越来越广泛。

目前，AIMS涵盖的种类已有30余种，最早发展的两种常压电离源分别是DESI和DART。斯坦福大学的扎雷（Zare）和布鲁克斯（Brooks）等通过分析40对正常肿瘤测试了DESI-MSI在核心组织透明细胞肾细胞癌（ccRCC）评估中的可行性，他们使用23个配对样本建立了一个预测模型，并在17对独立测试集上验证了其性能。他们发现DESI-MSI能够区分ccRCC和正常组织，准确率为85%，证明了它作为一种改进术中手术切缘阳性检测方法的前景。

大气压/基质辅助激光解吸电离（AP/MALDI）技术于2000年发展起来，其具有易于在大气压条件下进行样品导入和样品处理，以及分析挥发性分子的能力。将具有超高空间分辨率的AP/MALDI源与Q Exactive HF轨道质谱仪结合使用，可通过MALDI、激光喷雾电离（LSI）和基质辅助电离（MAI）对样本进行高分辨率原位分析。对肽和蛋白质标准品、组织提取物和组织切片进行了全质谱、靶向质谱/质谱、数据依赖采集（DDA）和并行反应监测（PRM）采集，以深入表征各种生物分子。总体而言，AP/MALDI-Q-Orbitrap是一种快速扫描仪器，不需修改仪器即可执行多种类型的电离和多种采集模式（图12-11）。

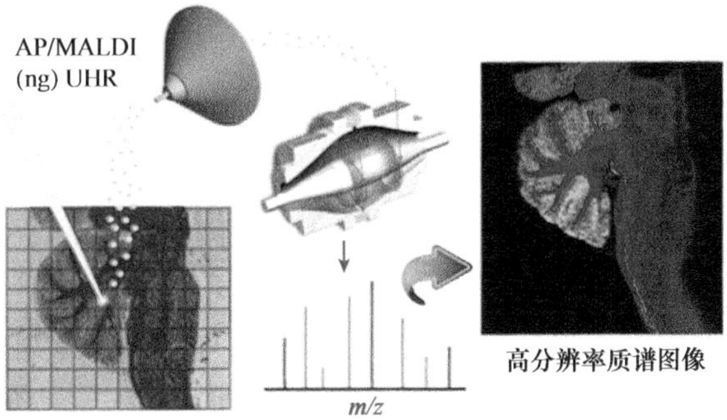

图12-11 大气压/基质辅助激光解吸电离的原理（引自Chen et al.，2018）
UHR．高分辨率（ultra high resolution）

之后纸喷雾电离技术（PSI）于2010年由库克斯（Cooks）与欧阳（Ouyang）研究组提出，并备受关注。该技术首先将样品（固体或液体）加载在纸基质表面，然后采用高压电驱动的形式使溶剂将复杂样品中的化合物溶解、迁移和电离，并在纸的尖端产生电喷雾，最终通过质谱进行实时在线检测，该分析技术有效加快了质谱分析的速度，经济高效，操作简便，已被用于血样、尿样、食品、生物组织样品、藻类等样品中化合物的分析检测，同时也在化学反应过程的研究中起到了重要作用。扎雷（Zare）课题组报告了使用三角形切割的特氟隆基材以喷雾质谱的形式代替纸张的情况，证明了其在血清、唾液和尿液中分析生物样品中的代谢组学或脂质组学谱中的实用性。

随着原位电离质谱技术的发展，将会有更多、更简易的方法应用于各类物质的快速检测。但上述原位电离质谱方法多与大型分析仪器设备联用，在一定程度上限制了现场快速检测的应用。因此，便携式设备的开发应用成为科研人员研究的重点。

三、样本处理自动化

（一）样本前处理的重要性

样品前处理，也称样品预处理，是指将样品分解，使被测组分定量地转入溶液中以便进行分析测定的过程。一个完整的样本分析过程，从采样开始到写出分析报告，大致可以分为4个步骤：样本采集、样本前处理、分析检测、数据处理与报告结果。统计结果表明样本前处理占用了相当多的时间，有的可以占有全程时间的70%，甚至更多，比样本本身的检测分析多近一半的时间，并且主要的分析误差也是来自样品前处理环节。选择一种合适的样本前处理方法非常重要，因此近年来样本前处理方法和技术的研究引起了分析学家的关注。各种新技术与新方法的探索和研究已经成为当代分析化学的重要课题与发展方向之一，快速、简便、自动化的前处理技术不仅省时、省力，而且可以减少由于不同人员操作及样本多次转移带来的误差，同时可以避免使用大量有机溶剂并减少对环境的污染，样本前处理技术的深入研究必将对分析化学的发展起到积极的推动作用。

（二）样本处理自动化的优势

实验室自动化是检验医学的发展趋势。样本处理自动化系统具有以下几个方面的优势：

①提高效率，替代人工日复一日烦琐冗陈的工作，缩短标本的检测周期。以往患者样本送达实验室后，要经过样本核对、编号、离心、开盖、分拣等过程，然后手工装载到各分析仪器检测，整个样本前处理过程所需时间较长；而启用样本处理自动化系统后，机械化操作可以增加样本处理通量，提高样本分离及纯化的灵敏度，使结果更准确可靠、报告更及时。②实现样本检测流程节点实时监控。样本进入实验室后，通过样本核收，记录样本流进入实验室核收登记时间；进入流水线后，通过各监控节点记录具体的进线时间和处理过程等信息，能有效保障急诊、复检样本和常规样本按时检测并报告，避免超时检测。③减少差错率，降低样本处理误差。样本编号、离心、吸取样品是最容易发生差错的操作步骤，而样本处理自动化系统由于使用实验室信息管理系统，如条形码识别和其他计算机软件系统对标本检测项目及与之相应的标本编号、标本种类、检测结果予以确认，并可以对可疑或指定的某项目自动进行重复测定。整个样本前处理全程自动化，不需人工干预，这样可以最大限度地减少甚至杜绝由样本编号、转移、运送等环节所引起的检测结果错误。④减少实验室的生物污染。以往患者样本送到实验室编号离心后，必须手工开盖，此时离心过程中形成的气溶胶很容易溅出，导致潜在的污染；启用样本处理自动化系统后，样本从核收、装载、运送、离心后开盖、分杯滴注，然后由自动传送装置将样品转运到分析仪进行检测，减少了实验室的生物污染和实验人员被感染的危险，有效避免了生物安全相关事故。

（三）样本处理自动化系统的发展趋势

目前在临床试验中，使用样本处理自动化系统可做的项目有：串联质谱法新生儿筛查样本前处理（适用于血斑）；串联质谱法检测脂溶性维生素（适用血清）。之后样本处理自动化系统也可应用在血药浓度监测、胆汁酸检测、激素类检测等方面。

质谱技术作为一种多功能的新型的检测技术，硬件已完全商品化，虽然其功能非常强大，但方法学和质量管理体系是检测结果及应用的关键。同一台仪器，如果样品处理方法不同，检测的准确性和灵敏度会有很大的差异。这对传统的医院、检验实验室或检验人员来说都是一种新的挑战，但同时也是一种新的发展机遇。在方法学开发优化的过程中，还需要在质谱检测数据的判断标准、临床范围的建立、技术方法的掌握与人员培训、质量控制体系的建立等方面严格把控，要求具备完善的实验室管理体系和质量保证体系，对每一种方法均进行严格的性能验证。

思 考 题

1. 液相色谱-三重四极杆质谱（LC-MSMS）有哪些应用？
2. 飞行时间质谱有哪些应用？
3. 试述离子阱质量分析器的工作原理和特点。
4. 试述飞行时间质量分析器的工作原理和特点。

（弭兆元、景叶松）

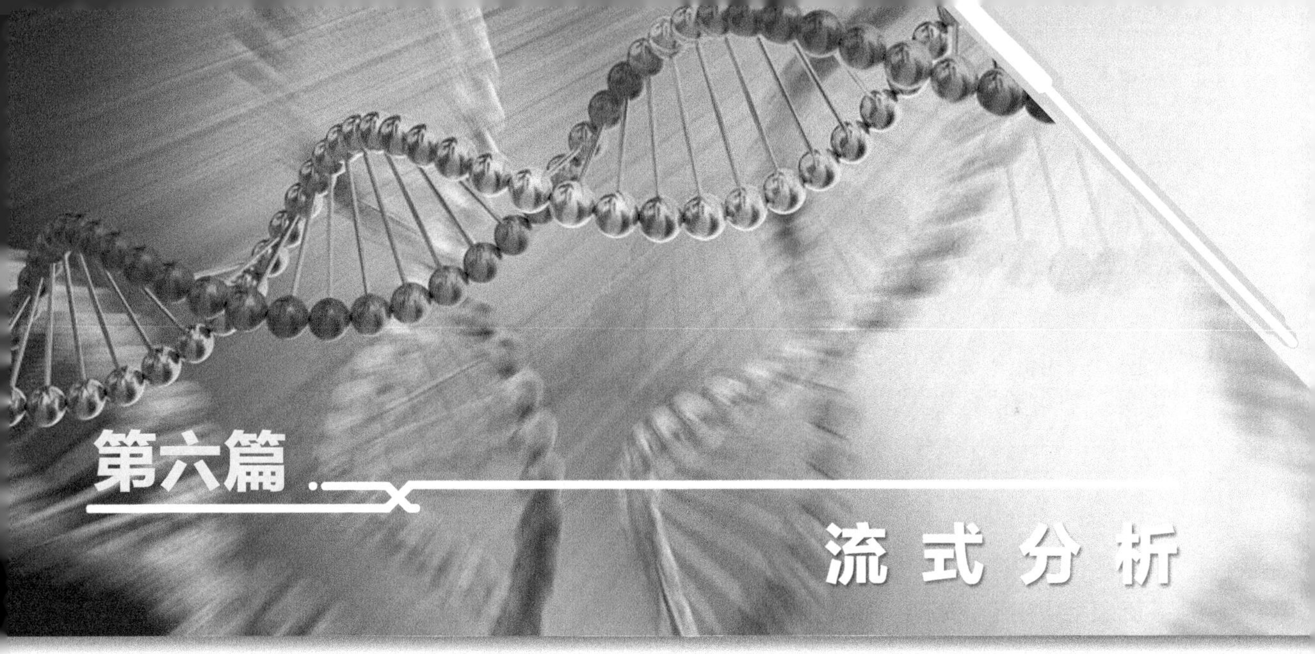

第六篇 流式分析

流式分析的靶标为单细胞悬液或颗粒，每秒最快分析上万个细胞，同时获得多种细胞参数，并能附加细胞分选功能。早期流式细胞仪的一个例子是库尔特计数器。在这个装置中，当细胞进入有电流的小孔时，由于细胞的导电性弱，电流减少，检测电流的变化即可计算每秒通过孔板的细胞数。由于可以测量体积流量，因此也可以确定每毫升样品的细胞或颗粒数。流式细胞仪的灵敏度高、准确性好，单细胞携带50个以上荧光分子便可被检测，已经被广泛应用于细胞亚群分型、细胞活性分析、细胞抗原半定量及分泌因子完全定量等诸多应用场景。

一、细胞亚群分型

利用特异性抗体标记细胞表面抗原，通过流式分析可以进行细胞亚群分型，为临床疾病诊断、发病机制探索、微小残留病监测提供帮助。

正常情况下，人体内的T淋巴细胞和B淋巴细胞百分数及CD4/CD8的值是一定的；但是当人体免疫系统出现问题时，二者比值就会发生变化。因此，一些免疫缺陷性疾病就可以通过检测CD4/CD8值的变化来判断。例如，正常状态下，CD4/CD8一般为2/1，但是当患有类风湿性关节炎等自身免疫性疾病时，流式检测的二者比值就会升高；当患有艾滋病或者其他肿瘤时，流式检测的二者比值就会下降。此外，流式分析还能利用多种荧光染料的不同特性，检测自然杀伤（NK）细胞对靶细胞的杀伤作用。

二、细胞活性分析

使用碘化丙啶（PI）荧光染料，通过流式细胞仪能够检测细胞增殖指数，分析早期细胞癌变，进而指导化疗及监测微小残留病。研究表明，细胞在癌变过程中，其DNA含量会随之发生改变，即DNA含量变化是恶性肿瘤细胞的特异性标志。能通过流式分析检测DNA含量（增殖指数）而对癌变过程做出判断，有助于癌前病变的早期判断。

基于流式分析的细胞毒试验也是抗肿瘤药物的基本评价方法。临床上也常使用不同的抗肿瘤药物对肿瘤细胞进行体外杀伤，然后通过流式DNA直方图统计细胞凋亡率，从而筛选出最为有效的治疗药物。

三、细胞抗原半定量

在基础医学和分子药理学领域，利用多色荧光、单克隆抗体，通过设置阴性对照、同型对照，采用流式分析可以方便地并行检测细胞表面受体、细胞内功能蛋白及其磷酸化修饰，进而探讨细胞信号通路。出血性疾病、心血管疾病及自身免疫性血小板减少症的病理过程与血小板相关，使用流式细胞仪检测全血中血小板表面相关标志物，能够评估血小板功能。

四、分泌因子完全定量

流式细胞仪最初只能分析细胞携带的信号，为了解决液体中分泌因子定量的难题，发展了流式微球技术。流式微球可以用于医学上人体器官移植后的排斥反应检测，该检测方法通常从以下两个方面进行：①检测器官受体的血型与器官供体的同源性，即检测二者血清中是否有相同的抗体；②检测移植后受体的免疫状态。此外，使用微球芯片高通量并行检测白细胞介素-1β（IL-1β）、IL-2等12项细胞分泌因子，能够：①预警细胞因子风暴，区分细胞因子风暴的三种免疫状态，即全身炎症反应综合征（SIRS）、代偿性抗炎反应综合征（CARS）和失代偿性炎症反应综合征（MARS）；②诊断早期感染；③鉴别细菌/病毒感染；④预警程序性死亡受体-1（PD-1）治疗和嵌合抗原受体T细胞免疫治疗（CAR-T）细胞因子释放综合征（CRS）的发生；⑤辅助诊断噬血细胞综合征；⑥指导临床激素和抗炎药的应用。

第十三章 流式细胞术

第一节 发展历史

1934年，摩尔多瓦（Moldavan）利用充满流动细胞的玻璃管和光电探测器在显微镜下测量红细胞，虽然可以观测到通过视野的细胞并能被光电探测仪器记录，但细胞阻塞等一系列问题始终难以突破。

1940年，孔斯（Coons）提出用结合荧光素的抗体去标记细胞内的特定蛋白。

1949年，库尔特（Coulter）设计了一种流体中悬浮粒子的计数方法，并申请了专利。库尔特计数原理的问世开创了血细胞分析自动化时代。

1950年，卡斯佩松（Caspersson）使用显微分光光度计在紫外线和可见光光谱区检测了细胞。

1953年，泰勒（Taylor）应用分层鞘流原理，成功地设计出了红细胞自动计数器。鞘液作为辅助样本流动的基质液，包裹在样本流周围，使样本保持处于喷孔中心位置，保证了检测的精确性，同时又防止了样本流中的细胞形成堵塞。

1953年，帕克（Parker）和哈琴（Hutcheon）设计了一种全血单细胞分析装置。该装置先将全血细胞染色，然后让细胞悬液通过一个细玻璃管，同时用外源光照射流经玻璃管的细胞。染色后不同细胞所发出的散射光不同，收集这些光，并经滤光片处理，再分别由两个光电转换器将光信号转换为电信号，由计数电路分别计数。

1965年，卡默特斯基（Kamemtsky）用紫外吸收和可见光散射两个参数同时测量未染色细胞，获取细胞中核酸的含量和细胞大小参数，奠定了多参数流式细胞测量的基础。

1967年，迪利亚（Dilla）和阿拉莫斯（Alamos）采用层流流动室和氩激光器，开发出了液流束、照明光轴、检测系统三者相互垂直的流式细胞仪，这成为目前各种流式细胞仪的基础。

1969年，遗传学家赫岑伯格（Herzenberg）与戈德（Gohde）合作，将显微镜技术与流式细胞仪结合起来测量细胞关联的荧光，这为细胞分析领域带来了脱胎换骨的变化。同年，富尔怀勒（Fulwyler）利用静电墨水喷射液滴偏转技术，建立了流式细胞分选术。

20世纪70年代，科勒（Kohler）和米尔斯坦（Milstein）提出了单克隆抗体技术和荧光标记技术，为特异研究和分析细胞提供了良好的基础。

1979年，我国国家科学技术委员会将研制国内第一台激光流式细胞仪提升为重点项目。1981年，我国第一台三参数激光流式细胞仪诞生。1985年后，我国积极研发并侧重升高流式细胞仪的灵敏度、信噪比，配套了计算机四参数软件，同时开始了流式细胞分选仪的研制和开发。

第二节 基本原理和仪器结构

一、基本原理

流式细胞术（flow cytometry，FCM）是指利用流式细胞仪（flow cytometer）快速表征细胞或颗粒的物理、生物特性，并能根据这些特性精确分选细胞的一种生物技术。流式细胞术数十年来飞速发展，已经交叉融合物理、化学、数学、计算机、生物信息学、细胞与分子生物学、细胞遗传学、生物医学及生物技术等诸多学科，是多学科高度发展及融合的高技术产物，如今仍然是非常重要的前沿生物技术。

流式细胞仪的基本原理为：直径0.2～150 μm的悬浮颗粒（细胞）流过流动室的测量区域时，特定波长的激光束照射高压驱动液流中的颗粒（细胞），多个接收器接收产生的散射光和荧光信号，根据信号的强弱波动就能检测出每个颗粒（细胞）的物理、生物学特性，这些特性可以是细胞大小、活性、核酸、酶及抗原的数量等。同时，仪器还可以把指定细胞亚群从细胞群中单独分选出来（图13-1）。

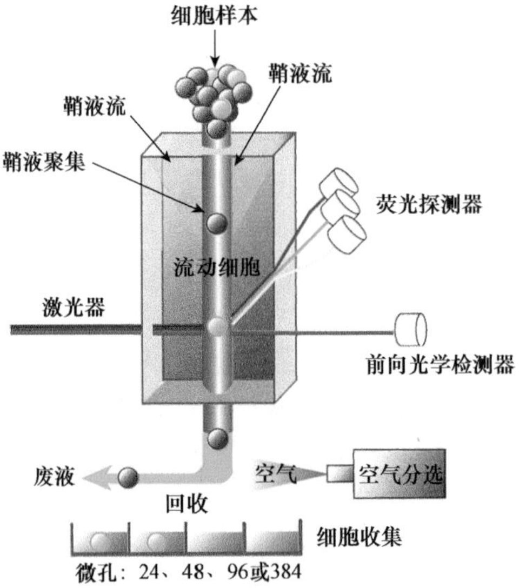

图13-1 流式细胞仪（带分选）基本原理图（引自https://www.unionbio.com/product/patented-gentle-air-sorting-mechanism.aspx）

二、仪器结构

常见的流式细胞仪的结构可分为光学系统、液流系统和电子系统（图13-2）。

（一）光学系统

光学系统是流式细胞仪极为重要的组成部分，由光学激发器和光学收集器组成（图13-3）。

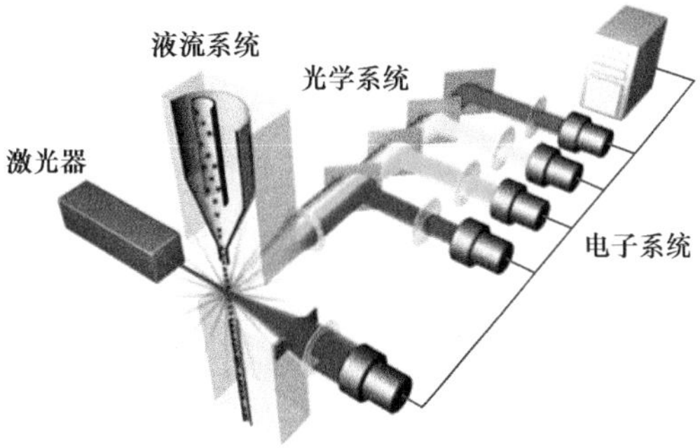

图13-2 流式细胞仪的结构（引自Rowley，2012）

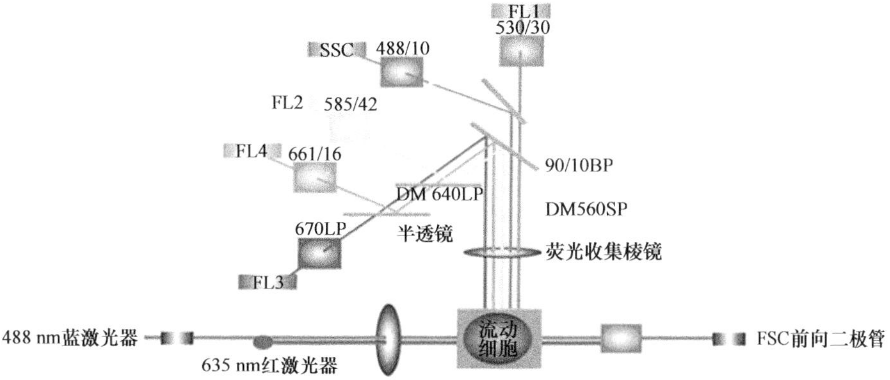

图13-3 流式细胞仪的光学系统

SSC. 侧向散射光通道；FSC. 前向散射光通道；FL1、FL2、FL3、FL4分别表示流式细胞仪的荧光检测通道；DM. 滤光片的分光波长；SP. 短通（滤光片）；LP. 长通（滤光片）；BP. 带通（滤光片）

光学激发器包括激发光源和透镜，用于形成激光束，并使之聚焦。光学收集器则由若干棱镜/透镜和滤光片组组成，用于收集粒子发射的光束并发送激光束至相应的光电二极管或光电倍增管（PMT）探测器。

1. 激发光源

1）弧光灯　　主要有氙灯和高压汞灯，具有廉价、激发光谱广泛等优点，激发波长覆盖紫外线和整个可见光范围，经过滤光片滤波后可同时得到多个波长的激发光，特别是在紫外线范围也可以激发染料，因此非常适合做DNA分析和特殊荧光染料的研究时应用。但弧光灯在单一谱线上能量较弱，且功率不稳定等缺点使其应用受到一定限制。

2）激光器　　激光器可以提供单波长、高能量、高稳定性的光照，是分析细胞微弱光的理想光源。激光器种类可分为气体激光器、固体激光器、染料激光器和半导体激光器。激光光源通常是产生特定频率单波长的激光。流式细胞仪的激光发生器通常为氩离子气体激光器（激发波长488 nm、514 nm，紫外线 351 nm/364 nm）、蓝光固体激光器（488 nm）、红光氦-氖气体激光器（激发波长633 nm）等。

作为流式细胞仪的激发光源，有两个重要的评价特性。

（1）单色性和单向性。单色性是指光波长范围的宽窄。单向性是指光的方向性相当好，几乎没有侧散射并且能进行远距离传播。激光作为流式细胞仪的激发光源，具有良好的单色性和单向性。

（2）衰减特性。任何光源在使用时都会有功率衰减，因此都有寿命要求。气体激光器的汞弧光灯可以保用5000 h，半导体激光器可以保用8000 h。

2. 滤光片组 透镜、棱镜（分光镜）、滤光片组是流式细胞仪光学系统的重要组成部分。其中，透镜收集从粒子激光光束相互作用中发射的光；棱镜的主要作用是将发射光分解成不同波长的单色光；滤光片组分离特定波长的光定向到光学探测器。滤光片根据功能主要可以分为长通（long pass，LP）滤光片、短通（short pass，SP）滤光片和带通（band pass，BP）滤光片三种（图13-4）。光路系统就是利用滤光片的不同组合达到分离光信号的目的。

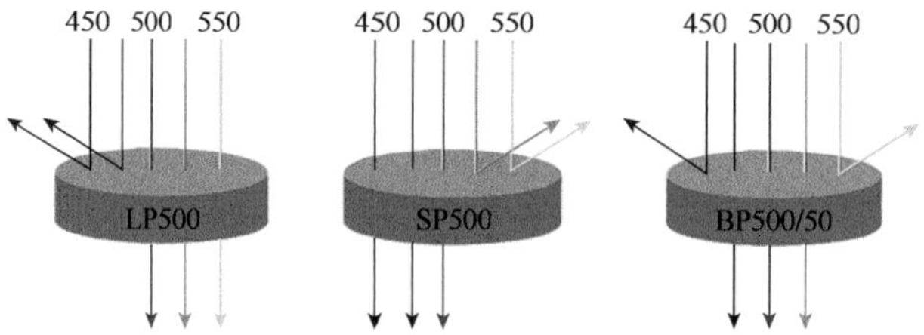

图13-4 滤光片的功能（引自吴后男，2008）

1）LP滤光片 允许高于特定波长的激光通过，小于特定波长被吸收或反射，如LP500滤光片，起始波长为500 nm，波长超过500 nm的光可以通过，波长在500 nm以下的光被滤光片吸收或反射。

2）SP滤光片 短通滤光片的原理与长通滤光片相反，允许小于特定波长的激光通过，高于特定波长则被吸收或反射，如SL500滤光片，可以通过波长小于500 nm的激光。

3）BP滤光片 带通滤光片允许通过波长在特定范围的激光束，既有最高波长限制，又有最低波长限制，通常其由两个数值表示，如BP500/50，第一个数值表示允许通过波长的中心值，第二个数值表示距中心值允许通过的波长范围，即该滤光片允许波长在450～550 nm的激光束通过。

3. 发射光信号 发射光信号是以通道（channel）为单位，包括散射光信号通道和荧光信号通道。通道是流式细胞仪信号系统的重要概念，一个光电检测器就是一个通道，有多少个光电二极管/倍增管，就有多少个通道。当激光束照射鞘液中的细胞或微粒时，由于光散射是细胞的固有属性，细胞会向不同方向散射光线，其中包括激光束直线方向上的前向散射信号［前向散射光通道（forward scatter channel，FSC）］和与激光束方向垂直的侧向散射信号［侧向散射光通道（side scatter channel，SSC）］。荧光通道的命名方式有两种，第一种是以FL（fluorescence，荧光）加数字命名，如FL1、FL2、FL3等；第二种是以该通道接收的主要荧光素命名，如FITC（异硫氰酸荧光素）通道、PE（藻红蛋白）通道、APC（别藻青蛋白）通道等。

1）前向散射 又称小角散射，大小与细胞直径呈近似线性关系。细胞直径越大，前向散射信号值越大。利用前向散射信号通常可以灵敏地检测细胞或微粒表面属性，如形状、大小等（图13-5）。

2）侧向散射 又称90°散射，对胞膜、胞质和核膜的折射更为敏感，其散射强度与细胞内颗粒结构的密度呈近似直线关系。细胞内部颗粒密度越大，结构越复杂，侧向散射信号

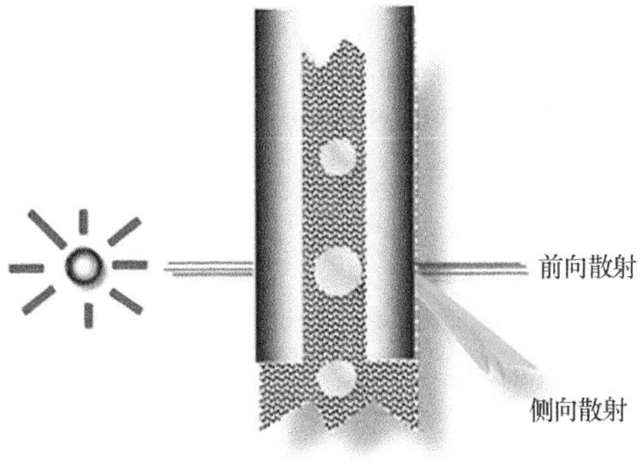

图 13-5 前向散射通道和侧向散射通道同时检测颗粒

值越大。侧向散射主要用于检测细胞内部结构属性，可以获得胞内超微结构和颗粒性质等参数。

当分析混合细胞群时，不同类别的细胞由于其物理性质有差异，相同亚型的细胞或微粒集中分布在FSC vs. SSC散点图的同一区域，以此可以实现混合样本的细胞分群。

3）荧光信号 细胞发出的荧光信号分为两种，一种是细胞自发荧光，未经染色的样品细胞在激光束照射下可以发出微弱的荧光信号；另一种是荧光染料或者抗体偶联的荧光，在激光束照射下可以发出较强的荧光信号。

不同荧光染料都有特定的激发光波长和发射光波长，发射光波长大于激发光波长。受激光激发后产生的特定波长的发射光能显示颜色，如绿色、红色、黄色等。流式细胞仪就是利用不同波长的光学滤片检测这些特定发射波长的光学信号，以定性/定量细胞抗原、分泌因子等。

荧光素（fluorescein）多为天然或人工合成的小分子化合物或蛋白质。荧光产生的原理为：当被特定波长的光源照射后，荧光素原子的外层电子接收能量并由基态跃迁到激发态；由于激发态的外层电子不稳定，其自发从激发态回到基态，此过程中会释放出特定波长的荧光。流式细胞仪的荧光接收器检测这些荧光信号即可关联颗粒参数。理想的荧光染料应符合以下条件：①有尽可能高的光子产量，以提高信号强度；②对激发光有较强的吸收效应，以降低背景噪声；③有较大的激发光谱和发射光谱差，以避免光谱干扰；④易于与被标记物结合，且不影响被标记物的特异性。

流式细胞术标记抗体的常用荧光染料见表 13-1。

表 13-1 标记抗体的常用荧光染料

荧光染料	中文名称	激发波长/nm	发射波长/nm
FITC（fluorescein isothiocyanate）	异硫氰酸荧光素	488	525
PE（R-PE，R-phycoerthrin）	藻红蛋白	488	575
PE-TR（PE-Texas red）	藻红蛋白-得克萨斯红荧光素	488	615
PE-Cy5	藻红蛋白-花青素 5	488	670
TR（Texas red）	得克萨斯红荧光素	595	615
APC（allophycocyanin）	别藻青蛋白	633/635	660
PerCP	多甲藻叶绿素蛋白	488	677

核酸荧光染料是一种特异性荧光染料（表13-2），可以用来检测细胞核中DNA、RNA的含量，分析细胞周期和细胞增殖。常用的DNA染料包括碘化丙啶（PI）、DAPI、Hoechst 33342等；RNA染料有噻唑橙、吖啶橙等。核酸染料与核酸结合的方式主要有嵌入结合、静电亲和结合及共价键结合等，其中嵌入结合方式最为稳定。荧光染料直接嵌入至核酸碱基对中，不易在洗涤中洗脱。碘化丙啶是最为常见的嵌入结合式核酸荧光染料。

表13-2 标记核酸的常用荧光染料

荧光染料	中文名称	激发波长/nm	发射波长/nm
PI（propidium iodide）	碘化丙啶	488	620
EB（ethidium bromide）	溴化乙锭	488	610
DAPI	4′,6-二脒基-2-苯基吲哚	358	461
HO（Hoechst 33342）		352	400～500
AO（acridine orange）	吖啶橙	503	DNA530/RNA640
TO（thiazole orange）	噻唑橙	488	530

随着流式细胞仪的快速发展，激光器数目、可分析的参数或荧光通道数目也随之增加，从目前普遍使用的两个激光器（488 nm和635 nm激光器）、4色荧光（FITC、PE、PerCP和APC）附加前向角散射和侧向角散射的6个参数分析，发展到4个激光器、16色荧光的18个参数同时分析。

（二）液流系统

若使流式细胞仪光源发出的光与流液中的细胞正交产生稳定信号，仪器精准地对单细胞或微粒进行检测，需要避免细胞在管中聚集而形成堵塞，保证在流经激光聚焦处时细胞不偏离光路轴心，这就必须精心设计液流系统。

流式细胞仪的液流系统由流动室、液流及液流驱动系统等组成。液流分为鞘液流和样本流，流动室内充满了鞘液，利用层流原理，鞘液流与样本流同轴流动（图13-6）。鞘液（sheath）是无荧光本底的平衡电解质溶液，目的就是使单细胞或微粒在中央形成一条直线依次检测。不同公司与不同设备提供和要求的鞘液配方不完全相同，但主要都由氯化钠、氯化钾、乙二胺四乙酸二钠和抑菌剂等组成。由于鞘液需要包裹样品经过检测区，鞘液的pH、洁净度、吸光度、渗透压等参数都需要有严格的要求。

鞘液流和样本流同样使用正压注入，鞘液将样本液包裹在中央。通常样本流压力会强于鞘液流压力，以保证液流的稳定。通过调节管壁距离，可以调节进样速度（图13-7）。

（三）电子系统

1. 光电转换器 光电转换器的主要作用是将光信号转变为电信号，参与此功能的主要是光电二极管（photodiode）、光电倍增管（PMT）、雪崩光电二极管（APD）及硅光电倍增器（SiPM）。光电二极管的光灵敏度较低，通常用于检测FSC等较强的信号。光电倍增管的光灵敏度较高，既能够将光信号转化为电信号，同时按照一定比例放大信号，常用于检测较微弱

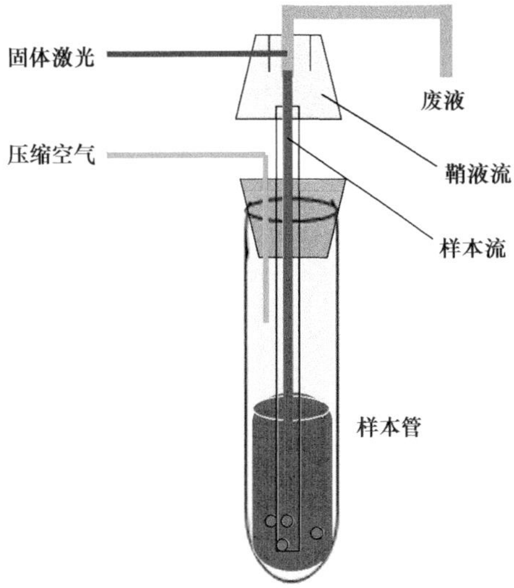

图13-6 流式细胞仪液流系统示意图

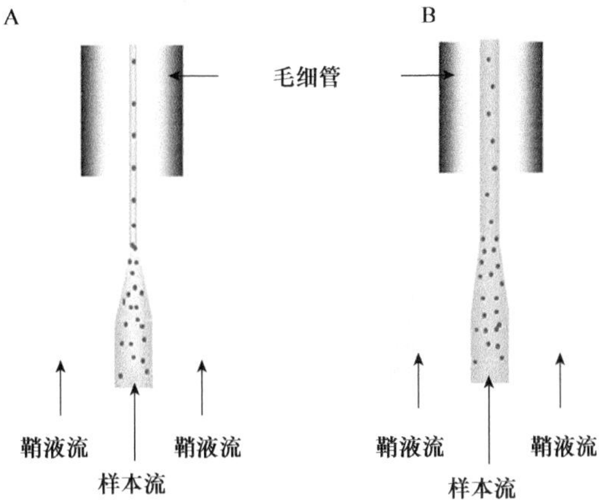

图13-7 流式细胞仪的流速调节

A. 低速上样；B. 高速上样

的SSC和荧光信号。雪崩光电二极管的性价比高，具有超低噪声、高速、量子效率高及灵敏度高等特点，尤其在红光及红外波段相对有优势；但温度敏感，本身增益较小。硅光电倍增器具有灵敏度高、响应速度快及探测效率高等特性（有的产品可达40%）；具有堪比光电倍增管的光子分辨能力，成本低，易集成；对流式而言最大的问题是动态范围小，温度敏感。

调节PMT增益（电压）可以改变目标细胞的荧光信号强弱（图13-8）。当荧光素或荧光抗体与待测细胞反应后，流式细胞仪会检测到两部分信号：一部分是细胞自身的基础荧光信号；另一部分是标记在细胞上的荧光信号，即特异性信号。通过调节电压，将阴性对照细胞的基础荧光信号调至阴性区域内，大于阴性区的荧光信号即特异性荧光信号。对于一个流式样本来说，设置阴性对照是必需的，且阴性置信区的界定一旦设定，将作为后续样本的阴、

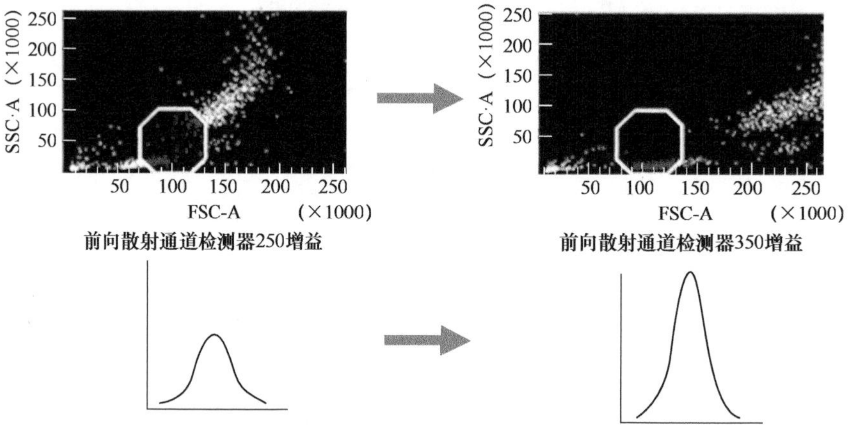

图 13-8 前向散射增益的大小对图形的影响

阳性判断的基础，不能变动。

所有的荧光染料都同时具有激发和发射光谱。激发光谱是增加荧光染料能量的光波长范围，可使荧光染料发射另一波长范围的光，即发射光谱。在流式细胞仪中，带通滤光片用于选择适宜范围的激发和发射波长。但是，当发射光谱重叠时，会检测到来自一种以上荧光染料发射的荧光。因此，为修正这类光谱重叠，需要通过扣除重叠进行荧光补偿（图 13-9），这一过程可确保特定检测器检测的荧光仅来自目标荧光染料。

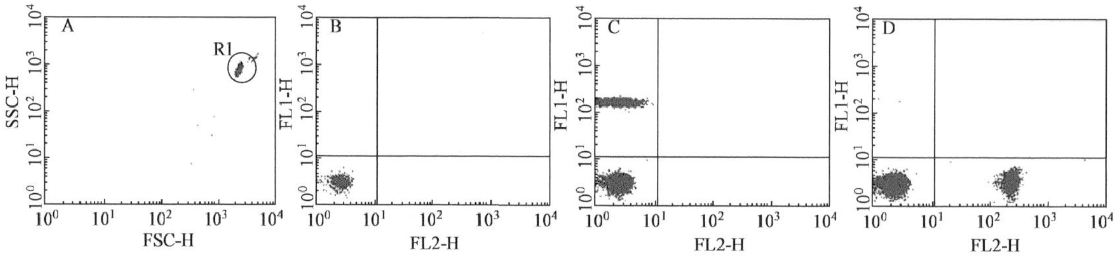

图 13-9 荧光补偿的调节

A. 微球捕获图；B. 上机非荧光标记的微球，通过调节电压或增益使微球群在四方图左下象限内；C. 同时上机非荧光标记的微球和 FL1 通道荧光标记的微球，通过调节荧光补偿使 FL1 通道荧光标记的微球群在四方图左上象限内；D. 同时上机非荧光标记的微球和 FL2 通道荧光标记的微球，通过调节荧光补偿使 FL2 通道荧光标记的微球群在四方图右下象限内。H. 最强值

2. 前置放大器 前置放大器的性能（增益、信噪比）是决定整个电子系统输出信号质量的关键部分。前置放大器分为线性放大器和对数放大器。线性放大器输出信号幅度与输入信号幅度呈线性关系；对数放大器输出信号幅度与输入信号幅度呈对数关系。检测细胞 DNA 含量、RNA 含量、总蛋白含量等时，一般选用线性放大器测量；检测细胞膜表面抗原等参数时，荧光信号差别会相当大，利用线性放大器测量很难在一张图上清晰地将细胞阳性群、阴性群同时显示出来，这时通常使用对数放大器测量。

前置放大电路所输出的电压信号为脉冲信号，脉冲信号高度与入射光信号的强度成正比（图 13-10），其峰值为被测细胞通过光束中心位置时所产生的最强信号；脉冲面积为脉冲宽与

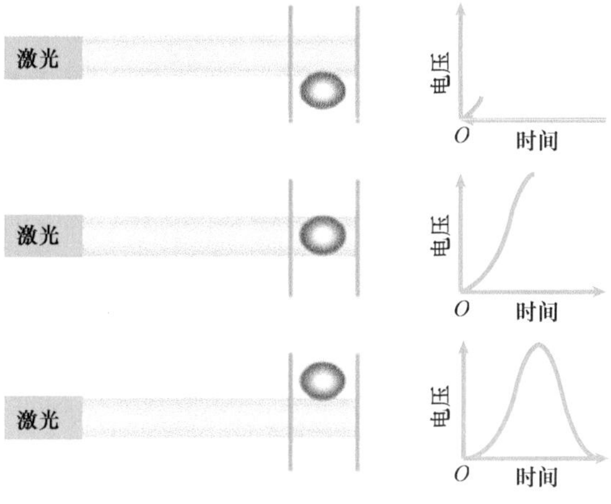

图13-10　脉冲信号高度

脉冲高度的乘积（图13-11）。为了记录脉冲高度峰值信号，在前置放大电路之后使用了峰值检测器。峰值检测器可在信号脉冲消失之后保持峰值信号，直到模/数转换电路将模拟的峰值信号转换为数字信号之后才重新复位，以记录下一个信号。

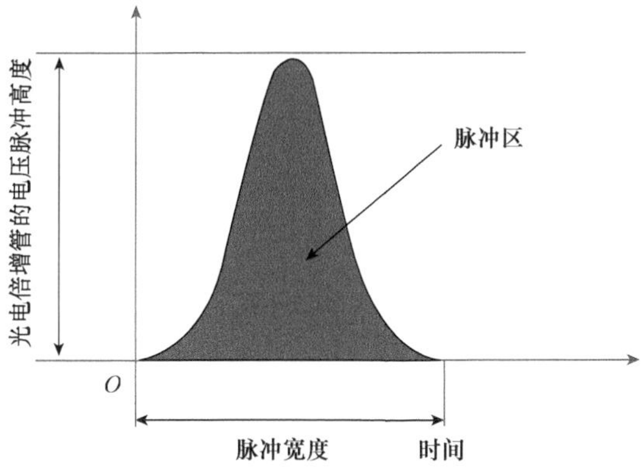

图13-11　脉冲信号高度、面积和宽度

3. 图形的合成　利用流式细胞仪分析样品时，获取细胞发出的FSC和SSC散射信号，同时收集各荧光通道中的荧光信号，实现单细胞的多参数分析。流式细胞仪的信号系统将光信号转变为模拟电信号并最终转换为数字信号，电子计算机和一系列相应软件可以将这些信息以列表和流式图的方式展现出来（图13-12）。不同型号的流式细胞仪均拥有相应的软件来操控与分析，如BD（Becton Dickinson）公司的FACS流式细胞仪搭载Macintosh平台，利用FACSDiva分析系统和Cell quest软件进行分析处理。

列表是将每个细胞的各个检测参数以列表或矩阵方式存储，可对原始数据进行再处理和分析，但文件体积较大。流式图能记录一个样品检测结果的图形数据，可用于显示与打印，文件体积较小，但不能对原始数据进行再次分析。列表模式存储数据缺乏直观性，为了对获取的数据更直观地观察，现常用单参数直方图、二维散点图、二维等高线图、假三维图等流式图的方式对数据进行显示与分析。

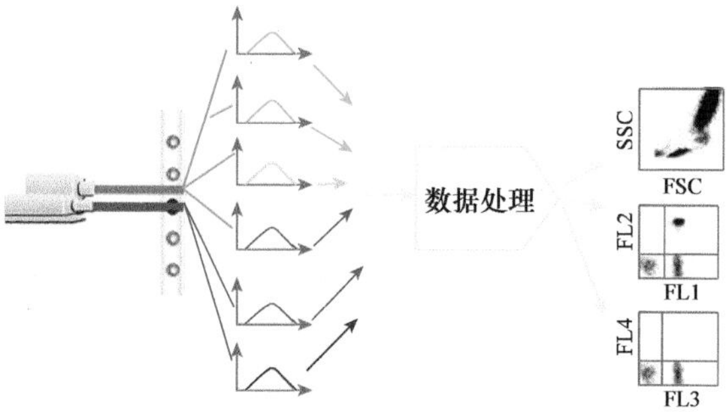

图13-12 流式图的生成

1）散点图 与单参数直方图不同，二维的散点图可以同时呈现两个通道的信息，显示两个独立参数与细胞相对数之间的关系。二维散点图的横坐标和纵坐标分别代表与细胞有关的两个独立参数，平面上每一个点表示具有相应坐标值的细胞。二维散点图能得到两个单参数直方图，并且可以获得具有相同x轴或相同y轴参数细胞数目，但两个单参数直方图并不能完全表达出二维散点图的信息。二维散点图也有不足：若细胞或微粒分布过于密集，二维散点图很难精细地显示细胞分布。

散点图是一种双变量描述，常用来设定颗粒（细胞）捕获图（FSC vs. SSC）和四方图。捕获图中画门R1，设门G1＝R1的四方图可被分为四象限，分别用LL（下左）、UL（上左）、UR（上右）、LR（下右）表示，可以产生至少4种可能的结果来明确地区分阴性细胞和阳性细胞（图13-13）。具体结果用整个散点图中出现在特定象限的细胞占全部细胞的百分率来表示，每个点表示一个单独事件（一个细胞或一个微粒），能反映流式细胞仪测量和记录该事件的多种性质。

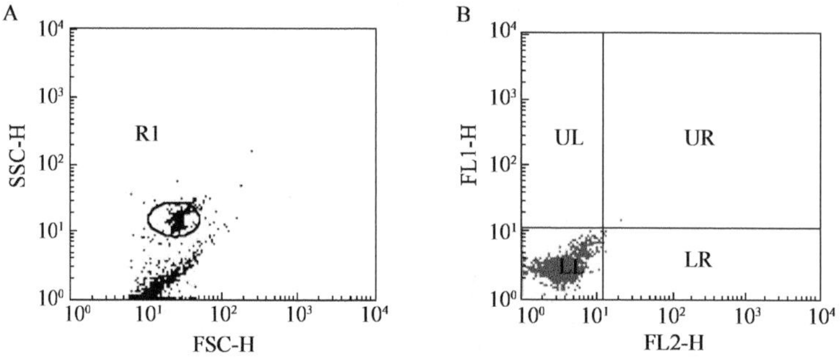

图13-13 流式捕获图（A）和四方图（B）

2）直方图 单参数直方图是一种常用的图形表示方式，横坐标x轴表示一个通道的值，代表所测的荧光或散射光的强度，根据使用的是对数放大器还是线性放大器，可以是对数值或线性值，单位用“道数”（channel）来表示。y轴表示细胞数量，为该通道内所出现的具有某一特定相同光信号特性细胞的频度。直方图简单来说就是由区间很小的柱状图组合而成的。当统计区间缩小足够大倍数，且相邻区间细胞数目相近时，我们就可以看到圆滑直方图（图13-14）。随着显示细胞数的进一步增加，图形曲线逐渐形成，细胞分群也更加明显。

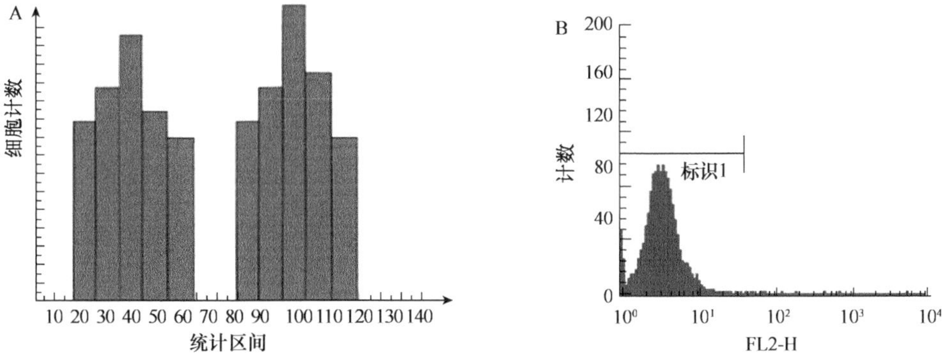

图13-14 流式柱状直方图（A）和圆滑直方图（B）

直方图对细胞的统计既是定性的，也是定量的。直方图通过设门分析，可以获得区域内细胞数（event）、门内细胞百分比（%gated）、门内细胞占检测细胞总数的百分比（%total）、平均荧光强度（mean）、荧光强度几何均数（geo mean）、荧光变异系数（CV）、荧光强度的中位数（median）及峰值道数（peak Ch）等。单参数直方图只能表达具有某一特定相同光信号特性细胞的频度。

第三节 方法学原理

一、细胞凋亡

流式细胞术是检测细胞凋亡的方法学"金标准"。细胞凋亡首先出现的是细胞体积缩小，连接消失，与周围的细胞脱离；然后细胞质密度增加，线粒体膜电位消失，通透性改变，释放细胞色素c到细胞质；核质浓缩，核膜核仁破碎，DNA降解成为180～200 bp片段；膜内侧磷脂酰丝氨酸外翻到膜表面，胞膜有小泡状结构形成，最终可将凋亡细胞遗骸分割包裹为几个凋亡小体，无内容物外溢。

膜联蛋白V（annexin V）作为一种磷脂结合蛋白，与磷脂酰丝氨酸有高度亲和力，可以识别细胞外侧暴露的磷脂酰丝氨酸而与凋亡早期细胞的胞膜结合。因此，使用流式细胞仪检测荧光膜联蛋白V和膜不渗透染料［如7-氨基放线菌素D（7-AAD）］，以FL1 vs. FL2流式四方图检测早期凋亡细胞的百分比，可进行细胞毒分析。其中，膜不渗透染料区分凋亡和死亡细胞，膜联蛋白V染色的细胞群代表凋亡细胞群（图13-15）。

二、微球芯片

流式细胞术不能直接检测液体中的细胞分泌因子，但是可用人工合成的聚苯乙烯微球作为抗体固定相（图13-16），组装微球芯片，达到检测分泌因子的目的。微球芯片的方法学原理为：以不同浓度的荧光或不同体积编码羧基化聚苯乙烯微球，使用捕获抗体包被微球，然后将微球与荧光标记的报道抗体、多种待测抗原共同孵育，在微球表面形成捕获抗体-待测

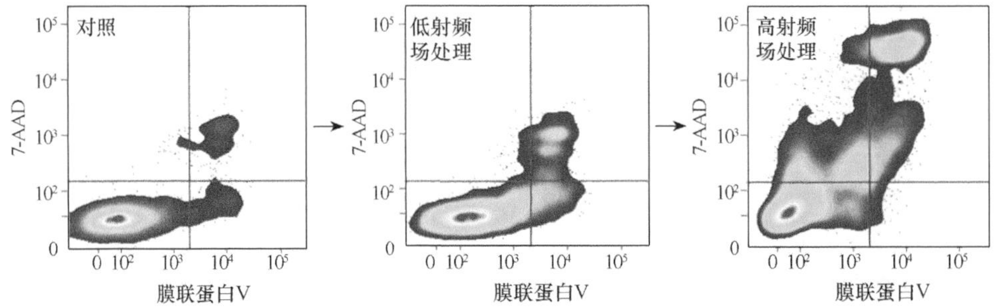

图 13-15 细胞凋亡流式检测图

（引自 https://www.bdbiosciences.com/zh-cn/learn/research/cell-biology/apoptosis#Apoptosis-Detection-Methods）

右下象限：凋亡细胞群；左上象限：坏死细胞群。细胞凋亡随着射频场功率的增加（温度升高）而逐渐减少，同时细胞坏死逐渐增加

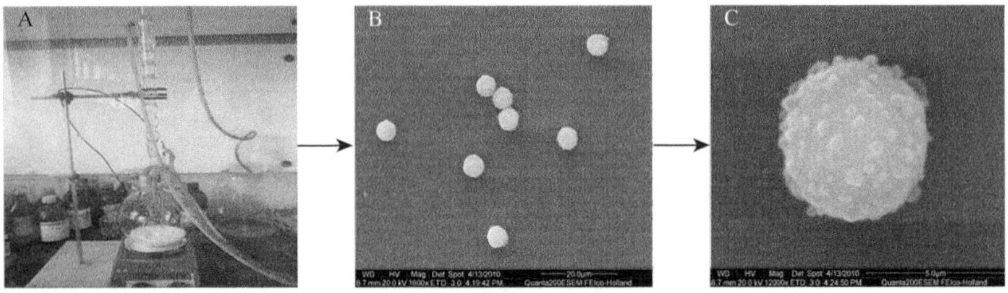

图 13-16 聚苯乙烯微球的制备

A．三口瓶合成聚苯乙烯微球；B．微球低倍数电镜图；C．微球高倍数电镜图

抗原-荧光报道抗体复合物，用流式细胞仪检测微球，利用4参数校准曲线转换荧光强度为浓度，即可定量多种细胞分泌因子（图 13-17）。

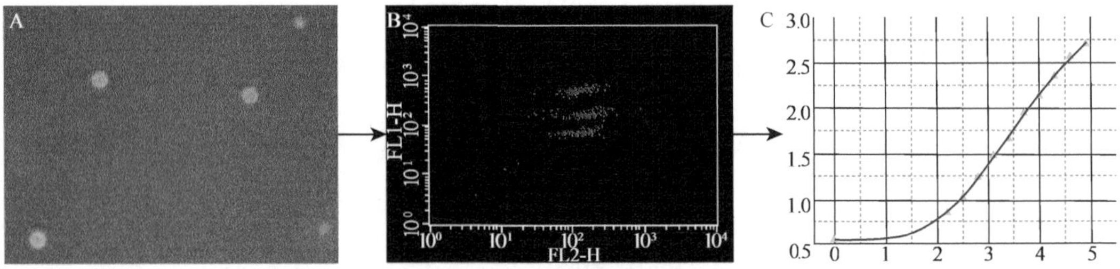

图 13-17 荧光编码微球芯片

A．FITC编码微球荧光显微镜图；B．荧光编码微球流式图；C．四参数校准曲线

典型的应用场景如使用微球芯片高通量快速检测血清中细胞分泌因子或多重PCR产物。与化学发光免疫分析相比，微球芯片最大的优势是高通量多参数并行检测。

三、药物发现

“重磅炸弹”级药物常见的三个靶点是受体、酶和离子通道，其中受体是药物最主要的作用靶点。使用荧光标记相关配基，然后将表达受体的细胞、荧光配基和先导物（拮抗剂）共孵育；若先导物与配基竞争结合细胞受体，则流式荧光信号减弱，这可用于体外分子水平受体拮抗剂的发现（图13-18）。

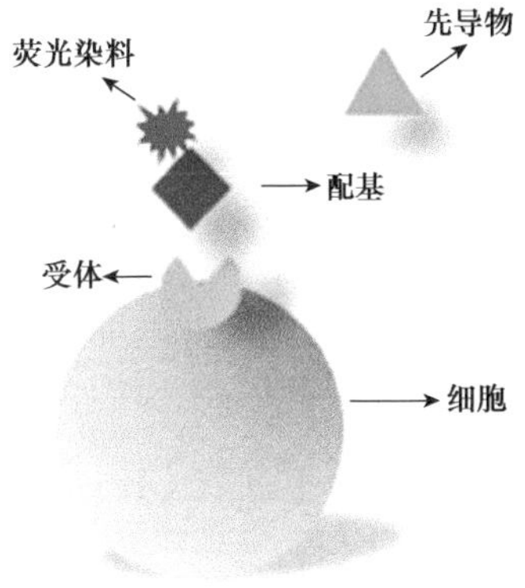

图13-18 受体拮抗剂发现模型

基于细胞水平和基于微球分子水平的受体靶向药物发现模型各有其自身特点。微球模型不需要培养活细胞，易实现高通量，但固定在微球表面受体的活性有可能受影响。细胞模型特点如下：①受体是原位的，不需要纯化，其活性可得到保证；②利用激酶磷酸化荧光抗体，通过检测受体细胞信号通路下游的激酶磷酸化，同时验证靶向受体先导物的活性；③多参数并行检测细胞内相关转录因子的位移，探讨分子药理机制。

第四节 新体制流式细胞仪

一、质谱流式细胞仪

（一）工作原理

质谱流式细胞仪的工作原理为：以金属元素标记的特异抗体识别细胞表面和内部蛋白抗原，再通过雾化装置将细胞逐个送入电感耦合等离子体飞行时间（ICP-TOF）质谱装置中，利用质谱仪可以检测出标记细胞蛋白抗原的各个金属元素，最终这些数据会被转换为标准的流式数据（图13-19）。

（二）技术特点

质谱流式系统结合了流式细胞仪的单细胞分析特点和质谱的高分辨能力，克服了荧光光谱重叠的问题，是流式细胞术一个新的发展方向。与传统流式细胞仪相比，质谱流式系统主要有两点区别：第一，标签系统的不同，前者主要使用荧光基团标记抗体，后者则使用各种金属元素标记抗体；第二，检测系统的不同，前者通过激光器和光电倍增管“抓取”特异性抗体偶联的荧光信号作为检测手段，而后者利用质量分析器和离子检测器识别质荷比不同的分子作为检测手段。质谱流式系统的主要特点如下。

1. 并行检测 ICP-TOF质谱装置具有非常宽的原子质量检测范围（75～209 Da），可以同时检测上百个不同的参数。目前已经商品化的标记金属有43种，理论上有更多元素可以用作标记物（图13-20）。

2. 不需补偿 ICP-TOF质谱装置具有超高的分辨能力，可以区分开用来标记的各种元素，不需单染对照，克服了传统流式细胞术的光谱重叠“串色”问题，使实验流程得到简化，同时也节约了样品和试剂。

质谱流式系统也存在不足。由于细胞在分析过程中会被气化，质谱流式系统不能进行分选操作。虽然作为标记的金属元素在细胞中的含量基本为零，但由于更高的变异系数，质谱流式系统的灵敏度低于光学流式细胞仪（400 vs. 40）。此外，相比传统流式细胞仪，质谱流式

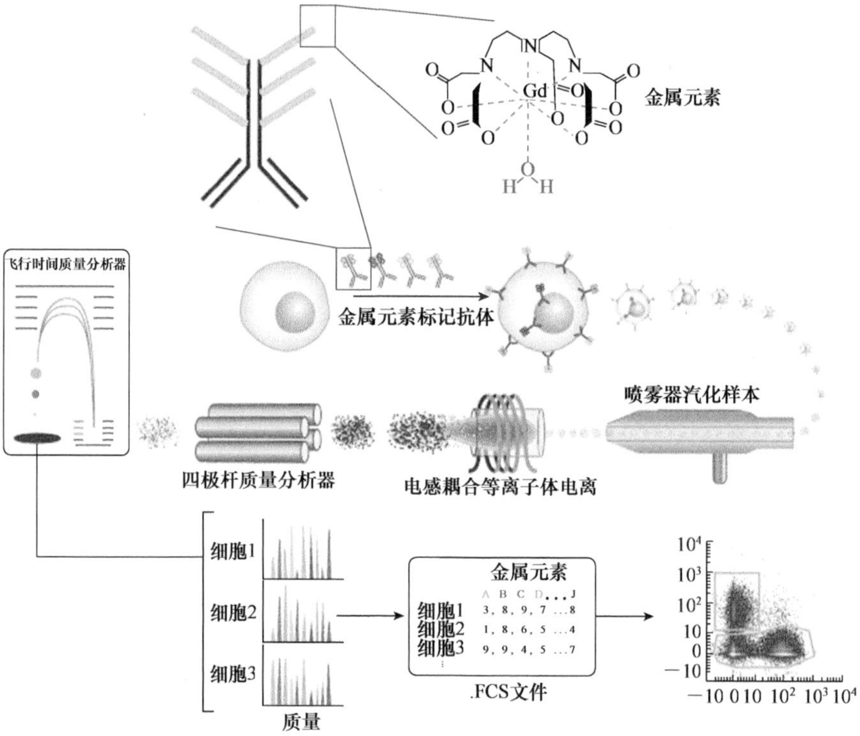

图 13-19 质谱流式系统基本原理（引自 Bendall et al.，2012）

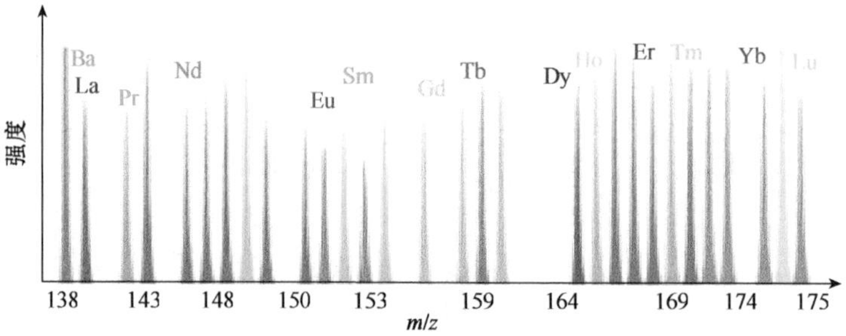

图 13-20 质谱流式系统的金属标记物

系统的细胞检测通量相对较低（500 vs. 10 000个细胞/s），检测时间较长。

（三）典型应用

在血液学领域，质谱流式系统可以对复杂的样品进行精准的免疫分型和信号通路分析。在免疫学研究中，可以对免疫细胞进行自动分群，并对功能多态性进行细致分析。在癌症研究领域，质谱流式系统可以对癌症组织进行精细的亚群分析，帮助研究者找到与临床预后密切相关的细胞亚群。在干细胞研究领域，利用质谱流式系统可以深入探讨干细胞群的异质性，这对于以后干细胞治疗等领域具有重要的指导意义。

二、显微成像流式细胞仪

（一）工作原理

显微成像流式细胞仪是传统流式细胞术与荧光显微镜的结合，在检测流式光信号的同时能对毛细管鞘液中每个细胞（颗粒）进行显微成像。显微成像流式细胞仪不仅可以进行细胞群定量和定性，还可以提供荧光信号的亚细胞定位等特征。

（二）技术特点

传统流式细胞仪只有前向角和侧向角散射光两个参数对细胞形态进行简单的描述，而细胞形态学分析则必须借助于显微镜观察。显微成像流式细胞仪为每一个细胞提供数十张图像，在图像的基础上计算出上千个特征参数，能快速、方便、准确地对大量细胞的形态学变化进行统一标准的统计分析。同时，还可以对混合细胞群中的稀有细胞亚群进行形态学分析，并通过识别荧光信号而实现亚细胞定位，拓展了流式分析的应用领域（如蛋白质核转位、蛋白质共定位和细胞内吞研究等）。

（三）典型应用

在显微成像流式细胞仪上，可使用DRAQ5核染料和FITC-膜联蛋白V染料区分非凋亡和凋亡细胞。凋亡细胞膜外翻的磷脂酰丝氨酸可被FITC-膜联蛋白V染料染色，且DNA凝集并形成凋亡小体，因此可同时根据细胞核形态的不同对非凋亡细胞和凋亡细胞进行区分与统计（图13-21）。

细胞周期是指从一次细胞分裂形成子细胞开始到下一次细胞分裂形成子细胞为止所经历的过程，分为间期与分裂期两个阶段。在这一过程中，细胞的遗传物质复制并均等地分配给两个子细胞。显微成像流式细胞仪对每个细胞进行成像，不仅可以根据G_0/G_1期、S期和G_2/M期DNA含量的不同进行区分，还可以根据细胞核形态的不同将M期分为前期、中期、后期和

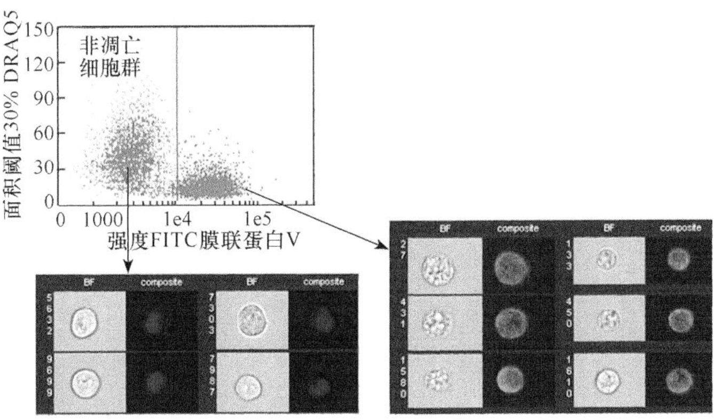

图13-21 显微成像流式细胞仪通过DRAQ5核染料和FITC-膜联蛋白V染料标记区分非凋亡细胞和凋亡细胞（引自Henery et al., 2008）

DRAQ5. 1,5-双｛[2-（二甲氨基）乙基]氨基｝-4,8-二羟蒽-9,10-二酮；
BF. 荧光显微镜白光图像；composite. 荧光显微镜单色光的合成图像

末期，因此计算出细胞周期中G_0/G_1期、S期、G_2/M期及M期前期、中期、后期和末期细胞的比例。这大大提高了流式细胞仪对细胞周期的分析能力（图13-22）。

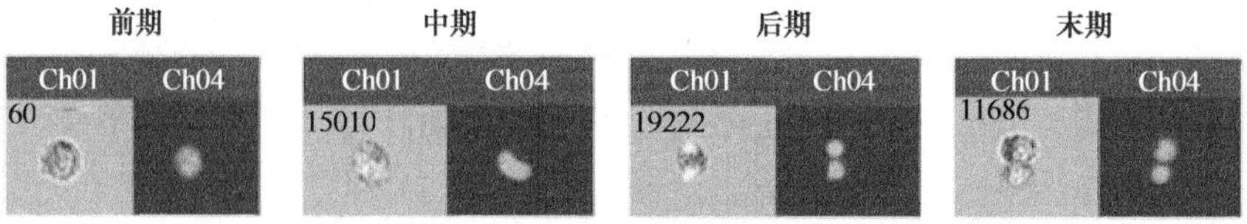

图13-22 显微成像流式细胞仪可以根据M期细胞的前期、中期、后期和末期的形态不同对细胞进行区分

Ch. 通道；数字为显测的细胞顺序编号

细胞活性、分化及宿主防御功能受到多种过程调节，其中转录因子从细胞质到细胞核的转运过程是一个重要环节。例如，转录因子NF-κB信号通路主要涉及机体防御反应、组织损伤和应激、细胞分化和凋亡，以及肿瘤生长抑制过程的信息传递。在多数细胞类型中，NF-κB在胞质与抑制性蛋白结合形成无活性的复合物。当肿瘤坏死因子等作用于相应受体后，可通过第二信使激活此系统。激活过程是通过磷酸化抑制性蛋白使其构象改变而从NF-κB脱落，进而活化NF-κB。活化的NF-κB进入细胞核，与DNA接触，并启动或抑制有关基因的转录。因此未活化的NF-κB位于细胞质，而活化后的NF-κB位于细胞核。传统的流式细胞仪只能检测细胞整体荧光强度，而无法区分位于细胞不同部位的标记荧光。荧光标记NF-κB蛋白，显微成像流式细胞仪可根据细胞图像判断是否发生NF-κB信号通路的活化。

三、光谱流式细胞仪

传统的流式细胞仪使用带通滤光片和光检测器来捕获发射荧光，每个荧光染料都有一个专用的检测器和滤光片，但其有限的分辨率和多路复用能力使该领域转向开发更强大的仪器。2004年，普渡大学的罗宾森（Robinson）首次展示了光谱流式细胞术。第一款商用仪器由索尼（Sony）公司于2012年推出，其使用多阵列棱镜和光电倍增管检测器来收集和放大超出传统流式细胞仪能力的光学信号。

（一）工作原理

光谱流式细胞仪测量单个细胞的完整荧光光谱，在多个检测器中捕获可见光整个波长范围内的全部发射光。光谱流式细胞仪每个激光器都有一个探测器阵列，每个阵列都有一个基于棱镜、滤光片的分光器组件，以将发射的光分散到探测器阵列上，并使用光电倍增管（PMT）或雪崩光电二极管（APD）作为光信号检测器（图13-23）。

光谱流式分析同样也需要事先了解待检测细胞群的生物学特征、细胞仪光学配置、蛋白质的表达水平及所选荧光素的荧光发射特征。同时还需要优化包括样品制备、抗体滴定、Fc受体阻断、参考对照选择、生物阳性对照的结合、染色方案的验证和采集设置。

（二）技术特点

光谱流式细胞术实现了悬浮单细胞的高通量多参数表征，可对同一样品开展多达40个以

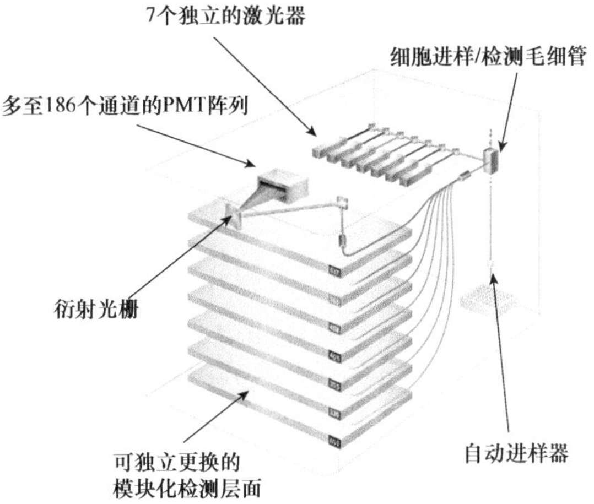

图13-23　光谱流式细胞仪的光信号采集（引自 https://www.sonybiotechnology.com/us/instruments/id7000-spectral-cell-analyzer/optics/）

上参数的免疫分析。该技术的灵敏度高，为新应用提供了试剂灵活性和更好的分辨率，并通过更低的成本扩大了可及性。由于可以同时评估更多标记，光谱流式细胞术能通过增加单个样本的信息量来解决可用样本有限的问题。光谱流式细胞仪不但拓展了荧光染料的组合，而且能够从染色细胞的总荧光信号中测量和提取未染色细胞的自发荧光，在多个应用领域发挥着重要作用（图13-24）。

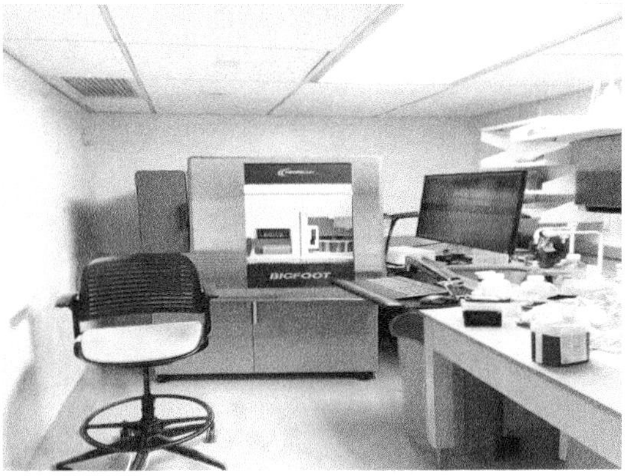

图13-24　光谱流式细胞仪

（三）典型应用

通过对免疫细胞反应的表征，光谱流式细胞术实现了多种应用：肿瘤免疫浸润的表征、生物标志物探索、新药和疫苗靶点的评估及细胞功能的检测。光谱流式细胞术已用来评估COVID-19的免疫反应，研究结果显示：严重的症状与低频非经典CD14^{低}/CD16^{高}单核细胞、经典HLA-DR^{低}单核细胞的积累和未成熟CD10^{低}/CD101^{-}/CXCR4$^{+/-}$抑制性中性粒细胞释放的钙卫蛋白（calprotectin）相关；有轻度症状的COVID-19患者产生了特异性抗体，并具有病毒特异性记忆B和T细胞；病毒特异性记忆淋巴细胞分泌IFN-γ并增殖，记忆B细胞表达能够中和病毒的受体。

思 考 题

1. 简述流式细胞仪的结构及功能。
2. 流式细胞仪的FSC、SSC和荧光信号分别用于检测细胞（颗粒）的哪些特征？
3. 概述质谱流式细胞仪、显微成像流式细胞仪和光谱流式细胞仪的工作原理。

（兰文军、师声、张静、张癸荣）

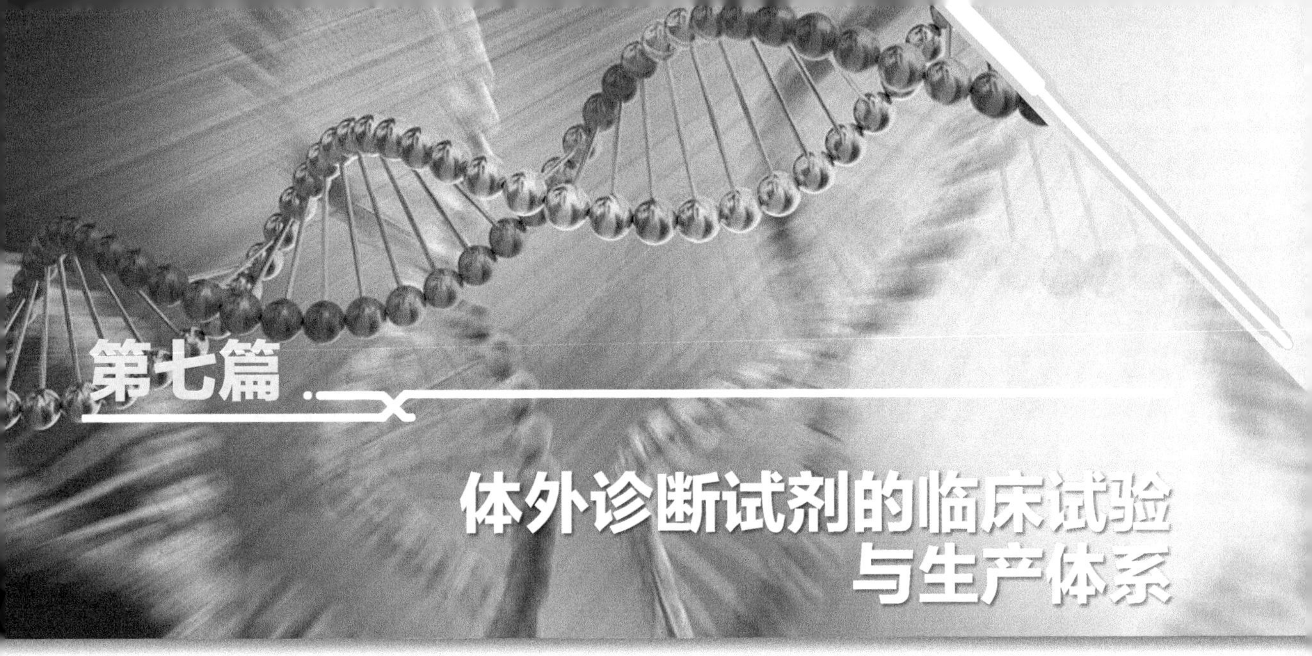

第七篇

体外诊断试剂的临床试验与生产体系

体外诊断试剂是一类特殊的产品，可单独使用或与仪器、器具、设备、系统组合使用，主要包括用于对人体样本（各种体液、细胞、组织样本等）进行体外检测的试剂、试剂盒、校准品（物）、质控品（物）等，虽不与人体直接接触，但在疾病的预防、诊断、治疗监测、预后观察、健康状态评价及遗传性疾病的预测过程中起着越来越重要的作用。其生产的质量控制不仅要满足自身工艺要求，还必须符合强制性国家标准及强制性行业标准，应参考执行推荐性国家标准和行业标准、产品的注册审查指导原则等其他相关法规文件。

我国由于历史原因，在改革开放前一直沿用临床科室自行配制的检测试剂进行临床检验，所配制的试剂标准不一、缺乏管理、质量难以保障。到20世纪90年代，产品化体外诊断试剂进入临床，为了顺应当时医疗卫生的需求，卫生部（现国家卫生健康委员会）多次发文规定了体外诊断试剂的申报内容，体外诊断试剂开始有了相对应的监管。直到2007年正式出台了《体外诊断试剂注册管理办法（试行）》（国食药监械〔2007〕229号），以及其后的《体外诊断试剂生产实施细则（试行）》（国食药监械〔2007〕239号）等文件，体外诊断试剂正式进入规范化管理。自2015年3月1日起实施的《医疗器械生产质量管理规范》是规定其生产质量规范要求的现行最新法规。

体外诊断试剂按照管理分类（基于产品风险程度分类），根据产品风险程度由低到高，可分为第一类、第二类、第三类产品。现行体外诊断试剂分类目录为《6840体外诊断试剂分类子目录》（2013版），具体产品的分类应以国家药品监督管理局（NMPA）实时发布的最新分类文件为准；按照检验原理或检测方法可分为（不限于）临床化学诊断试剂、免疫学诊断试剂、分子生物学诊断试剂、血细胞分析用试剂、血凝类检测试剂、即时检测（POCT）试剂、微生物学检测试剂等。

体外诊断试剂完成实验室性能测试后，还应进行临床性能测试，即通过临床评价的形式完成对产品使用要求或预期用途的确认。临床评价可以根据产品特征、临床风险、已有临床数据等情形，通过开展临床试验或者通过对同品种试剂临床文献资料、临床数据进行分析评价，证明产品安全有效。体外诊断试剂临床试验是指在相应的临床环境中，对体外诊断试剂的临床性能进行的系统性研究，其目标是通过考察产品的临床性能是否满足使用要求或预期用途，确认产品的风险或受益是否可接受，并确定产品的适用人群及适应证。

按照现行法规要求，本篇内容主要介绍体外诊断试剂的临床试验和生产体系。

第十四章 体外诊断试剂的临床试验

第一节 基本要素及原则

一、临床试验基本要素

临床试验用样本、临床试验用品、临床试验机构和人员构成了体外诊断试剂临床试验的基本要素。

（一）临床试验用样本

体外诊断试剂临床试验用样本为产品说明书中声称的适用样本，类型可以包括血液、尿液、腔道拭子、羊水、胸腔积液、腹腔积液、组织液、组织切片、骨髓等，但临床试验用样本的选择不单是样本类型相符这么简单，还需要结合产品的预期用途选择合适的受试者。

临床试验受试者应来自产品预期用途所声称的适用人群/目标人群，如具有某种症状、体征、生理、病理状态或某种流行病学背景等情况的人，应包括经临床参考标准确定具有某种目标状态的病例组和不具有目标状态的对照组。病例组纳入标准应能够反映目标状态的全部特征。例如，用于疾病辅助诊断的产品，需考虑症状典型和非典型、疾病的分型和分期、病程的长短、病情的轻重等。对照组需考虑纳入可能对检测产生干扰的受试者、易与目标状态相混淆的疾病病例及一定数量的表观健康者，以评价产品的检测特异性。定量检测试剂，入组样本应尽量覆盖检测范围内的各个浓度水平，并要求包含医学决定水平及参考区间附近的浓度；定性检测试剂，入组样本检测结果应覆盖高、中、低浓度水平，且要求包含一定比例阳性判断值附近的样本。此外，受试者纳入标准还需考虑其他影响因素，如不同性别、不同年龄层次、不同民族、不同种族、不同地域的影响等。

通常，如果体外诊断试剂在不同亚组的人群中具有相似的临床性能，则纳入受试者时可仅根据预先设定的纳入/排除标准，而不考虑特定的基线特征或分层。但是，当体外诊断试剂临床性能预期在不同亚组的人群中有差异，或在某些重要的亚组中需要得到特别的关注时，建议采用分层入组的方式。分层入组是将目标人群划分为预先指定的非重叠的不同亚组，针对每个亚组分别入组受试者，每个亚组的样本量应分别满足统计学要求。例如，可以按性别（男性、女性）和年龄组（低于或高于特定年龄）对目标人群进行分层。分层入组方式不仅确保了对重要亚组的充分评价，还有利于获得更准确的性能结果。

临床试验中受试者的样本有前瞻性样本和回顾性样本之分。前瞻性样本是指按照该临床试验规定的受试者选择要求进行纳入和采集的样本；回顾性样本是指基于其他临床研究的受试者选择要求，或并未依据任何临床研究的规定进行采集的样本，如来自某些样本库的样本。体外诊断试剂的临床试验应尽量采用前瞻性样本。当受试人群包括具有罕见状况的受试者，且回顾性样本符合临床性能评价要求时，可适当纳入回顾性样本，样本的储存条件和储存时间应符合说明书规定的条件。

关于使用回顾性样本需要关注的问题如下。

（1）回顾性样本可能仅包括最为典型或极端的病例，不能全面地代表适用人群，因此入组回顾性样本时，需考虑样本对产品适用人群的代表性，应满足上述对受试者纳入标准的要求。

（2）试验过程中，经过编盲后，对于试验操作者和结果判读、解释者，应不能区分回顾性样本和前瞻性样本。

（3）回顾性样本的储存、处理等对试验用体外诊断试剂和对比试剂的检测不一定完全适合，可能引入新的变量，因此应确认样本储存、处理等操作是否符合检测要求，是否可能造成被测物降解等。此外，由于选择性入组回顾性样本，具有罕见状况的受试者在临床试验受试人群中的比例显著高于自然状态下的适用人群总体中的比例，这可能使整体性能有偏倚，如预测值偏倚。

合适的样本量是保证研究结论具有一定可靠性的前提，因此临床试验研究中样本量的确定是首先要考虑的重要问题。依据2014年9月11日国家食品药品监督管理总局发布的《体外诊断试剂临床试验技术指导原则》的要求，第三类产品总样本量至少为1000例，第二类产品总样本量至少为200例，有特殊要求的产品均需要满足相关法规中明确规定的样本数量要求。体外诊断试剂临床试验样本量的确定不是单纯满足法规规定的具体数量，而是与多种因素相关，如检测的可重复性、干扰因素、亚组间的差异性及被测物特点等。因此，要结合具体产品特点和要求在临床试验方案中对临床试验需要的最低样本量进行估算，并说明依据。

样本量估算应满足统计学要求，可采用适当的统计学方法进行估算，还需要结合诊断试剂的具体情况，保证临床性能得以充分验证，如需要对不同亚组人群分别进行评价的情况、产品检测多种被测物（或多种亚型）的情况等，则有必要在估算最低总样本量的基础上，进一步细化各种组别/类型样本的例数要求。如果临床试验包含不同的临床性能评价目的，则需要分别进行统计学分析，针对每种情况均应有足够的样本量。例如，临床试验目的包括①评价试验用体外诊断试剂与同类产品的等效性，②评价试验用体外诊断试剂用于疾病鉴别诊断的敏感性和特异性时，则临床试验样本量需满足上述两项临床性能评价的要求。

样本量估算可以通过统计学公式，也可以通过专用软件，如nQuery Advisor＋nTerim、MedCalc、PASS、SAS、Stata、R语言等进行，但首先均需要确定研究背景、研究假设、主要评价指标和设计模型。采用统计学公式进行样本量估算的相关要素一般包括临床试验的设计类型、评价指标的期望值、Ⅰ类和Ⅱ类错误率，以及预期的受试者脱落的比例等。评价指标的期望值根据（基于目标人群样本的）已有临床数据和小样本预试验（如有）的结果来估算，应在临床试验方案中明确这些参数的确定依据。样本量估算方法包括以下两种。

1. 预期值法　对于临床试验的参数估计中只保证评价指标可信区间的宽度满足期望值，而无目标值的情况，可采用如下公式：

$$n=\frac{[Z_{1-\alpha/2}]^2P(1-P)}{\Delta^2}$$

式中，n为样本量；$Z_{1-\alpha/2}$为标准正态分布的分位数，α为Ⅰ类错误概率；P为评价指标预期值；

Δ为P的允许误差大小，一般取P的95%可信区间宽度的一半，常用的取值为0.05～0.1。

【例14-1】流感病毒H1N1核酸检测试剂临床试验，采用试验用体外诊断试剂与临床参考标准或已上市同类产品进行比较研究，根据预实验结果，预期阳性符合率可达到90%，允许误差Δ取值0.05，标准正态分布的分位数为1.96，则阳性组（n_1）最低样本量估计为

$$n_1=\frac{1.96^2\times0.9\times(1-0.9)}{0.05^2}\approx138$$

注意：如果体外诊断试剂包含不同的样本类型，如鼻拭子和口咽拭子，则不同样本类型的样本量应分别满足上述要求。

2. 单组目标值法 临床试验的参数估计中，评价指标有确定的估计目标，临床试验目的需通过参数估计（含相应可信区间估计）的方法证明评价指标不低于目标值时，可根据单组目标值法样本量公式计算。

$$n=\frac{\left[Z_{1-\alpha/2}\sqrt{P_0(1-P_0)}+Z_{1-\beta}\sqrt{P_T(1-P_T)}\right]^2}{(P_T-P_0)^2}$$

式中，n为样本量；$Z_{1-\alpha/2}$、$Z_{1-\beta}$为标准正态分布的分数位，α为Ⅰ类错误概率，β为Ⅱ类错误概率；P_0为评价指标的目标值；P_T为试验用体外诊断试剂评价指标的预期值。

【例14-2】血型检测试剂临床试验中，采用试验用体外诊断试剂与已上市同类产品进行比较研究，总符合率目标值为99.7%，根据预试验结果，试验用体外诊断试剂与对比试剂符合率预期可达到99.9%，标准正态分布的分位数分别为1.96和0.84，则估计最低总样本量为

$$n=\frac{\left[1.96\sqrt{0.997(1-0.997)}+0.84\sqrt{0.999(1-0.999)}\right]^2}{(0.999-0.997)^2}\approx4472$$

根据上述受试者选择时应考虑的问题和样本要求，在制订临床试验方案时，应在其中明确规定受试者入组/排除标准、受试者纳入方法、样本采集要求（如明确采血管种类、抗凝剂要求等）、保存和运输方法及样本剔除标准等，同时还要明确样本量确定的依据，并在临床试验过程中严格遵循。

（二）临床试验用品

临床试验用品是指完成临床试验必需的物品，包括体外诊断试剂、配套试剂、仪器和其他检测用品等。如果临床试验采用试验用体外诊断试剂（考核试剂）与临床参考标准进行比较研究的方法，则临床试验用品主要指考核试剂；如果临床试验采用试验用体外诊断试剂与已上市同类产品（对比试剂）进行比较研究，则临床试验用品主要指考核试剂和参比试剂，若临床试验设有第三方复核试剂，则第三方复核试剂也包括在内。无论临床试验选择哪种方法，临床试验用品还包括完成样本检测的其他用品，如磁微粒化学发光法产品的临床试验，临床试验用品除考核试剂和（或）参比试剂外，还包括清洗液、预激发液、激发液等一类注册配套试剂，考核试剂、参比试剂和第三方试剂分别适用的仪器，反应杯等耗材。如果体外诊断试剂的校准品和质控品作为独立的注册单元，临床试验用品还包括体外诊断试剂配套的校准品和质控品。

对于已有同类产品上市的体外诊断试剂，往往采用与对比试剂进行比较的方式以间接证明试验用体外诊断试剂临床性能满足预期用途的要求。对比试剂在预期用途、适用人群、样

本类型、检测性能等方面应与试验用体外诊断试剂具有较好的可比性，参比试剂选择需考虑的因素见表14-1。

表14-1 参比试剂选择需考虑的因素

产品性质	因素	考虑内容
定量	预期用途	适用人群、适应证相同或涵盖考核试剂预期用途
	方法学	原理相同或相似；性能近似于或优于考核试剂，如酶联免疫法产品可以选择化学发光法产品
	样本类型	一致或包含考核试剂样本类型，若不能覆盖考核试剂样本类型，应选择多个参比试剂分别进行比对
	性能指标	应一致，或者优于考核试剂，即有较好的准确度和较宽的线性范围
	校准品溯源	相同
	参考区间	一致或接近
	配套试剂和仪器	均需取得注册证
定性	预期用途	适用人群、适应证相同或涵盖考核试剂预期用途
	方法学	原理相同或相似；性能近似于或优于考核试剂，如胶体金方法学产品可以选择酶联免疫法产品
	样本类型	一致或包含考核试剂样本类型，若不能覆盖考核试剂样本类型，应选择多个参比试剂分别进行比对
	参考区间	一致或接近
	配套仪器	均需取得注册证

（三）临床试验机构和人员

按照《国家食品药品监督管理总局 国家卫生和计划生育委员会关于发布医疗器械临床试验机构条件和备案管理办法的公告》（2017年第145号）的要求，在“医疗器械临床试验机构备案管理信息系统”备案的医疗器械临床试验机构开展临床试验。

体外诊断试剂临床试验应在多家临床试验机构同期开展，三类试剂要求在不少于三家（包含三家），二类试剂要求在不少于两家（包含两家）机构进行。体外诊断试剂临床试验机构应当具备临床试验所需的专业技术水平、组织管理能力、伦理审查能力，以及与所开展临床试验相适应的试验条件、设施设备等。体外诊断试剂临床试验机构应常规开展相关检测项目和疾病诊疗项目，应具有相关诊断结果解读和疾病处置的能力，应具有防范和处理临床试验中突发事件与严重不良事件的应急机制和处置能力；体外诊断试剂临床试验机构应具有能够满足临床试验需要的受试人群，应具有必备的实验室检测条件及设施设备，满足相关的检测实验室资质认定要求（如有）等。体外诊断试剂临床试验机构的选择除考虑上述因素外，还应结合具体项目的特点和要求进行选择，综合不同地区人群差异、流行病学背景、病原微生物的特性等因素选择具有相关学科优势的机构开展临床试验，应能够代表该产品预期使用机构的类型，以满足产品预期用途确认和临床性能验证的要求。

二、临床试验基本原则

（一）伦理原则

早在1964年，世界医学协会就颁布了《赫尔辛基宣言》，它是生物医学研究伦理学领域中的基本国际性文件，影响着国际、地区、国家的立法和行为准则的制订。临床试验必须遵循《世界医学协会赫尔辛基宣言》确定的伦理准则，在使用试验用样本，如血液、羊水、胸水、腹水、组织液、胸积液、组织切片、骨髓等之前，需考虑样本的获得和试验结果对受试者的风险，应当经药物临床试验机构及伦理委员会审查并同意，确保临床试验不会将受试者置于不合理的风险之中。

（二）科学原则

研究者应根据产品临床预期用途、相关疾病的流行病学背景和统计学要求等，对临床试验进行科学的设计，同时最大限度地控制试验误差、提高试验质量并对试验结果进行科学合理的分析。在保证试验结果科学、准确、可信的同时，尽可能做到高效、快速、经济。

（三）依法原则

体外诊断试剂临床试验应以《医疗器械监督管理条例》（国务院令第680号）和《体外诊断试剂注册管理办法》（国家食品药品监督管理总局令〔2014〕第5号）为基础，符合《体外诊断试剂临床试验技术指导原则》的要求。

第二节　临床试验方法设计

体外诊断试剂临床试验应采用试验用体外诊断试剂与临床参考标准进行比较研究的方法，评价试验用体外诊断试剂的临床敏感性和临床特异性，从而证明其临床性能满足预期用途的要求。临床参考标准是指现有条件下临床上可获得的能够用来确定受试者目标状态（健康状态、疾病状态、疾病进程、指导临床处置的疾病或健康状态等）的最佳方法，通常来自临床和实验室的医学实践，包括现有条件下公认的、可靠的、权威的疾病诊断标准，如组织病理学检查、影像学检查、病原体分离培养鉴定、长期随访所得的结论等，疾病诊疗指南中明确的疾病诊断方法，行业内的专家共识或临床上公认的、合理的参考方法等。临床参考标准可能是一种方法，也可能是多种方法相结合。

对于已有同类产品上市的体外诊断试剂，临床试验也可采用试验用体外诊断试剂与已上市同类产品（对比试剂）进行比较研究，证明两者等效，从而间接证明试验用体外诊断试剂临床性能满足预期用途的要求。对比试剂在预期用途、适用人群、样本类型、检测性能等方面应与试验用体外诊断试剂具有较好的可比性。

对于某些体外诊断试剂，临床试验中可能遇到需要特殊考虑的情形，说明如下。

（1）产品由消费者个人自行使用的体外诊断试剂，临床试验中除需评价检测试剂临床性能以外，还需评价无医学背景使用者对产品说明书的认知能力，并证明无医学背景使用者与专业检验人员检测结果的一致性。

（2）在与指导用药相关产品的临床试验中，除需进行被测物检测准确性评价以外，还需评价检测结果对临床用药和患者管理的指导效果，以证明检测试剂可以使患者临床获益。

（3）在用于疗效监测、预测、预后判断等用途的体外诊断试剂的临床试验中，应对受试者进行多个时间点的重复观测（随访），以证明其预期用途和适用人群等。研究者应根据疾病病程明确受试者随访时间、评价指标等。

（4）疾病筛查类产品（如用于胎儿染色体非整倍体疾病产前筛查的检测试剂等）应进行

前瞻性的临床试验，针对筛查人群纳入受试者，以相关疾病的临床诊断标准（包括受试者随访结果）为对照，证明产品的灵敏度、特异度、阳性/阴性预期值、似然比、相对风险值等临床性能指标满足要求。

（5）某些情况下，试验用体外诊断试剂与对比试剂由于样本采集、处理、保存等差异，不能使用同一份样本进行检测（如适用样本为拭子样本，但两种方法适用的拭子材质和保存液不同的情况），此时可针对每位受试者分别采集样本并进行试验用试剂和对比试剂的检测，两次采集样本的顺序应遵循随机原则。需要注意的是，一般仅在一次样本采集不会影响下一次样本采集时才考虑采用此种试验方法。

第三节　临床试验中的偏倚及控制

偏倚是指在临床试验方案设计、实施及结果分析时，有关影响因素所致的系统误差，致使对试验用体外诊断试剂安全有效性的评价偏离真值。在临床试验设计、临床试验过程和数据分析过程中均可能会引入偏倚，偏倚会干扰临床试验得出正确的结论，在临床试验的全过程中均需防范其发生。

盲法是控制临床试验中因“知晓分组信息”而产生偏倚的重要措施之一，目的是临床试验中的各方人员对分组信息的不可知。根据设盲程度的不同，盲法可分为完整设盲、不完整设盲和不设盲。完整设盲是研究者不知道受试者的任何信息，以避免操作者和检测结果的评价者知晓受试者的疾病诊断而引入偏倚，这在由主观目测判断结果的试剂中尤为重要。

随机化是使临床试验中的受试者样本随机抽取，在考核试剂和参比试剂的检测顺序随机，以避免操作者和检测结果的评价者知晓对比试剂检测结果等信息而引入偏倚。随机抽样即在符合入组标准、排除标准要求的前提下，按照时间顺序采用随机的方式抽样至达到所需样本量。

同步进行比对试验是降低由于疾病进程不同或样品保存时间不同而产生偏倚的有效方法。为满足同步比对的要求，在样品的体积满足测试要求的情况下，样品收集时可以将样品分成两等份，测试由两位操作人员同时进行。

质量控制是临床试验严格执行既定方案和避免临床试验失控的保证。各临床试验机构在临床试验牵头单位研究者的组织协调下对各自临床试验过程中的工作负责，应在临床试验前期、中期和后期组织研究者会议，以保证临床试验的一致性；临床试验中应尽量避免引入过多的干扰因素，如各临床试验机构应尽量选择相同的适用仪器机型等；在临床试验机构选择、受试者选择、试验过程、统计学分析等各个阶段均需进行偏倚的控制。例如，受试人群应尽可能全面地代表预期适用人群；不同临床试验机构在临床试验中应尽可能统一试验操作和判读标准等。

第四节　临床有效性的统计学评价

临床试验结果的统计分析应建立在正确、完整的数据基础上，选择适当的临床评价指标来评价体外诊断试剂的临床性能，并采用适当的统计模型对数据进行分析。

体外诊断试剂的统计分析一般包括评价指标的参数估计（含95%可信区间估计）和假设

检验。参数估计是在保证评价指标95%可信区间的宽度满足期望值的前提下，证明灵敏度、特异度、相关系数、回归方程等评价指标的水平。假设检验则需对统计学指标提出无效假设及备择假设，通过假设检验确认产品临床性能。统计分析之前需考虑对统计检验中要用到的分布和方差假设进行验证，根据产品的具体情况合理选择统计检验方法。

体外诊断试剂根据检测性质可以分为定性检测试剂、定量检测试剂和半定量检测试剂，不同类别试剂的临床统计分析方法往往不同。定性检测试剂临床试验一般以2×2表的形式总结两种分析方法的检测结果，并据此计算灵敏度（阳性符合率）、特异度（阴性符合率）、总符合率等指标及其95%可信区间，同时采用Kappa检验并通过假设检验进行一致性评价，计算Kappa值及其95%可信区间，并对Kappa值与“0”之间的差别是否具有统计学意义进行假设检验。半定量检测试剂的统计学分析可采用$R\times C$[①]表的形式总结检测结果，并据此计算各等级的符合率、阴/阳性符合率及其95%可信区间，同时采用Kappa检验并通过假设检验进行一致性评价。定量检测试剂的临床试验往往采用离群值分析、Bland-Altman法和回归分析法进行统计学分析，离群值分析可以通过两种检测方法差值与差值均值的4倍进行比较的方式进行，如果同一样本两种方法测试结果的差值大于所有样本差值均值的4倍，则该样本检测结果被判为离群值；Bland-Altman法通过计算一致性限度，评价两种测量结果的一致性，一致性限度应在临床认可的界值之内；回归分析方法应根据数据分布特点等因素选择适用的回归分析方法，如戴明（Deming）回归、Passing-Bablok回归分析和最小二乘回归估计等。其中最小二乘回归估计对数据的分布、等方差性等有较为严格的要求，可选用的情形较少。回归分析应重点观察回归方程（斜率和截距）、相关系数（r）或决定系数（R_2）等指标，计算斜率和截距的95%可信区间。也可同时对相关评价指标进行假设检验。

对于试验用体外诊断试剂检测结果为定量或半定量数据，临床参考标准判断结果为定性结果的统计学分析，也可采用受试者工作特征（ROC）曲线的方法，以ROC曲线下面积（A_z）反映试验用体外诊断试剂检测的诊断价值，或同时比较两种试剂的诊断价值。对于体外诊断试剂的临床试验，采用ROC分析方式进行数据统计时仍应进一步以推荐的阳性判断值进行灵敏度、特异度等指标（及其95%可信区间）的评价。

在体外诊断试剂临床试验的全过程中，生物统计学有着不可或缺的重要作用，同时也要充分考虑到临床诊疗对于体外诊断试剂的需求，只有当研究结果既具有临床意义，又具有统计学意义时，该产品的临床安全有效性才能得到认可。

思 考 题

1. 体外诊断试剂临床试验的目的是什么？
2. 试述体外诊断试剂临床试验的基本原则。
3. 简述临床试验中的偏倚及控制。

（杨致亭、杨帆、尹静）

① $R\times C$是指两种比对方法分多个不同等级，按等级分析符合率。例如，只分阴、阳性两个等级，则$R\times C$为2×2

第十五章　体外诊断试剂的生产体系

第一节　概　　述

一、体外诊断试剂命名规则

体外诊断试剂的产品名称一般包括三部分：第一部分为被测物名称；第二部分为用途，如测定试剂盒、诊断血清、质控品等；第三部分为原理或者方法，如化学发光法、酶联免疫吸附分析等，本部分应在括号中列出。若被测物组分较多或者存在其他特殊情况，可用与产品相关的适应证或者其他替代名称，如乙肝五项检测卡（胶体金法）、电解质分析仪配套试剂（离子选择电极法）。第一类产品、质控品及校准品，可按照其预期用途进行命名，如生化符合校准品、溶血剂等。一般命名规则如图15-1所示。

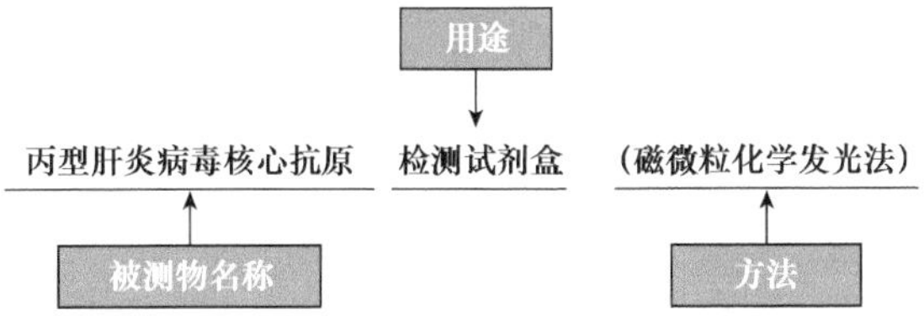

图15-1　丙型肝炎病毒检测试剂盒的命名

二、体外诊断试剂生产所用原材料

体外诊断试剂生产所用原材料可大体分为主要生物原料、生物辅料、化学原材料和其他原辅料。主要生物原料有酶类、抗体、抗原等；生物辅料常见的有牛或羊血清、酪蛋白、烟酰胺腺嘌呤二核苷磷酸（$NADP^+$）、牛血清白蛋白等；化学原材料包括有机物和无机物化学试剂；其他原辅料有硝酸纤维素膜、微孔板条、酶标板、玻璃纤维膜等。

三、体外诊断试剂生产所用设备

体外诊断试剂生产用到的设备一般分为通用设备和特殊设备。通用设备包括天平、量筒、酸度计、制水设备、搅拌设备、电导率仪、冰箱、离心机、超声机、分装设备（蠕动泵）、喷码机、贴标机等；常见的特殊设备有冻干机、封口机、洗板机、干燥箱、恒温箱、灭菌器、超低温冰箱等。

第二节 基本原则与具体要求

一、基本原则

所有体外诊断试剂的生产过程均是在符合相关法规、国标、行标的前提下进行的，这些规定都是优先于单一产品技术要求的基本原则。体外诊断试剂生产的质量控制首先要满足基础法规的基本要求与基本原则。生产企业需建立健全与所生产医疗器械相适应的内部质量管理体系并保证其有效运行。

“人机料法环”是对全面质量管理理论中5个影响产品质量的主要因素的简称。人，是指制造产品的人员；机，是指制造产品所用的设备；料，是指制造产品所使用的原材料；法，是指制造产品所使用的方法；环，是指产品制造过程中所处的环境。

这些基础法规就是规定了体外诊断试剂生产过程中的一切机构与人员、厂房与设施、设备、文件管理、设计开发、采购、生产管理、质量控制、销售和售后服务、不合格品控制、不良事件监测、分析和改进等的要求。

体外诊断试剂生产与质量控制基本原则如下。

（1）研制、生产用的各种原料、辅料等应制定其相应的质量标准，并应符合有关法规的要求。

（2）试剂生产企业应具备相应的专业技术人员、仪器设备及适宜的生产环境，获得《医疗器械生产许可证》；同时，应按照《体外诊断试剂生产实施细则（试行）》的要求建立相应的质量管理体系，形成文件和记录，加以实施并保持有效运行；还应通过《体外诊断试剂生产企业质量管理体系考核评定标准（试行）》的考核。企业应对试剂的使用范围做出明确规定，并经国家药品监督管理部门批准。

（3）诊断试剂的研制应当按照科学、规范的原则，各反应条件的选择和确定应符合基本的科学原理。

（4）试剂在研制、生产过程中所用的各种材料及工艺，应充分考虑可能涉及的安全性方面的事宜。

（5）生产和质量控制的总体目标：保证试剂使用安全、质量稳定、工艺可控、检测有效。

二、具体要求

（一）人员管理要求

体外诊断试剂生产和质量管理人员应当具有检验学、医学、生物学、免疫学或药学等与所生产产品相关的专业知识，并具有相应的实践经验，确保在生产、质量管理中能够履行职责，生产负责人和质量负责人不得互相兼任。从事生产操作和检验的人员需经过专门培训，考核合格后由企业任命方可上岗。

洁净室（区）的工作人员应当定期进行卫生和微生物学基础知识、洁净作业等方面的培训。临时进入洁净室（区）的人员，应当接受指导和监督。从事体外诊断试剂生产的全体人员，包括清洁、维修等人员均应根据其产品和所从事的生产操作进行专业与安全防护培训。

从事高生物活性、高毒性、强传染性、强致敏性等有特殊要求产品的生产和质量检验人员，要建立人员花名册，具备相关岗位操作资格或接受相关专业技术培训和防护知识如《危险化学品安全管理条例》《微生物和生物医学实验室生物安全通用准则》等培训，合格后方可上岗。

建立对人员的清洁要求、健康要求、服装要求及健康档案，制定洁净室（区）工作人员卫生守则、洁净工作服和无菌工作服管理规定等。人员进入洁净室（区）时，需穿戴工作帽、口罩、洁净工作服、工作鞋，按照程序进行净化。操作人员裸手接触产品，应每隔一定时间对手再次消毒，且消毒剂种类要定期更换。操作人员直接接触物料和产品，应每年至少体检一次，并建立人员健康档案。患有传染性和感染性疾病的人员不得从事直接接触产品的工作。工作服及其质量应匹配生产操作的要求及操作区的洁净度级别，其式样和穿着方式需满足保护产品和人员的要求。无菌工作服和洁净工作服应无纤维和颗粒性物质脱落，无菌工作服需包盖全部头发、胡须及脚部，并能阻留人体脱落物。

（二）生产环境与设施设备控制要求

生产、行政和辅助区布局合理，不得对生产区有不良影响。生产环境整洁，厂区的地面、路面周围环境及运输等不会对生产产品造成污染。厂区应远离有空气和水等污染源的区域，生产厂房需设置防尘、防止昆虫及其他动物进入的设施。

根据体外诊断试剂的生产过程控制，确定在相应级别的洁净室（区）内进行生产，避免生产中的污染。在洁净室（区）和非洁净室（区）之间要有缓冲设施，相同级别洁净室间的压差梯度应当合理，不同空气洁净级别的洁净室（区）之间的静压差应大于5 Pa，洁净室（区）与室外大气的静压差应大于10 Pa，需有指示压差的装置。洁净室（区）的门、窗及安全门应当密闭，洁净室（区）的门应当向洁净度高的方向开启。洁净室（区）应根据体外诊断试剂的生产工艺流程及空气洁净度级别要求进行合理布局，人流、物流走向合理，不得相互妨碍，避免同一洁净室（区）内或相邻洁净室（区）间的生产操作交叉污染。不同品种产品在同一洁净室（区）生产时做到有效隔离，不得相互混淆和污染。数条包装线同时生产时，必须采取隔离或其他有效防止混淆的措施。

体外诊断试剂不同工艺所需的空气净化级别要求如下：①生产区域洁净度级别应当不低于10 000级，并与相邻区域保持相对负压，包括阴性或阳性血清、质粒或血液制品等的处理操作；②酶联免疫吸附分析试剂、免疫荧光试剂、免疫发光试剂、聚合酶链反应（PCR）试剂、金标试剂、干化学法试剂、细胞培养基、校准品与质控品、酶类、抗原、抗体和其他活性组分的配制及分装，以及产品的配液、包被、分装、点膜、干燥、切割、贴膜及内包装等区域洁净度级别应当不低于100 000级；③操作区域洁净度应当符合局部100级，包括无菌物料等分装处理操作；④若对生产环境没有空气净化要求如普通化学类诊断试剂的生产，应在清洁环境中进行。

进入洁净室（区）的管道、进回风口布局合理，水、电、气输送线路与墙体接口处进行密封，不得悬吊照明灯具。生产场地的地面、墙、顶部等应当平整、光滑，无颗粒物脱落，方便清洁和消毒；操作台应当光滑、平整、无缝隙、耐腐蚀，便于清洗、消毒；生产区域定期进行清洁、清洗和消毒；洁净室（区）内的水池、地漏安装防止倒灌装置，避免污染环境和物料，不得在100级的洁净室（区）内设置地漏；根据生产需求明确洁净室（区）温湿度、监测频次和记录的要求，空调机组需有温湿度控制设施。对空气有干燥要求的操作间，要有空气干燥设备，确保物料不会受潮变质，有特殊要求的，根据特殊要求储存或按照原料厂家的规定执行。

洁净室（区）的空气净化系统应当定期确认并保持连续运行，维持要求的洁净度级别，若停机后再次使用，必须进行必要的测试或验证，保证能达到规定的洁净度级别要求。洁净室（区）的空气如果循环使用要采取有效措施，避免污染和交叉污染。生产激素类、操作有致病性病原体或芽胞菌制品的区域，应使用单独的空气净化系统，并与相邻区域保持负压，不能循环使用排出的空气。产尘操作间应当采取有效措施或保持相对负压，避免粉尘扩散，防止交叉污染。

必须在受控条件下处理具有污染性、传染性和高生物活性的物料，避免造成传染、污染或泄漏等。进行危险度二级及以上的病原体（可参考原卫生部制定的《人间传染的病原微生物名录》）操作应配备生物安全柜，空气经过过滤处理后方可排出，并定期检查过滤器的性能以保证其有效性。使用病原体类检测试剂的阳性血清应有相应的防护措施，对于特殊的高致病性病原体的采集、制备，应当按照有关部门颁布的行业标准配备相应的生物安全设施。易燃、易爆、有毒、有害、具有污染性或传染性、具有生物活性或来源于生物体的物料管理应符合国家相关规定，所涉及的物料应当列出清单，专区存放、专人保管和发放，并制定相应的防护制度。

生产聚合酶链反应试剂的，应在独立的建筑物或空间内分别生产和检验，保证空气不直接连通，避免扩增时形成气溶胶而造成交叉污染，且不得混用生产和质检的器具，使用后要进行严格的清洗和消毒。生产阳性质粒的，其一般分为菌液培养、质粒提取、稀释分装等过程，稀释分装时应有防止气溶胶污染的措施。

确定所需要的工艺用水要求，当生产过程中使用工艺用水时，应当安装相应的制水设备，并制定措施防止污染，用量较大时应通过管道输送至洁净室（区）的用水点。工艺用水应当满足产品质量的要求，制定工艺用水管理文件，工艺用水的储罐和输送管道要满足生产要求，定期清洗、消毒并记录。

与试剂直接接触的设备、器具及管道表面应当光洁、平整、无颗粒物质脱落、无毒、耐腐蚀，并且不与成分发生化学反应或吸附作用，不会对试剂造成污染，易于清洁处理和消毒或灭菌。对与产品直接接触的设备和器具要进行验证，并保存记录。需要冷藏、冷冻的原料、半成品、成品，应配备相应的储存设备，并监测设备运行状况、记录储存温度。冷藏、冷冻体外诊断试剂应配备符合其温度要求的运输设施设备。配料罐容器与设备连接的主要固定管道应当标明内存的物料名称、流向，定期清洗和维护，并标明设备运行状态。动物室应当在隔离良好的建筑体内，与生产、质检区分开，不得对生产造成污染。

（三）文件管理要求

质量方针需得到批准后方可发布，质量目标应当与质量方针保持一致。根据总的质量目标在相关职能和层次上进行分解，分别建立各职能和层次的质量目标，应包括满足产品要求所需的内容，并且可测量、可评估，并有具体的方法和程序来保障。

建立文件编制、更改、审查、批准、撤销、发放及保管的管理制度，并按照文件规定进行管理，分发和使用的文件应为受控的现行版本，作废文件需有标识。

技术文件应包括产品技术要求及相关标准、生产工艺流程、作业指导书、检验和试验操作规程、安装和服务操作规程等相关文件，满足生产和检验人员的使用需求。凡是涉及影响产品质量的事项，在文件中均要有相关规定或记录。

（四）物料采购控制要求

建立完善的采购控制程序，采购程序的内容至少包括：采购流程、合格供应商的选择、评价和再评价规定、采购物品检验或验证的要求、采购记录的要求等。

制定外购物料清单和供应商审核制度，供应商审核制度应符合《医疗器械生产企业供应商审核指南》的要求，主要原辅料供应商应有质量协议，对供应商进行审核并留存供应商资质证明等相关资料，须从经审核批准的供应商处采购物料。

明确各类物料入库验收规程、技术指标和质量要求，保证标准品、校准品、质控品、生产或质控用血液等台账和发放记录可追溯，有病原微生物及明确的定值范围、其他相关信息的明确定量，且由专人负责。

（五）生产过程控制要求

应当按照国家批准的工艺进行生产，制定生产所需的工序流程、工艺文件和标准操作规程，明确关键工序或特殊工序，确定质量控制点，并形成生产记录。在生产过程中需要对原材料、中间品等进行清洁处理的，应当明确清洁方法和要求，并对清洁效果进行验证。洁净室（区）应有检测报告，企业定期对洁净区检测并记录。生产记录要具有可追溯性，确保生产记录与仪器使用记录对应，产品标识和防护程序与规定一致。

洁净室（区）内使用的压缩空气等工艺用气均应当经过净化处理，与产品使用表面直接接触的气体，其对产品的影响程度应当进行验证和控制，满足所生产产品的要求。应制定生产环境、设备及器具的清洁规程并记录，生产设备所用的润滑剂、清洗剂均不得对产品造成污染。

物料管理的相关文件需有对物料进行分类的规定，明确分类存放的要求和中间品储存条件、期限，明确先进先出使用原则，对无规定使用期限的物料根据其稳定性数据确定储存期限，若储存期内发现存储条件变化且可能影响产品质量时，应及时进行复验。

建立可追溯性程序并形成文件，规定可追溯的范围、程度、标识和记录。记录包括生产过程所用的原材料、生产过程、生产设备、操作人员和生产环境等内容。生产过程中应建立产品标识和生产状态标识控制程序，对现场各类物料和生产区域、设备、管路的状态进行识别和管理。制定批号管理制度，对主要物料、中间品和成品按规定进行批号管理，并保存和提供可追溯的记录。应对每批产品中关键物料进行物料平衡核查。

建立清场管理规定，前一道工艺结束后或前一种产品生产结束后必须进行清场，确认合格后才可以入场进行其他生产，并保存清场记录，配制和分装器具必须专用，使用后进行清洗、干燥等洁净处理。

生产一定周期后，应对关键项目进行再验证。当影响产品质量的主要因素，如工艺、质量控制方法、主要原辅料、主要生产设备等需要开展重新验证的条件发生改变时，应进行相关内容的重新验证，根据不同产品特性提出验证的时间。生产车间连续停产一年以上的，重新组织生产前应当对生产环境及设施设备、主要原辅材料、关键工序、检验设备及质量控制方法等重新进行验证。

对生产用需要灭活的血清或血浆建立灭活处理操作规程，并按照操作规程的要求，对生产用灭活前后的血清或血浆状态进行明显的区分和标识，生产中的废液、废物等需要进行无害化处理，满足相关的环保要求。

（六）产品检验与质量控制要求

应有检验仪器和设备台账、校准和检定记录及证书、维护保养规程和记录。产品型式检验规程与强制性标准及经注册或备案的产品技术要求的性能指标保持一致。制定进货、过程、成品的检验记录及检验规程，确保性能指标能够保证产品质量，委托检验记录可追溯，产品放行与规定一致。

建立校准品、参考品量值溯源程序。对每批生产的校准品、参考品进行赋值。对检验过程中使用的标准品、校准品、质控品建立台账及使用记录，记录其来源、批号、效期、溯源途径、主要技术指标、保存状态等信息，按规定进行复验并保存记录。

生产和检验用的菌毒种应标明来源，验收、储存、保管、使用、销毁应执行国家有关医学微生物菌种保管的规定和《病原微生物实验室生物安全管理条例》。生产用菌毒种建立原始种子批、主代种子批和工作种子批系统；生产用细胞建立原始细胞库、主代细胞库、工作细胞库，有细胞库档案资料和细胞操作日志。自行制备抗原或抗体，应对所用原料的来源和性质进行详细记录并可追溯。

留样应当在规定条件下储存，建立留样台账，及时记录留样检验信息，留样检验报告应当注明留样批号、效期、检验日期、检验人、检验结果等，留样期满后对留样检验报告进行汇总、分析并归档。

（七）不合格品控制

应有不合格品控制程序及记录，对控制部门及人员的职责权限做出规定，明确不合格的处置措施，保持不合格的处置记录，确保处置过程是否符合规定。企业内部评审记录中与不合格品相关的记录和纠正预防后的验证报告及记录要符合不合格品控制程序。返工控制程序及记录应对返工的不合格品做出规定，保持返工记录。

（八）不良事件监测、分析和改进

不良事件监测制度和有关职责权限的规定应明确相关部门职责，规定可疑不良事件管理人员的职责、报告原则、上报程序、上报时限，制定启动实施医疗器械再评价的程序和文件等，并符合法规要求。不良事件记录按照规定进行实施，应用统计技术并保留数据分析结果的记录。企业内部评审记录中与不良事件相关的记录和纠正预防后的验证报告及记录要符合不良事件控制程序。内审及管理评审控制程序及记录规定内容全面，内审员经过培训方可上岗，内审应在规定时间内进行，管理评审报告中要包括对法规符合性的评价，并提出改进措施、落实具体职责和要求，按计划实施。

第三节　体外诊断生化试剂的生产与质量控制

一、概述

体外诊断生化试剂是基于分光光度法原理研发，适配手工、半自动和全自动生化分析仪等仪器检测酶类、糖类、脂类、蛋白质和非蛋白氮类、无机元素类等物质的试剂，该类反应为液相反应。

物质与光作用具有选择吸收的特性。利用物质所特有的吸收光谱来鉴别物质的存在（定性分析），或利用物质对一定波长光的吸收程度来测定物质含量（定量分析）的方法，称为分光光度法。样本中的被测物与临床化学诊断试剂组分构成反应体系，反应体系中某种物质（可为反应物、生成物或反应中间体）对特定波长光的吸光度变化或变化率与该物质浓度成比例，因该物质浓度与样本中被测物的浓度（或活性）存在相关性，监测该物质吸光度变化或者变化率，即可得到样本中被测物的浓度（或活性）。

体外诊断生化试剂根据测定的目标物、原材料和反应原理不同，包括化学法、酶活性测定（测酶）法、酶（酶测）法、免疫比浊法等的诊断试剂。例如，化学法包括总蛋白测定试剂盒（双缩脲法）；酶活性测定法包括乳酸脱氢酶测定试剂盒（速率法）；酶法包括葡萄糖测定试剂盒（葡萄糖氧化酶法）；免疫比浊法包括脂蛋白a检测试剂盒（免疫比浊法）等。

该类试剂可为单独的试剂或试剂与校准品和（或）质控品的配套组合产品。试剂部分可为单一试剂（R）或多组分试剂（R1、R2等）。校准品和质控品根据其浓度不同可为单水平校准品、多水平校准品（校准品1、校准品2等）和高值、中值、低值质控品（质控品1、质控品2、质控品3等）。试剂、校准品、质控品可为液体试剂或干粉试剂。若为干粉试剂，则试剂盒中可配有复溶液。

基于化学法、酶活性测定法、酶法的临床化学诊断试剂的原料一般有工艺用水、缓冲液、酶类、化学制剂、防腐剂、表面活性剂等。

体外诊断生化试剂生产的原料控制点为：①体外诊断试剂生产工艺用水，电导率、总有机物、微生物限度等；②酶类，外观、活性、纯度、分子质量、功能性试验等。

体外诊断生化试剂的典型生产工艺为：原料称量→溶解配制→分装→冻干（干粉适用）→贴签→成品包装→成品入库。其中，冻干过程较为复杂，需进行验证并获得工艺参数；校准品、质控品的生产工艺中应包括调试定值过程。通常认为，原料称量、溶解配制、调试定值为关键工序，冻干过程为特殊过程。企业根据产品的特点和性能要求，在溶解配制与分装过程之间，有时会增加溶液的静置和过滤工序。

该类试剂的过程检验和成品出厂检验项目由企业质量控制程序规定。临床化学诊断试剂产品目前可参考执行的标准有《临床化学体外诊断试剂（盒）》（GB/T 26124—2011）。

二、生产工艺及质量控制

体外诊断生化试剂的主要生产工序见图15-2。

1. 制水 使用水处理设备进行去离子水的制备，并经过专用管路连接到各用水点。

2. 清洗容器 使用工艺用水将配制所需容器清洁，容器的清洗要按验证方案进行。

3. 称量 称量前天平应经过校准，称量时应双人复核，应有天平调零过程。天平精度应至少高于所称量物品最小精度一个数量级。

4. 溶解配制 应有搅拌方法的要求，如用搅拌机应有速率及时间的要求，如人工搅拌应有搅拌圈数的要求。配制间温度一般应控制在18～25℃，配制、过滤时间不超过4 h。配制工作液的各种原材料及其配比应符合要求，原材料应混合均匀，配制过程应对pH、电导率、浓度、澄清度、无固体不溶物等关键参数进行有效控制。

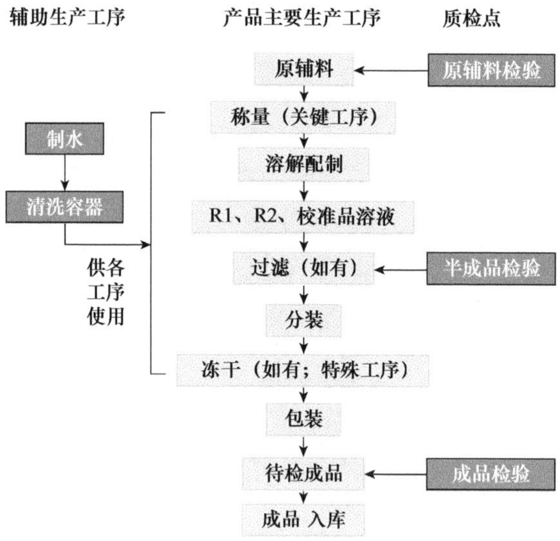

图15-2 体外诊断生化试剂的主要生产工序

5. 过滤 根据各产品的规程选择不同的滤膜进行过滤，确保溶液无杂质、空白吸光度符合要求。常规质控项目如试剂外观、空白吸光度通过后续的半成品检验完成。

6. 分装 按工艺要求进行分装。分装前、分装中、分装末均需对分装量进行校验。分装前确认试剂名称、批号、数量、分装量及分装后密封性；应有试分装的要求，或首瓶检测的要求。

7. 冻干 使用冻干机对试剂进行冻干。各种冻干试剂都需建立相应的冻干工艺，冻干过程的重要参数为冻干时间、冻干压力。冻干品外观应该呈现疏松的粉末状固体，具有一定的形状，在规定时间内（一般不超过60 min）复溶完全。冻干过程一般为：预冻（降温）、抽真空升华、解析干燥。

8. 包装 将试剂各组分、合格证及说明书，放入相应的试剂盒内。包装时应检查品名、批号、失效期、装量、规格，核对各物料数量，并在盖盒前进行复核。

9. 封膜 将组装好的试剂放在自动封膜机上封装，控制封膜时间及封膜的温度。确保膜完整及与试剂盒吸附紧密。

10. 成品入库 储存环境的温度、湿度应满足产品的储存要求。

三、原材料、环境及产品质量控制

（一）原材料质量控制

原材料的质量控制分两种情况：①主要化学原材料的供应商要求相对固定，不得随意发生变更。原材料外购时，企业应制定符合要求的供应商评审和采购控制程序，要求供方提供原料的质量标准及出厂检测报告，必要时企业需对关键原材料的主要性能指标进行验证或功能性实验保留相应验证及检测报告。外购参考品、标准品时还需供应商提供溯源情况。对供方的管理可参照《医疗器械生产企业供应商审核指南》（国家食品药品监督管理总局通告2015年第1号）的规定。②原材料为企业自备时，需严格按照验证后稳定的工艺进行控制，符合质量要求才能放行转入生产环。如果主要原材料（包括工艺）或其供应商有变更，应依据国家相关法规的要求进行变更申请。

化学原材料的质量标准参照《中国生物制品主要原辅材料质控标准》（2000年版）分析纯级别进行检验。主要的检测指标包括：溶液外观、一般盐类检测、溶液pH、溶解情况、干燥失重、炽灼残渣等。

所有原材料应按照状态、用途及存储要求分类管理及存放，标明品名、生产日期（配制日期）及失效日期，防止混用误用。

（二）环境质量控制

普通类化学试剂的生产应当在清洁环境中进行。清洁条件的基本要求：要有防尘、通风、防止昆虫或其他动物及异物混入等措施；人流、物流分开，人员进入生产车间前应当有换鞋、更衣、佩戴口罩和帽子、洗手、手消毒等清洁措施；生产场地的地面应当便于清洁，墙、顶部应平整、光滑，无颗粒物脱落；操作台应当光滑、平整、无缝隙、耐腐蚀，便于清洗、消毒；应当对生产区域进行定期清洁、清洗和消毒；应当根据生产要求对生产车间的温、湿度进行控制。

生产车间的温、湿度应与试剂产品生产工艺要求相适应；储存环境的温、湿度应满足原料、半成品、成品储存要求，应当配备相应的冷藏、冷冻储存设备，并按规定监测设备运行状况、记录储存温度及湿度。

冷藏、冷冻体外诊断试剂应当配备符合其温度要求的运输设施设备。试剂开瓶后应密闭低温储存，尽快使用，且每次检测前应重新校准。

（三）半成品质量控制

按批号抽取规定数量的半成品。如果产品具有国家标准品或参考品，应以其进行检验。如果产品没有国家标准品或参考品，应根据规定制备相应的企业参考品进行半成品检验。企业参考品的制备应有规范的质量控制程序，以保证产品的安全性、有效性及质量可控。企业参考品的质量标准不能低于国家药品监督管理部门已经批准的同类试剂的质量标准。

半成品检验内容包括：外观、装量、试剂空白、线性区间、准确度、分析灵敏度、精密度及热稳定性。结果应符合质量标准的要求。半成品检验合格后，按试剂盒组成及时进行分装和包装。

（四）成品质量控制

1. 外观 应符合企业规定的正常外观要求。

2. 装量 液体试剂盒的装量应不少于标示值。

3. 试剂空白 试剂盒检测超纯水或生理盐水，在厂家给定波长参数下，记录测定启动5 min后的吸光度，求出三复管均值即空白吸光度，空白吸光度应在生产企业给定范围内。

4. 线性区间 用接近线性范围上限的高浓度（活性）样品和接近线性范围下限的低浓度（活性）样品，混合成至少5个稀释浓度，每个浓度测试三次并求平均值，稀释浓度 vs. 吸光度均值的线性回归方程的相关系数$r \geq 0.9900$，线性偏差不超过生产企业给定值。

5. 准确度 检测有证标准物质（CRM）或用参考方法定值的血清，实测值与标示值的相对偏差应在±10%范围内。若不提供参考物质，以标准溶液测定，试剂盒回收率应为90%～110%，具体应符合企业规定。

6. 分析灵敏度 稀释一定浓度的样本（n单位被测物），测定吸光度，所测吸光度与空白吸光度的差值（ΔA）应在企业给定范围内。

7. 批内精密度 用同一批号的20个待检试剂盒分别测试高、低值质控品（瓶间差）；用同一批号试剂盒分别重复测试10次高、低值质控品（重复性），瓶间差、重复性的变异系数（CV）不超过企业给定值。

8. 批间相对极差 用三个不同批号的试剂盒分别测试同一质控品，每个批号测试三次，计算的相对极差（R）≤10%。

9. 稳定性 可分为效期稳定性和热稳定性试验。效期稳定性是在产品到达生产企业规定的产品有效期后，取样进行上述除批间相对极差外的其余性能指标的检测，结果应满足要求。热稳定性试验是取有效期内生产企业规定的热稳定性条件下的产品，进行除批间相对极差外的其余性能指标的检测，结果应满足要求。生产企业选取其中一种方法检测即可，需要注意的是，根据热稳定性不能推导产品有效性，除非是采用基于大量的稳定性研究数据建立的推导公式。

产品留样应根据产品特性和保存期限建立留样观察制度，制定留样复验项目周期及设置专门的留样室。留样量应满足产品技术要求中全项目检测的用量。一般留样观察可分为一季度、半年或一年的观察记录，周期较短时可仅对外观、产品状态、澄明度（如液体）、包装标签完整性等进行记录，一年内至少应对不同批次产品进行全性能复验并记录，必要时对检测记录进行趋势分析，从而评价产品质量的稳定性。

（五）其他

1. 包装瓶 质量要求：外观、密封性、抗跌性、溶出物、脱色试验、振荡试验。

2. 说明书、包装外盒、瓶签等标识 参照原国家食品药品监督管理总局颁布的《体外诊断试剂说明书编写指导原则》和原国家食品药品监督管理局颁布的《医疗器械说明书、标签和包装标识管理规定》。

四、常用的设备

体外诊断生化试剂常用的生产设备、检验设备如下。

（一）生产设备

体外诊断生化试剂常用的生产设备有制水设备、天平、量筒、移液管或移液器、搅拌设备（磁力搅拌器等）、酸度计、电导率仪、分装类设备（蠕动泵等）、标签打印设备（喷码机、贴标机等）、冷藏箱、低温冰箱、离心机、抽滤或超滤设备等。

（二）检验设备

体外诊断生化试剂常用的检验设备有pH计、电导率仪、生化分析仪、分光光度计、量筒、天平、生化分析仪。

第四节　体外诊断免疫试剂的生产与质量控制

一、概述

体外诊断免疫试剂（化学发光）是指利用特异的抗原抗体反应等生物学原理，利用发光信号的强弱来判断样本中相应抗原或抗体是否存在来进行检测的一类试剂。其利用的原理主要包括酶促和非酶促化学发光等方法。本章介绍的发光诊断试剂的生产与质量控制适用于利用化学发光分析技术对蛋白质等被测物质进行检测的第三类试剂，第二类试剂的生产及质量控制可参考本章节执行。

二、生产工艺及质量控制

体外诊断免疫试剂主要组分的生产包括包被反应板、标记物制备、各种溶液的配制、冻干、分包装等步骤；并通过产品的半成品检验和成品检验两个质控过程来保证其质量符合规定。

（一）抗体包被载体的制备

不同产品使用的包被载体有很大区别，在此以标准96孔微孔反应板为例进行描述。

1. 包被

（1）包被板准备：准备经检验合格的包被板，记录批号、数目、状态标识。质控项目包括尺寸、外观、包装。

（2）包被液配制：配制包被缓冲液，加入捕获抗体或抗原至工作浓度，混合均匀，即成所需的包被液，工作浓度的包被液应在规定时间内使用。质控项目包括包被缓冲液配方、pH、包被物成分。

（3）包被板包被：将包被液按工艺要求加入包被板。记录所包被的包被板数量。质控项目包括包被体积、温度、时间、过程监控。

2. 洗涤　使用按配方配制的洗板工作液洗涤包被的捕获分子。质控项目包括洗板液配方、pH。

3. 封闭　洗板后，加入按配方配制的封闭液。质控项目包括封闭液配方及pH；封闭的体积、温度和时间；封闭前检验包被均一性。

4. 干燥　抽干封闭后孔内液体，按工艺要求进行干燥。质控项目包括温度、湿度、时间、过程监控等。

5. 包装　将干燥后的反应板用铝箔袋密封包装，内放干燥剂（按各单位工艺要求，可以不放）。质控项目包括密封性能、标示及效期等。

6. 检验　对装袋密封后的反应板进行抽样检验。检验项目包括外观、板内变异、板间变异。

（二）酶标记抗体（酶结合物）的制备

1. 标记

（1）酶偶联报道抗体：采用常规过碘酸钠/乙二醇法将相关的抗体（或抗原）结合辣根过

氧化物酶（或其他酶），酶标记后的抗体（或抗原）应加入适当的保护剂保存于低温环境中。质控项目包括标记方法、过程控制。

（2）酶结合物浓度确定：将酶结合物稀释到不同的浓度，用已制备好的反应板进行滴配。通过测定系列标准品及相应的质控品，确定最优的酶结合物工作浓度。质检项目包括分装前外观检验；利用配套的反应板对灵敏度、质控品、线性（定量产品）进行评估。

2. 分装 按工艺要求分装酶结合物工作液。质控项目包括分装前确认试剂名称、批号、数量、分装量、封装后密封性。

3. 检验 对分装后的酶结合物工作液进行抽样检验。检验项目包括外观、分装量、灵敏度、校准品剂量-反应曲线线性、质控品测定值。

（三）底物的制备

1. 缓冲液 按底物缓冲液的配方配制，于2～8℃保存，并于有效期内使用。质控项目包括底物缓冲液配方、pH。

2. 配制 分别按氧化剂和发光剂的配方在底物缓冲液中加入相应的氧化剂和发光剂。质控项目包括氧化剂和发光剂配方。质检项目包括本底发光强度。

3. 分装 按工艺要求分装化学发光底物（氧化剂和发光剂）。质控项目包括分装前确认试剂名称、批号、数量、分装量、封装后密封性。

4. 检验 对分装后的化学发光底物进行抽样检验。检验项目包括外观、分装量、本底、灵敏度、发光强度。

（四）校准品、阴/阳性对照或质控品的制备

1. 稀释液 按稀释液的配方配制，于2～8℃或－20℃保存，并于有效期内使用。质控项目包括稀释液配方、pH。

2. 配制 校准品、阴/阳性对照或质控品的配制应具有量值溯源性，可参照国家标准品、WHO标准品或其他级别的标准物质进行配制。质检项目包括准确性、剂量-反应曲线线性（定量产品）、质控品测定值。

3. 分装 按工艺要求分装校准品、阴/阳性对照或质控品。质控项目包括分装前确认试剂名称、批号、数量、分装量。

4. 检验 对分装后的校准品、阴/阳性对照或质控品进行抽样检验。检验项目包括外观、分装量、准确性、剂量-反应曲线线性（定量产品）、质控品测定值。

（五）冻干

各种冻干品都需建立各自的冻干工艺，冻干品外观应该呈现疏松的粉末状，具有一定的形状，复溶完全、迅速，呈澄清透明液体。

（六）分装、灯检和贴签

分装量用减重称量法进行测量，把质量换算成体积后进行分装量的控制。灯检是目测检查各组分的色泽、分装量，以及是否混浊、有杂质等。

（七）包装

根据试剂盒包装标准操作规程（standard operating procedure，SOP）的要求及说明书的要求，以流水线操作形式进行包装。包装时应严格检查品名、批号、装量，认真核对各物料数量，并在关盒前进行复核。

三、原材料、环境及产品质量控制

（一）原材料质量控制

1. 主要生物原料　与产品质量最密切相关的生物原料主要包括各种天然抗原、重组抗原、单克隆抗体、多克隆抗体，以及多肽类、激素类等生物原料。这类原料可用于包被酶标反应板、标记相关酶（如辣根过氧化物酶、碱性磷酸酶等）、中和反应用抗原或抗体、制备校准品（标准品）等。使用前应按照工艺要求对这类生物原料进行质量检验，以保证其达到规定的质量标准。主要生物原料若为企业自己生产，其工艺必须相对稳定；若为购买，其供应商要求相对固定，不能随意变更供应商，如果主要原料（包括工艺）或其供应商有变更，应依据国家相关法规的要求进行变更申请。

主要生物原料的常规检验项目一般包括以下几项。

（1）外观：肉眼观察，大部分生物原料为澄清均一的液体，不含异物、浑浊或摇不散的沉淀或颗粒；或者为白色粉末，不含其他颜色的杂质；特殊生物原料应具备相应外观标准。

（2）纯度和分子质量：主要经SDS-PAGE后，利用电泳扫描仪进行分析，也可用其他适宜的方法，如高效液相色谱法等。根据所检测生物原料的分子质量选择适宜的聚丙烯酰胺凝胶浓度进行电泳，一般每个电泳道的加样量为5 μg，电泳后的凝胶可用考马斯亮蓝染色或银染法染色。染色后的凝胶用电泳扫描仪分析原料的纯度和分子质量，纯度应达到相应的质量标准，分子质量应在正确的条带位置。

（3）蛋白质浓度：蛋白质浓度可通过劳里法（Lowry method）、280 nm光吸收法、双缩脲法或其他适宜的方法进行检测。

（4）效价：效价的测定一般根据蛋白质含量测定结果，通过倍比稀释法进行。效价应达到规定的要求。

（5）功能性实验：功能性实验是指生物原料用于试剂盒实际生产中的情况，一般考查使用该原料的试剂盒的灵敏度、特异性和稳定性等，并比较其与上批次原料的相关性。

2. 生物辅料　生物辅料一般是指在生产过程中作为蛋白质保护剂用途的一类生物原料，主要包括小牛血清、山羊血清、牛血清白蛋白（BSA）和酪蛋白等。这些生物原料的质量标准应符合《中国生物制品主要原辅材料质控标准》（2000年版）规定的标准要求，并且要适合于本企业的生产。建议作以下检验。

1）小牛血清或山羊血清　外观：为浅黄色澄清稍黏稠的液体，无溶血或异物。无菌试验：将血清直接于37℃放置7天，在明亮处观察，不得出现混浊或沉淀。总蛋白含量：用双缩脲法测定，蛋白质含量≥32 mg/mL。球蛋白含量：取待测血清1 mL，采用饱和硫酸铵法进行沉淀，沉淀溶于0.85% NaCl溶液，至1 mL，用劳里法测定，蛋白质含量应≤2 mg/mL。

2）牛血清白蛋白　外观：应为浅黄色、黄色或乳白色的冻干粉末，无吸潮，无结块，无肉眼可见的其他杂质颗粒。溶解性：将牛血清白蛋白配成10%溶液，调节pH为6.5～7.1，于18～26℃溶解，时间应≤15 min。总蛋白含量：用双缩脲法，其标准为≥95%。总蛋白中的BSA含量：采用硝酸纤维素膜电泳法，其标准为≥95%。BSA的净含量：总蛋白含量乘总蛋白中的BSA含量，其标准为≥90%。

3）酪蛋白　应符合生产所需的质量标准。

4）标记用酶　应在产品的质量标准中明示所使用的标记用酶的名称（如辣根过氧化物酶、碱性磷酸酶等），同时应根据不同生产厂家的检验方法和质量标准进行检验，酶的纯度（$OD_{403\ nm}/OD_{280\ nm}$）应大于3.0。

对于小牛血清或山羊血清、牛血清白蛋白及酪蛋白等，还应进行功能性实验，即以其为原料配制一定浓度的稀释液作为样品，进行酶联免疫测定，均不能出现非特异性反应。

生物辅料的供应商同样要求相对固定，不得随意变更供应商。

3. 化学原材料　化学原材料的质量标准，包括外观、一般盐类检测、溶液pH、重金属检测、溶解情况、干燥失重、炽灼残渣等，均应符合《中国生物制品主要原辅材料质控标准》（2000年版）分析纯级别的要求，并且要适合于本企业的生产。化学原材料包括以下几类。

（1）无机类：主要包括氯化钠、磷酸氢二钠、磷酸二氯钠等。

（2）有机类：主要包括吐温-20、三羟基氨基甲烷等。

（3）特殊化学原料：主要包括Eu-DTTA［N'-（对异硫氰基苄基）二乙三胺-N_1,N_2,N_3-四乙酸铕］、鲁米诺等，要求纯度在96%以上。

4. 其他原辅料

1）微孔板条　外观：在明亮处用肉眼观察板条的外观质量，应无划痕、破损、飞边、肮脏，表面光滑，板条与微孔反应条塑料框架应配合合适。材质：微孔反应板条每孔加200 μL增强液，用发光免疫分析仪检测其荧光值，平均本底荧光值≤1500。吸附能力和精密性：用一定浓度的蛋白质包被微孔板条，检测荧光值，CV值结果应符合相关产品的功能性质量标准，一般批内CV≤5%，批间CV≤10%。

2）其他　粘胶纸、铝箔袋、说明书、包装外盒、瓶子和干燥剂等应参照原国家食品药品监督管理总局颁布的《体外诊断试剂说明书编写指导原则》和原国家食品药品监督管理局颁布的《医疗器械说明书、标签和包装标识管理规定》建立相应的质量控制标准。

5. 企业质控品　企业质控品质量控制一般包括阴/阳性参考品的符合率、灵敏度（最低检出量）、精密性、钩状效应等。对于定量检测试剂，还包括线性质控品样品。如该产品具有国家标准品或参考品，应使用国家标准品（参考品）进行标化；若该诊断试剂没有国家标准品（参考品），则企业参考品的制备应有规范的质量控制程序，以保证产品的安全性、有效性及质量可控，其质量应不低于国家药品监督管理局已经批准的同类产品的质量。

企业质控品的基质应与诊断试剂的待测样品的基质基本一致，如待测样品为血清/血浆，质控品基质也应为血清/血浆。

对于精密性，一般情况下，CV值不得高于15%（采用竞争抑制法的诊断试剂的CV值不得高于20%）。

（二）环境质量控制

应当根据试剂的生产过程控制，确定在相应级别的洁净室（区）内进行生产，避免生产中的污染。洁净室（区）和非洁净室（区）之间应有缓冲设施。洁净室（区）的门、窗及安全门应当密闭。空气洁净级别不同的洁净室（区）之间的静压差应当大于5 Pa，洁净室（区）与室外大气的静压差应大于10 Pa，并应当有指示压差的装置。相同级别洁净室（区）间的压差梯度应当合理。洁净室（区）的门应当向洁净度高的方向开启。

缓冲液、校准品与质控品、酶类、抗原、抗体和其他活性类组分的配制及分装，以及产品的配液、包被、分装、点膜、干燥、切割、贴膜及内包装等的生产区域应当不低于100 000级洁净度级别。

阴性或阳性血清、质粒或血液制品等处理操作的生产区域应当不低于10 000级洁净度级别，并应当与相邻区域保持相对负压。

无菌物料等分装处理操作的区域应当符合100级洁净度级别。

普通类化学试剂的生产应当在清洁环境中进行。

（三）半成品质量控制

1. 半成品抽样 检验人员按试剂的批号，根据抽样申请单抽取规定数量的半成品各组分，作记号标记、待检。

2. 半成品检验 半成品检验一般使用国家标准品（参考品）或经国家标准品（参考品）标化后的企业参考品。若某类试剂没有国家标准品（参考品），则使用企业参考品，企业参考品的制备应有规范的质量控制程序，以保证产品的安全性、有效性及质量可控，其质量应不低于国家药品监督管理局已经批准的同类产品的质量。

根据各个试剂盒的企业标准或者行业标准进行半成品的检验，检验指标一般包括外观、准确度、检测限、线性、重复性、热稳定性等，均应达到相应的质量标准。

（四）成品质量控制

1. 成品抽样 产品包装完成后，质检人员根据试剂的批号、实际包装量、抽样申请单的要求进行抽样，同时填写抽样数量和抽样日期，并且由抽样人签名。抽样数量应包括检验用数量和留样数量。质检人员同时应检查相关原始记录。每一批试剂的报批批量应至少为10 000人份。

2. 成品检验 成品检验时，除外观、装量以外的其他检验项目，应根据产品说明书的要求使用适用的化学发光分析仪进行检验。该类产品目前无通用标准可供参考，仅个别检测项目有可参考的行业标准，如《抗甲状腺过氧化物酶抗体定量检测试剂（盒）（化学发光免疫分析法）》（YY/T 1458—2016）。

一般使用国家标准品（参考品）对成品进行检验，并达到国家标准品（参考品）的质量要求。若该诊断试剂没有国家标准品（参考品），则使用企业参考品，企业参考品的制备应有规范的质量控制程序，以保证产品的安全性、有效性及质量可控，其质量应不低于国家药品监督管理局已经批准的同类产品的质量。

（1）性能方面的检测：根据各个试剂盒的企业标准或者质检规程进行成品的检验，检验指标包括外观、准确度、检测限、线性、重复性等，均应达到相应的质量标准。

（2）稳定性试验：在批放行前，每一批免疫分析诊断试剂应完成37℃热稳定性试验，试验结果应符合产品的质量标准。同时，也可做效期稳定性试验（表15-1）。

表15-1 免疫分析试剂（定量）的成品质量检验

项目	质量标准
外观	试剂（盒）包装应完整，无破损，液体无渗漏。试剂融化后，溶液应澄清，无明显沉淀，无悬浊物
检测限	对5份浓度近似检出限的低值样本进行检测，每份样本检测5次，对检测结果按大小排序，符合下列条件，基本认为企业空白限和检出限的设置基本合理：①低于空白限的检测结果应≤3个；②无高于参考区间下限的检测结果
准确度	选用下述方法之一进行检验：①相对偏差，使用有证标准物质（CRM）或参考方法定值的样本，结果的相对偏差应在±10%范围内；②回收试验，回收率应为85%～115%
线性	在企业给定的线性范围内，校准曲线的相关系数（*r*）应不小于0.9900
重复性	使用同一批号试剂对线性范围内同一样本高、低浓度分别重复测定10次，变异系数（CV）值应不大于10%
稳定性	① 效期稳定性：效期存储后的1个月内，检验外观、准确度、检测限、线性、重复性； ② 热稳定试验：参照产品效期，试剂盒于37℃条件下放置若干天，检验外观、准确度、检测限、线性、重复性 上述效期稳定性和热稳定性试验可同时做，也可二选一

第五节 体外诊断核酸试剂的生产与质量控制

分子诊断是指应用分子生物学方法检测患者体内遗传物质的结构和表达水平的变化的诊断技术。分子诊断主要应用于感染性疾病、遗传病、肿瘤和药物基因组学检测4个方面。分子诊断领域包含的产品主要有荧光PCR检测试剂盒、荧光原位杂交检测试剂盒、基因测序产品、基因芯片产品等，绝大部分按第三类产品进行管理。目前，国内提供试剂盒和仪器产品及分子诊断检测服务的公司很多，而研发、生产原材料和高端仪器的公司很少，市面上分子诊断试剂盒产品多样，质量也是参差不齐，相关的行业标准较少，严重影响了该领域的发展。

体外诊断核酸试剂的国家标准、行业标准在体外诊断试剂产品生产、监管中起着举足轻重的作用，标准是一把尺子，是产品质量保证的基础。近年来，分子诊断领域试剂产品的行业标准数量和质量均有所提高。

一、核酸扩增检测试剂

核酸扩增检测试剂是基于核酸扩增检测技术的体外诊断试剂，目前已经用于病原体检测、特定疾病的早期诊断和体内物质的型别鉴定等不同领域。核酸扩增技术泛指以扩增脱氧核糖核酸（DNA）或核糖核酸（RNA）为手段，检测特定核酸序列或筛查特定基因的检测技术，如聚合酶链反应（PCR）、连接酶链反应（LCR）、转录依赖的扩增反应（TMA）等。常见的核酸扩增检测试剂为PCR类试剂，PCR是一种用于扩增特定的DNA片段或RNA片段的分子生物学技术，它利用碱基互补配对原则，经过变性（95℃）、退火（55～65℃）、延伸（72℃）三个步骤在体外扩增DNA片段。通过检测扩增的DNA片段，来达到定性或定量检测特定基因的目的。近些年，市面上还存在一种核酸恒温扩增试剂，与常规PCR相比，该类试剂反应条件温和，不需常规PCR的变温步骤，操作简便，配套仪器简单易携带，可用于即时快速检测。目前，核酸扩增检测试剂一般都是采用荧光染料或荧光探针的方法检测扩增的DNA片段，扩增和检测可在同一台仪器里完成。早期的电泳法存在样本之间交叉污染的风险且无法评估，因此临床实验室已很少使用。

核酸扩增检测试剂中含有聚合酶等组分，因此对储存条件的要求较高，一般在−20℃及以下条件下保存，也有的制造商通过原材料和工艺的优化，其产品可以在4℃条件下保存。

（一）生产工艺及质量控制

核酸扩增检测试剂的基本生产工艺通常包括配液、分装、半成品检验、成品包装及成品检验。每一工艺环节应按照经验对符合要求的参数进行控制，需与已核定的产品技术要求中的工艺研究保持一致。配制工作液的各种原材料及其配比应符合要求，原材料应混合均匀，在配制过程中应对pH、电导率、浓度、澄清度、无固体不溶物等关键参数进行有效控制。

工艺研究的资料应能对反应体系涉及的基本内容，如样本类型、样本用量、试剂用量、反应条件、校准方法、质控方法、临界值的确定、稳定性和有效期，提供确切的依据。核酸扩增检测试剂的生产工艺及质控点见图15-3。

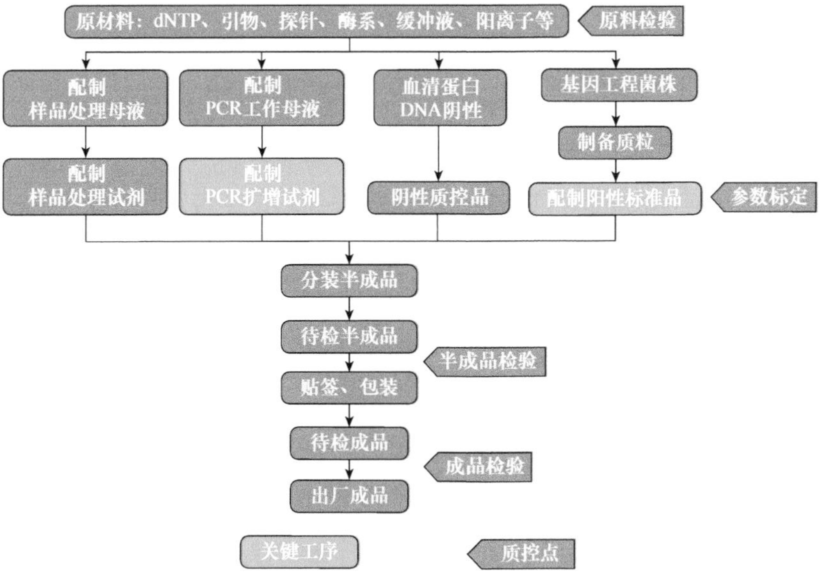

图15-3　核酸扩增检测试剂的生产工艺及质控点

（二）生产基本要求

核酸扩增检测试剂的生产企业应获得《医疗器械生产许可证》。研制、生产用的各种原料、辅料等应制定其相应的质量标准，并应符合有关法规的要求。

试剂生产企业应具有与其技术要求相适应的人员、厂房、设施和仪器设备及适宜的生产环境，配备满足核酸提取和扩增检测及操作人员防护所需的设备。建立专用实验室，实验室应当严格分区，人员和物品应当单向流动，以最大限度地防止实验过程中样品之间的污染和避免扩增产物的污染。生产用于病原微生物核酸检测试剂的企业应建立符合生物安全要求的设施和措施。

试剂生产企业应按照《体外诊断试剂生产实施细则（试行）》的要求，建立相应的质量管理体系，形成文件和记录，加以实施并保持有效运行；并应通过《体外诊断试剂生产企业质量管理体系考核评定标准（试行）》的考核。

核酸扩增检测试剂的引物设计应当符合核酸检测设计的要求，扩增体系应设定合理的内标和外标，试剂需设置抗污染的特定措施，扩增产物须进行确证研究。

企业应对试剂的使用范围作出明确规定，并经国家药品管理部门批准。企业使用新型原材料时，应提供与通行原材料比对的研究结果及相关资料。使用未列入上述标准的化学试剂，应不低于分析纯级别。

核酸扩增检测试剂生产过程中所用的各种材料及工艺，应充分考虑可能涉及的安全性方面的事宜。

（三）原材料、环境及产品质量控制

1. 原材料质量控制 原材料质量控制一般原则同生化分析试剂。

PCR类检测试剂主要原材料包括dNTP、引物、探针、酶系等。根据具体原材料的特性不同应分别制定质量标准。例如，dNTP、引物、探针等需满足色谱纯级别，分子质量达到规定值，引物、探针需要明确其核酸序列。生产企业内部应以自测或供应商提供的HPLC分析图谱、分子质量报告等作为原料验证性资料。目前引物一般通过化学方法合成，其设计过程应考虑避免形成二聚体、发夹结构及错配等以防止非特异性扩增条带出现。上述原材料的保存应无DNase（脱氧核糖核酸酶）及RNase（核糖核酸酶）污染，并应在－20℃低温条件下保存，避免高温分解以影响PCR反应过程。酶系则需具备相应酶活性及效价，并需经过自行验证，应在－20℃低温条件下保存。其他普通试剂（如缓冲液、阳离子溶液）需满足分析纯级别，室温保存。所有原材料应按照状态、用途及存储要求分类管理及存放，标明品名、生产日期（配制日期）及失效日期，防止混用误用。核酸扩增检测试剂的包装材料和耗材也应无DNase和RNase污染。原材料质控具体要求如下。

1）dNTP 为核酸的组成成分，包括dATP、dUTP、dGTP、dCTP和dTTP。应为HPLC纯、PCR级，无DNase和RNase污染。于－20℃条件下保存。

2）引物 由一定数量的核苷酸构成的特定序列，通常采用DNA合成仪人工合成，合成后经聚丙烯酰胺凝胶电泳（PAGE）或其他适宜方法纯化。冻干粉的合成量不低于试剂盒总测试样品所需量。序列正确。纯度应达到PAGE级或HPLC级，不含杂带。应提供合成机构出具的合成产物的质检证明，如PAGE结果或HPLC分析图谱。应作HPLC分析和紫外线吸收分析。以紫外分光光度计测定$OD_{260\ nm}/OD_{280\ nm}$的值在1.6～2.0时，可视为合格引物。于－20℃条件下保存。

3）探针 是指特定的带有示踪物（标记物）的已知核酸片段（寡聚核苷酸片段），能与互补核酸序列退火杂交，用于靶点核酸序列的识别，通常采用核酸合成仪人工合成。实时荧光定量PCR所用的TaqMan探针在5′端标记荧光素报告基团或其他发光标记物，在3′端标记荧光素猝灭基团。探针冻干粉应达到HPLC纯级别，不含杂带，合成机构应出具合成产物的质检证明，如HPLC分析图谱。可使用实时荧光定量PCR仪检测阳性质控品，以验证荧光探针。检验合格后入库。避光，于－20℃条件下保存。

4）*Taq* DNA聚合酶　具有DNA聚合酶活性，无核酸内切酶活性。具热稳定性，94℃保温1 h后仍保持50%活性。于－20℃条件下保存。

5）尿嘧啶糖基化酶（UNG）　具有尿嘧啶糖基化酶活性，无核酸外切酶及核酸内切酶活性，在37℃条件下使用UNG处理DNA模板3 min后，10^3拷贝以下含U模板应完全降解，不能产生扩增产物。于－20℃条件下保存。

6）反转录扩增酶（RT-PCR酶）　具反转录酶活性和DNA聚合酶活性，无核酸内切酶活性。具热稳定性，94℃ 1 h后仍保持50%活性。于－20℃条件下保存。

2. 环境质量控制　基于《医疗器械生产质量管理规范附录体外诊断试剂》的要求，该类试剂的配制、分装应在10万级洁净车间内完成。而阴、阳性对照品等涉及血源性或质粒的抽提、纯化、稀释、配制及分装过程应当在至少万级洁净环境中进行，与相邻区域保持相对负压，并符合防护规定。为避免扩增过程产生的气溶胶造成交叉污染，生产与检验区应在各自独立的建筑中或空间中进行。另外，结合产品本身质量要求应当对环境进行特殊控制，如涉及荧光杂交法中探针上的荧光基团见强光容易发生猝灭，故在涉及探针杂交、杂交后洗涤等处理过程时需要在避光环境中操作。

试剂反应体系的易污染性决定了实验室检测区应严格划分和合理分布走向。进入各个工作区域的人员及物品必须严格遵循单一从上游操作区到下游区的原则，即只能从样本处理区、目的基因提取区、扩增区至产物分析区，但若采用的检测设备能实现扩增分析自动化全过程，可以根据实际情况合并最后两区域。PCR类检测试剂的实验区具体可参照相关要求进行设置。操作人员需严格按照规定佩戴手套及穿工作服，避免裸手操作以造成核酸污染。移液枪等配制器具应定期用10%次氯酸钠消毒或经高压灭菌处理，操作台应开启紫外线照射消毒等。

3. 半成品质量控制　按批号抽取规定数量的半成品。如有国家参考品，应以其进行半成品检验。若没有国家参考品，应根据规定制备相应的企业参考品进行半成品检验。企业参考品的制备应有规范的质量控制程序，以保证产品的安全性、有效性及质量可控。企业参考品质量标准不能低于国家药品监督管理部门已经批准的同类试剂的质量标准。

半成品检验内容包括外观、阴性符合率、阳性符合率、检测限、重复性。结果应符合质量标准的要求。半成品检验合格后，按试剂盒组成及时进行分装和包装。

4. 成品质量控制　每一批核酸类检测试剂报批量至少为5000人份。产品完成包装后，应根据生产量进行抽样和生产记录审核。以参考品进行成品质量检验，结果应符合要求。对于核酸扩增产品的质量控制主要检测以下几个项目（表15-2）：外观、阴性符合率、阳性符合率、检测限、重复性。

表15-2　核酸扩增检测试剂（定性）的成品质量检验（基因突变检测试剂盒）

项目	质量标准
外观	试剂（盒）包装应完整，无破损，液体无渗漏。试剂融化后，溶液应澄清，无明显沉淀，无悬浊物
阴性符合率	使用国际、国家或企业标化的参考品，至少包括同源基因、野生型样本及微生物干扰样本
阳性符合率	使用国际、国家或企业标化的参考品，设置原则为：①包含试剂盒检测范围内的所有突变类型；②每个突变位点至少设置两个突变率的样本；③突变位点参考品的基质与实际检测样本的基质相同或相近
检测限	使用国际、国家或企业标化的参考品，包含试剂盒检测范围内的所有突变类型，试剂盒检测三次
重复性	使用国际、国家或企业标化的参考品。试剂盒检测范围含一种以上突变类型时，参考品至少包括两种以上的突变类型样本，并分别设置高、低突变率。对同一样本重复测定10次，Cq变异系数（CV）值应不大于5%

此外，还应考虑干扰体系的存在，往往需要采用质控品做平行试验来进行质量控制。为防止试剂实际使用过程中出现假阴性，部分产品带有内标组分。内标组分通常选择质粒菌或假病毒，在使用过程中对样本核酸提取、扩增等步骤的假阴性过程进行监控。而在实际生产过程中，企业需不断进行内部的质控，质控品可分为阳性质控及阴性质控。阳性质控可以排除由抑制因子、靶核酸降解等因素造成的假阴性结果，故除阳性质控品应与待测样本的靶核酸性质（同为DNA或RNA）一致外，还应考虑基质效应，使用与患者标本相同的主反应混合液。而阴性质控品用以对可能存在的交叉污染、实验操作人为误差等造成的假阳性结果进行质控。此外，为降低污染，一般在扩增过程中加入尿嘧啶DNA糖基化酶（UDG），原料用dUTP代替dTTP，可以减少交叉污染的PCR产物。

同时，为提高结果的准确性，选用血液样本时应排除规定值外的干扰物质（如高浓度胆红素、血脂等）和影响提取核酸效率的物质，该规定值应为经过抗干扰性评估得出的结果。

当评价产品的有效性及监测产品质量情况时，还应对产品的稳定性进行研究和留样观察。稳定性项目一般包括效期稳定性、实际存储条件下的开瓶稳定性、试剂冻融次数稳定性及产品运输稳定性研究等，其中效期稳定性研究应至少对三批试剂进行试验并保留结果。

产品留样应根据产品特性和保存期限建立留样观察制度，制定留样复验项目周期及设置专门的留样室。留样量应满足产品技术要求中全项目检测的用量。一般留样观察可分为一季度、半年或一年的观察记录，周期较短时可仅对外观、产品状态、澄明度（如液体）、包装标签完整性等进行记录，一年内至少应对不同批次产品进行全性能复验并记录，必要时对检测记录进行趋势分析，从而评价产品质量的稳定性。

生产用水可以归纳为两种用途：一是作为试剂组成部分参与配制工作，二是作为介质参与环境控制、容器具及衣物的清洗。若生产用水作为试剂反应体系的组成部分，也应在技术要求中以原料形式明确工艺用水质量级别及要求。

生产用水的质量标准应结合产品特性及工艺要求制定。PCR类检测试剂的检测容易受细菌、核酸、离子及有机污染干扰，故在试剂配制生产及检测过程中使用经过严格控制离子浓度、酶污染、避免核酸污染及低有机物的高纯水。例如，试剂缓冲液等配制用水、分装与移液器具的末道清洗应用符合分子生物学使用标准的去离子水或灭菌超纯水，避免带入污染。而涉及RNA的试验用水需用无DNase、RNase或蛋白酶污染的水，可使用焦碳酸二乙酯（DEPC）来处理（即将DEPC加入去离子水中溶解而得，配成后浓度为0.1%，最后经高温高压去DEPC）。企业应根据产品特性、试剂反应体系、选用的制水设备和相应的检测技术制定生产用水标准、用量、种类、存放环境及期限，相关参数可通过试制、监测等过程验证。作为参与10万级洁净度要求的环境控制及洁净服清洗的生产用水则应符合纯化水的要求，该水质检测要求应参照行业标准中纯化水的质量要求。体外诊断试剂工艺用水质量指标可参照《体外诊断试剂用纯化水》（YY/T 1244—2014）的要求。由于核酸扩增检测试剂的特殊性，企业应参照行业标准制定符合本产品质量要求的生产用水控制文件。

纯化水的制备目前多采用二级反渗透制水，超纯水则通常以纯化水为原水，再进一步过滤制备而得。水制备系统要经过一定周期的验证及确认，并在日常生产过程中按照经验证的质量要求及规程进行水质监测。企业产品生产用水的管理建议参照《医疗器械工艺用水质量管理指南》（国家食品药品监督管理总局通告2016年14号）执行。

二、体外诊断第二代测序试剂

体外诊断第二代测序试剂（以下简称“NGS检测试剂”）的产品质量要求，涉及基本原则、主要原材料、检测流程及性能评价等方面。

本部分内容是对企业和检验人员的指导性文件，但不包括注册审批所涉及的行政事项，也不作为法规强制执行，如果有能够满足相关法规要求的其他方法，也可以采用，但是需要提供详细的研究资料和验证资料。

NGS检测试剂的预期用途包括但不限于以下内容：肿瘤相关基因异常、遗传疾病相关基因异常、胚胎植入前染色体非整倍体、胎儿染色体非整倍体及病原微生物等临床检测应用。此类检测试剂涉及的NGS技术包括靶向性测序和非靶向性测序：靶向性测序法是指对样本中的基因组进行部分测序，如靶基因测序、外显子（组）测序等；非靶向性测序是指对样本中潜在生物体的基因组进行测序。原则上不建议企业应用全基因组测序进行检测，如果企业应用全基因组测序技术，应进行充分的技术适用性验证并提交报告。

待测样本可以是人源样本（如体液、组织、排泄物等）或病原微生物分离培养物（如血培养物、痰培养物等），检测对象可以是DNA、RNA或两者的混合物。

（一）检测流程及质量控制

NGS检测试剂的检测流程可以分为样本收集、样本制备、测序、生物信息学分析及报告和数据库（参考序列）及数据储存5个环节。企业在设计开发过程中应充分考虑每个环节的质量控制，并进行验证（图15-4）。

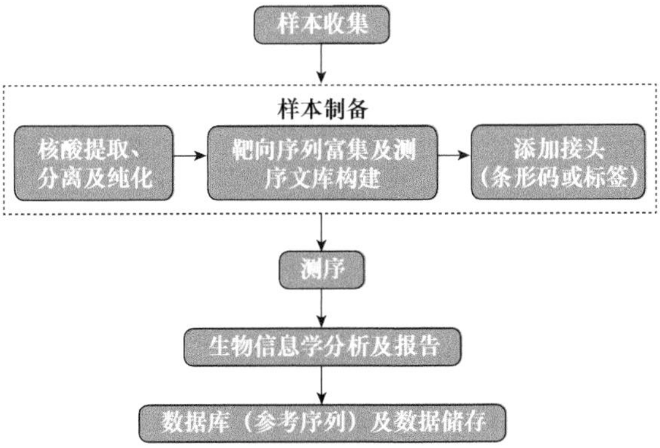

图15-4 NGS检测样本的流程

1. 样本收集 样本可以分为人体样本（如体液、组织、排泄物等）或病原微生物分离培养物（如血培养物、痰培养物等）。样本的获取及预处理方式、保存条件及期限（短期、长期）、运输条件等，若有通用的技术规范或指南，则应遵循，并引用；若没有通用的技术规范或指南，则企业应该设立自己内部的标准操作流程，以保证样本的质量，并且防止样本间的混淆与交叉污染。不同类型的样本所抽提的核酸的质量可能有所差异，对于每一种类型的样本，应当明确检测所需样本的用量。如样本不符合要求，应重新取样。

企业需明确标识出以下内容：产品适用的样本类型、采集时间、采集部位、采集方式、采集量及保存和运输条件等。样本采集时间的选择需考虑是否受临床症状、用药情况等因素的影响；采集部位应考虑样本的代表性、操作的难易程度及安全性等因素；采集方式应详述具体的操作方法或列出相关操作指南文件以指导使用者（含图示）；企业根据产品预期用途，设计具体的采集量标准，企业应明确采集量判断标准及方法；保存和运输条件应能保护样本中的核酸，企业应明确样本的保存条件（温度、湿度等）、期限（短期、长期）、运输条件（温度、湿度等）及反复冻融限制等。

2. 样本制备

1）核酸提取、分离及纯化　样本中核酸的提取、分离及纯化的主要目的是富集核酸并保证核酸序列的完整性。企业应在NGS检测试剂的设计开发过程中对配套使用的核酸提取、分离及纯化试剂进行匹配性验证，以确保其性能满足检验的需要。企业应明确检测所需核酸的最小用量。

企业应该设立核酸抽提及抽提后质量控制的书面标准操作流程，并依据性能验证结果在此给出用于扩增试验的核酸溶液浓度范围要求，以保证核酸样本的质量与浓度符合要求，并且防止样本间的混淆与交叉污染。企业应当对抽提的每一次核酸样本的各种质控参数有详细的记录，建议包括但不限于核酸体积、质量、浓度、纯度及完整性等。核酸浓度、纯度的检测方法包括但不限于分光光度法、荧光法等；核酸完整性检测方法包括但不限于琼脂糖凝胶法、实时荧光定量PCR法等。如果提取、分离及纯化的核酸样本质量不符合要求，应重新取样或扩大样本量再进行核酸分离及纯化。

2）靶向序列富集及测序文库构建　靶向序列富集是指靶向性扩增一定大小的核酸片段，企业应对富集原理及方法进行详细描述。企业应制定标准操作流程及质量控制方案，记录应包括靶向序列片段的浓度、纯度及大小等参数。企业根据具体的测序平台的性能特点，对核酸序列进行片段化处理，片段的长短应符合后续测序的要求，片段化方法包括但不限于超声法、酶切法等。企业应制定核酸序列片段化操作流程及质量控制方案，对经过片段化的核酸短序列的浓度、纯度及大小等参数进行检测并详细记录。

3）添加接头（条形码或标签）　测序文库中的短核酸片段需要与测序载体连接后才能进行测序反应，这一连接过程需要先给短核酸片段添加接头。NGS技术可以实现将多个来源不同的样本混合后在一个测序反应中同步检测，为了区分这些样本，通常通过在每一个原始样本的测序文库中加上唯一的寡核苷酸标签的方法进行标记，这些寡核苷酸标签称为条形码（barcode）或标签（index）。条形码或标签可以包含在接头序列内，也可以独立于接头序列。添加接头可以是独立的步骤，也可以在靶向序列富集过程中添加。

企业使用条形码或标签时，需充分验证并满足测序所需的质量要求，如测序深度、覆盖度等条件。同时，企业应对潜在的问题进行充分研究，包括但不限于：条形码检出率的均匀性、条形码互换比率，以及条形码间相互污染或干扰等因素。企业应报告有效的条形码或标签数量，并对每个条形码或标签的序列及其位置有详细、清晰的记录。

3. 测序

1）测序平台　目前商业上常用的第二代测序平台根据测序原理可分为光学技术［以因美纳（Illumina）公司、深圳华大基因科技有限公司为代表］和半导体技术（以Thermo Fisher Scientific公司为代表）。每个测序平台都有各自的特异性参数，包括仪器大小、通量、读长、运行时间及测序成本等，企业应结合具体的临床应用需求选择合适的测序平台。

2）测序及碱基读取　企业应根据所选用的测序平台，选择合适的参数指标对测序质量进行监控，制定相应的管理制度及质量标准，并明确失控情况下的纠正措施。企业应根据具体应用情况，如测序区域的大小及序列特征等因素确定测序所需要的覆盖度及深度。在测序过程中，企业应建立标准操作流程及质量控制方案监控整个测序过程中的测序质量。企业应根据具体的预期用途，制定产品的测序覆盖度和深度，并提供充分的理论依据及验证结果。

碱基读取是指识别一段基因序列片段每一个位点的核苷酸的过程。不同测序平台具有不同的测序偏好性，可影响碱基读取过程中的错误类型与比率。应用软件可以消除或部分抵消测序偏好性的影响，提高碱基读取的准确性。碱基读取后，企业应对每个碱基读取的质量进行评估。若碱基读取质量有通用标准，则应遵循并引用；若没有通用标准，可根据具体应用情况制定碱基读取质量评价标准及分析方法，并提供充分的理论依据及验证结果。

4. 生物信息学分析及报告　企业应对生物信息学分析流程有完整的记录，建立完善的生物信息学分析软件的版本控制方案。企业应建立生物信息学分析流程的标准操作流程及质量控制方案，保证测序数据的分析、解读及报告的准确性与严谨性。生物信息学分析应报告具有明确临床指导意义的结果。

1）序列比对拼接　序列比对是指利用生物信息学软件，将短的测序片段与参考序列进行比对后完成拼接的过程。参考序列应具有明确的溯源性，可以是全基因组序列或基因片段序列。若预期用途为检测未知病原微生物，难以提前确定参考序列，可以将测序结果进行互相比对，在此基础上完成长序列的拼接。

不同的序列比对软件在准确性、特异性及比对速度等方面均有差异，企业需根据具体需要进行选择。企业需要评估序列比对的质量，若比对质量有通用的标准，则应遵循，并引用；若没有通用的标准，则企业应当设立自己内部的标准，以保证比对结果的准确性。

2）待测基因序列的确认　决定检测结果准确性的因素包括但不限于测序均匀度、覆盖度和测序深度等。一般，测序均匀度越好，覆盖度越广，深度越深，待测基因序列的拼接结果越准确。待测基因序列中某些特殊区域的测序深度可能很低，可据此设置产品的最低检出限。企业需要对样本测序结果各个位点的测序覆盖度和深度有明确的计算方法和详细的描述。

3）文件格式　生物信息学分析结果的输出格式有很多种，但是无论何种格式的文件必须包含文件结构和数据组织形式的说明，以及其他格式文件和生物信息学分析软件的兼容性说明。建议使用通用的文件格式，如比对结果使用“.bam”文件或其他，测序结果使用“.fastq”文件或其他。如果企业采用自己内部的标准格式文件，应建立该标准格式的详细说明，并注明该文件格式与其他格式的兼容性及相互转换的方法。

4）检测结果解读与报告　若预期用途为检测人源基因，报告中应明确报告说明书中预期用途与检测范围涵盖的变异位点和变异类型及相应的遗传注释。建议基因名称应当与国际上通用的国际人类基因组组织（HUGO）基因命名委员会命名规则（http://www.genenames.org）一致。

若预期用途为检测病原微生物，检测结果应明确测序样本中是否含有待测病原微生物。如果是分型检测试剂和耐药突变检测试剂，还要明确报告病原微生物的型别及耐药突变位点信息。

报告中建议包括但不限于明确的检测结果、检测方法及局限性等内容。原则上禁止报告中出现超出产品预期用途的检测项目及结果。

企业应制定明确的检测结果解读与报告的标准操作流程，对不明确的检测结果及非预期检测结果应有详细明确的处置方案。

5. 数据库（参考序列）及数据储存 数据库（参考序列）的易用性、准确性及全面性等因素对于检测结果的正确解读极为重要。企业应结合产品的具体使用情况选择数据库（参考序列）并明确其溯源性。无论选择何种类型的数据库，企业应对最终的检测结果负责。若企业使用自建的数据库，应制订完整的维护方案（实时和定期维护方案）对数据库内容进行增补或剔除，从而确保数据库的准确性及全面性。

NGS检测产生的数据量巨大，企业应当制订合适的数据储存方案。数据储存方式可为本地或云储存，无论选择哪种方式，企业应充分考虑数据储存的时限性、安全性及稳定性等因素。对于已储存数据的重新访问与分析，企业应进行详细记录（如访问时间、访问人员、访问内容及访问目的等信息）。对于已储存的数据，原则上允许对其进行基于新预期用途的重复分析，但禁止出具新的检测报告。

（二）基本要求

NGS检测试剂生产企业应获得《医疗器械生产许可证》。研制、生产用的各种原料、辅料等应制定其相应的质量标准，并应符合有关法规的要求。

试剂生产企业应具有与其技术要求相适应的人员、厂房、设施和仪器设备及适宜的生产环境，配备满足核酸提取和扩增检测及操作人员防护所需的设备。建立专用实验室，实验室应当严格分区，人员和物品应当单向流动，以最大限度地防止实验过程中样品之间的污染和避免扩增产物的污染。生产用于病原微生物核酸检测试剂的企业应建立符合生物安全要求的设施和措施。

试剂生产企业应按照《体外诊断试剂生产实施细则（试行）》的要求，建立相应的质量管理体系，形成文件和记录，加以实施并保持有效运行；并应通过《体外诊断试剂生产企业质量管理体系考核评定标准（试行）》的考核。

NGS检测试剂的引物设计应当符合核酸检测设计的要求，扩增体系应设定合理的内标和外标，试剂需设置抗污染的特定措施，扩增产物须进行确证研究。

企业应对试剂的使用范围作出明确规定，并经国家药品管理部门批准。企业使用新型原材料时，应提供与通行原材料比对的研究结果及相关资料。使用未列入上述标准的化学试剂，应不低于分析纯级别。

NGS检测试剂生产过程中所用的各种材料及工艺，应充分考虑可能涉及的安全性方面的事宜。

（三）原材料、环境及产品质量控制

1. 主要原材料质量控制 NGS检测试剂的主要原材料包括实验原材料和数据分析原材料。

实验原材料包括引物、探针、酶、参考品或标准品等，企业应提供尽量完整的研究资料，如选择来源、制备过程、质量分析和质量标准等；数据分析原材料包括数据库（参考序列）、生物信息学分析软件及数据储存中心等。数据分析原材料能影响检测结果，企业应提供尽量完整的研究资料，如数据库（参考序列）的溯源性、生物信息学分析软件的算法，以及数据储存中心的安全性与稳定性等。对于实验原材料，若企业自己生产，其生产工艺必须相对稳定；若来自市场（从其他单位购买），应提供的资料包括：对供应商审核的相关资料、购

买合同、供货方提供的质量标准、出厂检定报告，以及该原材料到货后的质量检验资料。原材料或其供应商发生变更，应依据国家相关法规的要求进行变更申请，并重新对产品进行性能验证。

对于数据分析原材料，若企业自己提供，应具有完整的生物信息学分析软、硬件能力，制订相应的开发、维护及升级等方案；若来自市场（购买服务或产品），应提供相应的验证资料及后续的维护、升级等方案资料。如材料发生变更，应重新对产品进行性能验证，并依据国家相关法规的要求进行变更申请。

建议企业提供的详细资料包括但不限于以下内容。

（1）核酸提取、分离及纯化组分的主要组成、原理介绍及相关的验证资料，需覆盖产品检测涉及的各样本类型。

（2）测序文库构建组分的主要组成、原理介绍及相关的验证资料，以及构建测序文库的主要原料（脱氧核苷三磷酸、接头序列、连接酶、聚合酶、反转录酶、限制性内切酶、引物、探针、接头及其他主要原料）的选择、制备、质量标准及研究资料。如以上原材料来自市场，企业可提供供应商出具的质检报告。如供应商提供的原材料为混合体系，可提供针对混合体系的质检报告。

A. 脱氧核苷三磷酸（dNTP）：包括dATP、dUTP、dGTP、dCTP和dTTP；建议提交对纯度、浓度及保存稳定性等的验证资料。

B. 引物、探针及接头：引物、探针及接头均是由一定数量的dNTP构成的特定序列。探针带有特定的标记物，能与互补核酸序列退火杂交，用于特定核酸序列的探测和捕获。接头包括条形码或标签，用于将待测核酸与测序载体连接，区分不同来源的样本等。建议企业提交序列选择、制备方法、质量标准，以及对分子质量、纯度、保存稳定性、功能性实验等的验证资料。如果为外购，需提供合成机构出具的合成产物的质检证明。

C. 连接酶、聚合酶、反转录酶及限制性内切酶：连接酶、聚合酶、反转录酶及限制性内切酶应具有相应的酶活性。建议提交酶活性、热稳定性及工作效率等验证资料。

（3）参考品或标准品原料选择、制备、定值过程、稳定性研究及性能验证等资料。

（4）核酸类检测试剂的包装材料和耗材应无脱氧核糖核酸酶（DNase）和核糖核酸酶（RNase）污染，建议提交相应检测报告。

（5）数据库（参考序列）用于NGS检测试剂的生物信息学分析，辅助测序比对拼接和测序结果确认。建议企业提交数据库（参考序列）的溯源信息、数据库类型（本地数据库、在线数据库）、完整性、实时性、维护及升级方案等资料。

（6）生物信息学分析软件用于对原始测序结果进行分析并报告最终检测结果。建议企业提交分析软件的版本、算法、性能验证及升级方案等资料。

（7）数据储存中心用于储存原始和经过分析后的检测结果，可以是本地或云储存中心。建议企业提交数据储存中心的安全性、稳定性、维护与升级方案及异常情况处置方案等资料。

2. 环境质量控制 同核酸扩增检测试剂的环境质量控制。

3. 产品质量控制

1）核酸提取、测序文库构建 核酸提取的完整性和纯度及测序文库构建的质量都能影响检测结果，因此应对上述步骤进行质量控制。建议的质量控制因素包括但不限于以下各项：

用于核酸提取的样本质量、体积；核酸浓度及核酸定量方法；核酸纯化的质量及检测方法；测序文库的核酸质量、浓度及片段大小等。

2）阴性、阳性参考品

（1）预期用途为检测人源基因：阴性参考品应涵盖产品说明书中的预期用途与检测范围的野生型样本，检测结果应为阴性；阳性参考品应涵盖产品说明书中的预期用途与检测范围的变异型样本，检测结果应为阳性。

（2）预期用途为检测病原微生物：阴性参考品应包括与待检病原微生物种属相近、临床症状相似的病原微生物，且应混入适量（参考临床水平）的人源基因组；相应检测结果应为阴性。阳性参考品应包括产品说明书中预期用途与检测范围待检病原微生物，且应混入适量（参考临床水平）的人源基因组；相应检测结果应为阳性。

3）最低检出限　建议可以从扩增反应终体系核酸浓度或基因变异序列所占百分率两方面对最低检出限进行评价。NGS检测试剂具有同时检测多个检测位点或靶点的能力，可将多个最低检出限参考品混合进行检测，但应分别报告各个位点或靶点的最低检出限结果。若预期用途为检测人源基因，最低检出限参考品应覆盖所有基因变异类型；若预期用途为检测病原微生物，最低检出限参考品应覆盖所有待测病原微生物。

建议最低检出限参考品优先使用临床获得的生物样本（细胞系、病原微生物等）；对于某些难以获得的样本（如罕见基因类型、难以分离培养的病原微生物等），可以使用核酸模拟样本（如假病毒、核酸片段、质粒等）。使用病原微生物或核酸模拟样本作为参考品时，应混入适量（参考临床水平）的人源基因组。

4）精密性　对于定量检测试剂，建议考察试剂的标准差或变异系数；若为定性检测试剂，可不进行考察。建议从以下方面对NGS检测试剂的精密性进行评价。

（1）对可能影响检测精密性的主要变量进行验证，还应对第二代测序仪、操作者及地点等因素进行相关的验证。

（2）建议精密性评价方法考虑以下检测因素：检测周期、检测次数、检测方式（批内、批间）及检测人员数量等。

（3）若预期用途为检测人源基因，用于精密性评价的参考品建议覆盖低频率样本；若预期用途为检测病原微生物，用于精密性评价的参考品建议覆盖弱阳性样本。

5）干扰物质　企业根据试剂盒所采用的样本类型，确定潜在的干扰物质，并进行充分验证。验证干扰物质时，建议验证的项目包括但不限于以下项目。

（1）引物之间的互相干扰对检测结果的影响。

（2）潜在的PCR干扰物质对检测结果的影响。

（3）若预期用途为检测病原微生物，应分别检测目标病原微生物存在和不存在的情况下，非目标病原微生物（种属相近、临床症状相似）对检测结果的影响，以及人源基因组对检测结果的影响。

6）其他问题

（1）若产品适用的样本类型不止一种，应对所涉及的样本类型的适用性进行评估。

（2）为保证检测结果的准确性，企业应根据不同测序平台的特性确定合适的测序覆盖度及深度，并进行充分验证。

（3）生物信息学分析软件及数据库能直接影响检测结果，因此应明确版本信息或最后维护日期。企业进行软件或数据库升级后，应评估对测序结果的潜在影响，以及是否需要对既往测序结果进行重新分析。

（4）对于适用多个仪器的产品，应提供所有适用型号仪器的性能评估资料。不同型号仪器配套的测序试剂可能不同，且测序试剂的性能直接影响检测试剂的整体质量，建议提供测序试剂的质量控制要求。

（5）生产用水同核酸扩增检测试剂生产用水要求。

第六节　POCT试剂的生产与质量控制

金标类试剂是指应用胶体金免疫技术，采用胶体金标记的抗体或抗原包被于玻璃纤维膜、聚酯膜或其他载体，将相关抗原或抗体固相连接在硝酸纤维素膜上，应用层析法的原理检测样品中抗原或抗体的快速检测试剂。

胶体金免疫技术是快速诊断领域一个重要的发展方向，优势突出，但也存在一些发展瓶颈。首先，通过颜色进行结果判读，只能作为定性检测，无法实现定量或半定量检测，且在组织样品检测时，胶体金免疫技术并不适用；其次，采用胶体金免疫技术检测时，一次检测仅能获得一个样品的单一对应结果，还未实现多重检测，且目前看来胶体金免疫技术的多重检测存在一定的技术难度，在多重或混合靶标的筛查中发展受限；最后，与PCR、qPCR或ELISA相比，胶体金免疫技术的灵敏度和特异性仍有待提升，尤其是在粪便等样品检测中，当病毒含量较低时，检出率不如分子学及免疫学检测技术，因此胶体金免疫技术更适合普筛，不能满足标准或高要求的检测需求。

本节胶体金诊断试剂生产与质量控制仅适用于第三类体外诊断试剂中金标类试剂的生产及质量控制，其他类金标试剂可作参考。

一、生产工艺及质量控制

本类试剂的生产包括胶体金及胶体金标记抗原或抗体的制备，胶体金标记的包被，检测线及质控线的制备，胶体金标记物、包被抗原或抗体等浓度确定，各种工作溶液的配制等步骤，并通过产品的半成品检验和成品检验两个质控过程来保证其质量符合规定。

（一）胶体金标记物的制备

采用枸橼酸三钠还原法或其他方法制备胶体金，胶体金颗粒大小应符合规定，胶体金标记物在510～560 nm波长处应有最大吸收值，置于2～8℃条件下保存，应在规定的保存期内使用。采用合适的方法确定胶体金标记物、包被抗原或抗体工作浓度，将工作浓度的胶体金标记物吸附于玻璃纤维或聚酯纤维膜上。

（二）检测线及质控线的制备

取已确定使用浓度的相关抗原或抗体，在硝酸纤维素膜上制备检测线，应用同样的方法制备质控线，根据生产工艺在规定的温度、湿度条件下干燥，置于规定的湿度（通过验证方法确定相对湿度要求）条件下存放。检测线与质控线应具有间隔距离要求，应对所用的金标用玻璃纤维及硝酸纤维素膜等进行质量检测，如尺寸、外观、包装及吸附性能等，并记录批号、数目、标识，不同批号的玻璃纤维及硝酸纤维素膜不能混用。

（三）贴膜、切割、装袋

贴膜、切割及装袋应在具有相应湿度（通过验证方法确定相对湿度要求）条件下操作，切割的膜条应有宽度要求。

二、原材料、环境及产品质量控制

（一）原材料质量控制

1. 生物原料 与生产的产品质量最密切相关的生物原料包括各种天然抗原、重组抗原、单克隆抗体、多克隆抗体及多肽类生物原料。这类原料可用于胶体金标记、包被硝酸纤维素膜及用于制备质控线的抗原或抗体等。使用前应按照工艺要求对这类生物原料进行质量检验，以保证其达到规定的质量标准。主要生物原料若为企业自己生产，其工艺必须相对稳定；若为购买，其供应商要求相对固定，不能随意变更供应商，如果主要原料（包括工艺）或其供应商有变更，应依据国家相关法规的要求进行变更申请。

主要生物原料的常规检验项目同体外诊断免疫试剂生产的要求。

2. 生物辅料 生物辅料一般是指在生产过程中作为蛋白质保护剂的一类生物原料，主要包括牛血清白蛋白等。这些生物原料的质量标准应符合《中国生物制品主要原辅材料质控标准》（2000年版）规定的质量标准要求并检验合格，达到相应的质量标准后方可用于生产。供应商同样要求相对固定，不得随意变更供应商。

建议对牛血清白蛋白做以下检验。

（1）外观：应为浅黄色、黄色或乳白色冻干粉末，无吸潮，无结块，无肉眼可见的其他杂质颗粒。

（2）溶解性：将牛血清白蛋白配成10%溶液，调节pH至6.5～7.1，于18～26℃溶解，溶解时间≤15 min。

（3）总蛋白含量：用双缩脲法来测定，其标准为≥95%。

（4）总蛋白中的BSA含量：采用硝酸纤维素膜电泳法，其标准为≥95%。

（5）BSA的净含量：总蛋白含量乘以总蛋白中的BSA含量，其标准为≥90%。

3. 化学原材料 同体外诊断免疫试剂生产的要求。

4. 其他物料 硝酸纤维素膜、玻璃纤维膜或聚酯纤维膜及滤纸等在购入时，其生产商必须提供该批次材料的质量保证材料和质量检验报告，其质量标准应达到生产所需的质量标准。

1）*硝酸纤维素膜* 硝酸纤维素膜应具有厚度、孔径大小等要求，毛细迁移速度、韧性（切割时膜破损引起的废品率）、均一性（厚度偏差范围、毛细迁移速度偏差范围）应达到规定的要求。

2）玻璃纤维膜或聚酯纤维膜及滤纸　玻璃纤维膜或聚酯纤维膜及滤纸应具有厚度、毛细迁移速度、质量等要求，均一性（厚度偏差范围、毛细迁移速度偏差范围、质量偏差范围）应达到规定的要求。

3）玻璃纤维膜　适用于全血检测的金标试剂，过滤红细胞所用玻璃纤维膜或其他材料具有不吸附蛋白质的特点，应具有厚度、孔径大小等要求。

4）塑料衬片　塑料衬片应具有厚度、硬度（切割时一次未能整条切下的百分率）、尺寸（与标识吻合）、黏性（切割时造成玻璃纤维与塑料衬片分离的百分率）等要求。

5）其他　粘胶纸、铝箔袋、说明书、包装外盒、瓶子和干燥剂等，应参照原国家食品药品监督管理总局颁布的《体外诊断试剂说明书编写指导原则》和原国家食品药品监督管理局颁布的《医疗器械说明书、标签和包装标识管理规定》建立相应的质量控制标准。

5. 企业质控品　同体外诊断免疫试剂生产的要求。

（二）环境质量控制

同体外诊断免疫试剂生产的要求。

（三）半成品质量控制

同体外诊断免疫试剂生产的要求。

（四）成品质量控制

1. 成品抽样　产品包装完成后，质检人员根据试剂的批号、实际包装量、抽样申请单的要求进行抽样，同时填写抽样数量和抽样日期，并且由抽样人签名。抽样数量应包括检验用数量和留样数量。质检人员同时应检查相关原始记录。每一批金标试剂报批批量应至少为3000人份。

2. 成品检验　成品检验时，需根据产品说明书的要求进行目测检验或使用适用仪器进行检验。目前该类产品个别项目有国家标准或行业标准可参考，如《促黄体生成素检测试纸（胶体金免疫层析法）》（GB/T 18990—2008）、《幽门螺杆菌抗体检测试剂盒（胶体金法）》（YY/T 1423—2016）等。

一般使用国家标准品（参考品）对成品进行检验，并达到相应质量要求。若该诊断试剂没有国家标准品（参考品），则使用企业参考品，企业参考品的制备应有规范的质量控制程序，以保证产品的安全性、有效性及质量可控，其质量应不低于国家药品监督管理局已经批准的同类产品的质量。用于检验准确度的企业内部参考品必须具有溯源性。

（1）物理检查：应进行外观是否平整、材料附着是否牢固、液体移行速度、膜条宽度等物理检查，应符合质量标准。

（2）性能方面的检测：包括阴/阳性参考品符合率、灵敏度、特异性、精密度等试剂盒性能方面的检测，应符合质量标准。

（3）稳定性试验：每批试剂放行前，应完成稳定性试验，并达到相应的质量标准。稳定性试验可在特定温度或特定条件下完成。

思 考 题

1. 全面质量管理理论中影响产品质量的“人机料法环”分别指的是什么?
2. 简述体外诊断试剂生产与质量控制的基本原则。
3. 简述体外诊断试剂的生产与质量控制的要求包括哪些方面的内容。
4. 简述核酸扩增检测试剂的基本生产工艺。
5. 胶体金诊断试剂的生产工艺包括哪几部分内容?

（欧兰香、张绍明、李文靖、苏真真、高丽鹤）

主要参考文献

曹晨霞，韩琬，张和平. 2016. 第三代测序技术在微生物研究中的应用. 微生物学通报，43（10）：2269-2276

曹书娟，刘彬，朱安娜. 2020. MALDI-TOF MS在药物基因组学检测中的应用及展望. 分子诊断与治疗杂志，65（1）：121-125

曹影，李伟，褚鑫，等. 2020. 单分子纳米孔测序技术及其应用研究进展. 生物工程学报，36（5）：811-819

陈丹，刘根焰，徐建，等. 2014. 基因测序技术及其临床应用. 中华临床实验室管理电子杂志，2（4）：19-23

陈晓林，范勇，孙筱放. 2010. 结合多重链置换扩增和等位基因特异性PCR从单细胞中扩增脊髓性肌萎缩症运动神经元生存基因. 生殖与避孕，30（6）：367-374

陈耀祖. 2001. 有机质谱原理及应用. 北京：科学出版社

陈朱波，曹雪涛. 2010. 流式细胞术：原理、操作及应用. 北京：科学出版社

丛玉隆，黄柏兴，霍子凌. 2015. 临床检验设备大全. 北京：科学出版社

戴晓明. 2008. 干化学技术与应用. 医学等检验与临床，19（1）：1

冯念伦，孙仲轩，苏本华，等. 2014. AutolumiS系列全自动化学发光测定仪的研究与设计. 中国医学装备，（9）：30-34

府伟灵，徐克前. 2013. 临床生物化学与检验. 5版. 北京：人民卫生出版社

付春鹏. 2017. DNA测序技术概述. 生物学教学，42（11）：3-5

傅中懋，罗再，戎泽印，等. 2021. 基于高通量测序的结直肠癌组织中环状RNA功能研究与预后分析. 上海交通大学学报（医学版），41（2）：187-195

耿娟，刘畅，周香城，等. 2017. 微滴式数字PCR技术用于检测产前诊断标本母体细胞污染的初步研究. 中华妇产科杂志，52（2）：93-97

郭凌云，李勤静，刘钢，等. 2018. 二代测序技术在临床微生物领域中的应用进展. 中华儿科杂志，56（5）：396-399

郭奕斌. 2014. 基因诊断中测序技术的应用及优缺点. 遗传，36（11）：1121-1130

郭准，毛省侠. 2013. 体外诊断试剂工艺用水质量控制的必要性和方法分析. 中国药业，22（22）：5-6

国家食品药品监督管理总局. YY/T 1182—2010，核酸扩增检测用试剂（盒）. 2010

国家食品药品监督管理总局. YY/T 1244—2014，体外诊断试剂用纯化水. 2014

国家食品药品监督管理总局. 核酸扩增法检测试剂注册技术审查指导原则. 食药监办械函［2013］3号. 2013

国家食品药品监督管理总局. 医疗器械生产质量管理规范附录体外诊断试剂. 第103号令，2015

郝甜甜，李强飞，李国治，等. 2021. 测序技术的研究进展. 肿瘤综合治疗电子杂志，（1）：59-64

贺菊颖，程培. 2021. 体外诊断行业研究探讨. 北京：中信建投证券股份有限公司

贺智英. 2015. 临床生物化学检验的概念及常用技术. 临床医药文献杂志，（8）：1553，1556

黄新文．2011．应用串联质谱技术进行新生儿遗传代谢病筛查．中国儿童保健杂志，(2)：99-101
贾朋飞，蒋克明，刘聪，等．2015．微流控液滴技术及其在生物医学分析中的应用进展．化学研究与应用，27(8)：1097-1103
姜旭淦，鞠少卿．2020．临床生化检验学．北京：科学出版社
解增言，林俊华，谭军，等．2010．DNA测序技术的发展历史与最新进展．生物技术通报，(8)：64-70
康熙雄．2010．免疫胶体金技术临床应用．北京：军事医学科学出版社
孔令环，韩梅，鲍彦娜，等．2010．流式细胞术对急性白血病免疫分型的临床意义．中国实验诊断学，(10)：66-69
中国食品药品检定研究院．2018．体外诊断试剂检验技术．北京：中国医药科技出版社：88
李发美．2012．分析化学．北京：人民卫生出版社
李金明，刘辉．2015．临床免疫学检验技术．北京：人民卫生出版社
李磊，高希宝．2015．仪器分析．北京：人民卫生出版社
李启明，马学军，周蕊，等．2006．环介导逆转录等温扩增技术（RTLAMP）在丙型肝炎病毒基因检测中的应用．病毒学报，22(5)：334-338
李水军，王思合．2016．液相色谱-串联质谱技术的临床应用进展．临床检验杂志，34(12)：881
李勇，郭玉芬．2015．DNA测序技术在聋病基因检测中的应用．国际耳鼻咽喉头颈外科杂志，39(3)：144-149
梁智辉，朱慧芬，陈九武．2008．流式细胞术基本原理与实用技术．武汉：华中科技大学出版社
林彩琴，姚波．2012．数字PCR技术进展．化学进展，24(12)：2415-2423
刘翠翠．2013．FISH、QF-PCR和MLPA技术在胎儿染色体疾病的快速产前诊断中的应用研究．青岛：青岛大学硕士学位论文
刘虎生，邵宏翔．2005．电感耦合等离子体质谱技术与应用．北京：化学工业出版社
刘丽．2017．胶体金免疫层析技术．郑州：河南科学技术出版社
刘维薇，吕元．2005．蛋白质飞行时间质谱技术及其临床应用进展．中华检验医学杂志，28(5)：556-558
刘岩，吴秉铨．2011．第三代测序技术：单分子即时测序．中华病理学杂志，40(10)：718-720
陆龙飞，葛胜祥，张军．2015．化学发光免疫分析法研究进展．分子诊断与治疗杂志，7(5)：289-295
陆阳清，张明，卢克焕．2005．流式细胞仪分离精子法的研究进展．生物技术通报，(3)：26-30
苗明珠．2010．荧光定量PCR用于胎儿非整倍体的产前快速诊断．中国产前诊断杂志，(4)：34-38
聂蔓，岳军．2020．高通量测序技术在卵巢癌基因组测序应用中的研究进展．成都医学院学报，15(1)：128-132
祁军，于智睿，詹曦菁，等．2013．交叉引物等温扩增技术在恶性疟疾快速检测中的应用．中国媒介生物学及控制杂志，24(3)：204-207
田荣福，张凌，李芹阶．1979．酶连接免疫吸附测定法检测乙型肝炎表面抗原和免疫酶法检测Q热立克次氏体初步小结．第三军医大学学报，(2)：91-94
童林．2018．化学发光免疫法检测梅毒螺旋体抗体出现钩状效应1例．医药前沿，8(19)：152
汪琳，罗英，周琦，等．2011．核酸恒温扩增技术研究进展．生物技术通讯，22(2)：296-302
王廷华．2009．PCR理论与技术．2版．北京：科学出版社：3-34
王晓刚．2017．临床血脂干化学检测方法的研究与应用．长春：长春理工大学硕士学位论文
魏熙胤，牛瑞芳．2006．流式细胞仪的发展历史及其原理和应用进展．现代仪器，4：8-11
吴后男．2008．流式细胞术原理与应用教程．北京：北京大学医学出版社
夏圣．2019．临床免疫检验学．北京：科学出版社
谢浩，赵明，胡志迪，等．2015．DNA测序技术方法研究及其进展．生命的化学，35(6)：811-816

许国旺. 2008. 代谢组学——方法与应用. 北京：科学出版社
杨长江，申占龙，叶颖江，等. 2021. 测序技术在结直肠癌研究中的应用. 中华实验外科杂志，38（2）：392-396
杨自华，何林，周克元. 2005. 检验医学干化学分析技术进展. 现代仪器与医疗，11（4）：1-3
于海涛，王洪，张钧. 2021. 质谱技术在多组学研究和医学检验中的应用前景及挑战. 国际检验医学杂志，42（1）：1-7
袁易，王铭杰，张欣欣. 2016. 第三代测序技术的主要特点及其在病毒基因组研究中的应用. 微生物与感染，11（6）：380-384
查锡良，周春燕，药立波. 2018. 生物化学与分子生物学. 9版. 北京：人民卫生出版社
张得芳，马秋月，尹佟明，等. 2013. 第三代测序技术及其应用. 中国生物工程杂志，33（5）：125-131
张力心. 2016. 浅议生化类体外诊断试剂开瓶稳定性. 中国卫生标准管理，7（1）：135
张艺. 2005. 流式细胞仪构成与工作原理. 医疗设备信息，20（8）：25-26
赵洁，赵志军. 2012. 新一代测序技术及其应用. 白求恩军医学院学报，10（4）：344-345
郑磊，熊铁，王前. 2011. 新一代高通量测序技术——检验医学发展的挑战与机遇. 分子诊断与治疗杂志，3（6）：361-367
中国临床微生物质谱共识专家组. 2016. 中国临床微生物质谱应用专家共识. 中华医院感染学杂志，26（10）：CNKI:SUN:ZHYY.0.2016-10-001
中国药理学会治疗药物监测研究专业委员会. 2019. 治疗药物监测工作规范专家共识（2019版）. 中国医院用药评价与分析，19（8）：897-898，902
中华医学会检验医学分会，卫生计生委临床检验中心. 2017. 液相色谱-质谱临床应用建议. 中华检验医学杂志，（10）：770-779
周帆，林标扬. 2012. 第二代测序在检测人类基因突变中的应用. 生命科学研究，16（5）：451-456
周莹，许冰莹. 2016. 二代测序技术在临床医学上的相关应用. 昆明医科大学学报，37（3）：137-139
朱子家，王文斌，沈志博，等. 2020. 代谢组学在临床精准用药中的应用. 中国医药，15（6）：179-182
邹雄，吕建新. 2006. 基本检验技术及仪器学. 北京：高等教育出版社
Al-Lazikani B, Lesk A M, Chothia C. 1997. Standard conformations for the canonical structures of immunoglobulins. J Mol Biol, 273: 927-948
Aziz N, Zhao Q, Bry L, et al. 2013. College of American pathologists' laboratory standards for next-generation sequencing clinical tests. Archives of Pathology &Laboratory Medicine, 139 (4): 481-493
Barker C S, Griffin C, Dolganov G M, et al. 2005. Increased DNA microarray hybridization specificity using sscDNA targets. BMC Genomics, 6 (1): 57
Basing L A W, Simpson S V, Adu-Sarkodie Y, et al. 2020. A loop-mediated isothermal amplification assay for the detection of *Treponema pallidum* subsp. *pertenue*. Am J Trop Med Hyg, 103(1):253-259
Belgrader P, Tanner S C, Regan J F, et al. 2013. Droplet digital PCR measurement of HER2 copy number alteration in formalin-fixed paraffin-embedded breast carcinoma tissue. Clinical Chemistry, 59 (6): 991-994
Bendall S C, Nolan G P, Roederer M, et al. 2012. A deep profiler's guide to cytometry. Trends Immunol, 33(7):323-332
Bennani B, Gilles S, Fina F, et al. 2010. Mutation analysis of BRAF exon 15 and KRAS codons 12 and 13 in moroccan patients with colorectal cancer. International Journal of Biological Markers, 25 (4): 179-184
Berson S A, Yalow R S. 1959. Quantitative aspects of the reaction between insulin and insulin-binding antibody. J Clin Invest, 38: 1996-2016
Bi S, Yue S, Zhang S. 2017. Hybridization chain reaction: a versatile molecular tool for biosensing, bioimaging, and

biomedicine. Chem Soc Rev, 46 (14): 4281-4298

Bi S, Zhao T, Luo B, et al. 2013. Hybridization chain reaction-based branched rolling circle amplification for chemiluminescence detection of DNA methylation. Chem Commun (Camb), 49 (61): 6906-6908

Bili C, Divane A, Apessos A, et al. 2002. Florentin prenatal diagnosis of common aneuploidies using quantitative fluorescent PCR. Prenatal Diagnosis, 22 (5): 360-365

Bonilla D L, Reinin G, Chua E. 2021. Full spectrum flow cytometry as a powerful technology for cancer immunotherapy research. Front Mol Biosci, 7: 612801

Borràs E, Jurado I, Hernan I, et al. 2011. Clinical pharmacogenomic testing of KRAS, BRAF and EGFR mutations by high resolution melting analysis and ultra-deep pyrosequencing. Bmc Cancer, 11 (1): 406

Bottema C D, Sarkar G, Cassady J D, et al. 1993. Polymerase chain reaction amplification of specific alleles: a general method of detection of mutations, polymorphisms, and haplotypes. Methods Enzymol, 218: 388-402

Brown J F, Kalinina O V, Silver J E. 2002. Method of sampling, amplifying and quantifying segment of nucleic acid, polymerase chain reaction assembly having nanoliter-sized sample chambers, and method of filling assembly. Official Gazette of the United States Patent & Trademark Office Patents.http: //patft.uspto.gov/netacgi/nph-Parser? Sect 1=PTO2&Sect2=H [2022-10-20]

Bruce K L, Leterme S C, Ellis A V, et al. 2015. Approaches for the detection of harmful algal blooms using oligonucleotide interactions. Anal Bioanal Chem, 407:95-116

Burnet F M. 1962. The immunological significance of the thymus: an extension of the clonal selection theory of immunity. Australas Ann Med, 11: 79-91

Bustin S A, Benes V, Nolan T, et al. 2005. Quantitative real-time RT-PCR--a perspective. J Mol Endocrinol, 34 (3): 597-601

Campbell P J, Pleasance E D, Stephens P J, et al. 2008. Subclonal phylogenetic structures in cancer revealed by ultra-deep sequencing. Proceedings of the National Academy of Sciences, 105 (35): 13081-13086

Carlsson H, Lindberg A, Hammarström S. 1972. Titration of antibodies to salmonella O antigens by enzyme-linked immunosorbent assay. Infection and Immunity, 6 (5): 703-708

Chen B, OuYang C, Tian Z, et al. 2018. A high resolution atmospheric pressure matrix-assisted laser desorption/ionization-quadrupole-orbitrap MS platform enables *in situ* analysis of biomolecules by multi-mode ionization and acquisition. Analytica Chimica Acta, 1007: 16-25

Chen Z, Liao P, Zhang F, et al. 2017. Centrifugal micro-channel array droplet generation for highly parallel digital PCR. Lab on a Chip, 17 (2): 235-240

Choi H M, Beck V A, Pierce N A. 2014. Next-generation *in situ* hybridization chain reaction: higher gain, lower cost, greater durability. ACS Nano, 8 (5): 4284-4294

Choi J, Love K R, Gong Y, et al. 2011. Immuno-hybridization chain reaction for enhancing detection of individual cytokine-secreting human peripheral mononuclear cells. Anal Chem, 83 (17): 6890-6895

Compton J. 1991. Nucleic acid sequence-based amplification. Nature, 350 (6313): 91-92

Crane M A, Kingzette M, Knight K L. 1996. Evidence for limited B-lymphopoiesis in adult rabbits. J Exp Med, 183: 2119-2121

Deschoolmeester V, Boeckx C, Baay M, et al. 2010. KRAS mutation detection and prognostic potential in sporadic colorectal cancer using high-resolution melting analysis. Br J Cancer, 103 (10): 1627-1636

Diehl K H, Hull R, Morton D, et al. 2001. A good practice guide to the administration of substances and removal of blood, including routes and volumes. J Appl Toxicol, 21: 15-23

Ding X, Nie K, Shi L, et al. 2014. Improved detection limit in rapid detection of human enterovirus 71 and coxsackievirus a16 by a novel reverse transcription-isothermal multiple-self-matching-initiated amplification assay. Journal of Clinical Microbiology, 52 (6): 1862-1870

Dirks R M, Pierce N A. 2004. Triggered amplification by hybridization chain reaction. Proc Natl Acad Sci, 101 (43): 15275-15278

Draz M S, Lu X. 2016. Development of a loop mediated isothermal amplification (LAMP)-surface enhanced raman spectroscopy (SERS) assay for the detection of salmonella enterica serotype enteritidis. Theranostics, 6 (4): 522-532

Dugan V G, Saira K, Ghedin E. 2012. Large-scale sequencing and the natural history of model human RNA viruses. Future Virol, 7 (6): 563-573

Engvall E, Jonsson K, Perlmann P. 1971. Enzyme-linked immunosorbent assay. Ⅱ. Quantitative assay of protein antigen, immunoglobulin G, by means of enzyme-labelled antigen and antibody-coated tubes. Biochimica Et Biophysica Acta, 251 (3): 427-434

Engvall E, Perlmann P. 1971. Enzyme-linked immunosorbent assay (ELISA). Quantitative assay of immunoglobulin G. Immunochemistry, 8 (9): 871-874

Enomoto Y, Yoshikawa T, Ihira M, et al. 2005. Rapid diagnosis of herpes simplex virus infection by a loop-mediated isothermal amplification method. Clin Microbiol, 43 (2): 951-955

Finlay W J, Almagro J C. 2012. Natural and man-made *V*-gene repertoires for antibody discovery. Front Immunol, 3: 342

Fraga D, Meulia T, Fenster S. 2008. Real-time PCR. Current Protocols Essential Laboratory Techniques, DOI:10.1002/9780470089941.et1003s00

Free A H, Adams E C, Kercher M L, et al. 1957. Simple specific test for urine glucose. Clinical Chemistry, 3 (3): 163-168

Gregory M T, Bertout J A, Ericson N G, et al. 2016. Targeted single molecule mutation detection with massively parallel sequencing. Nucleic Acids Research, 44(3): e22

Griffiths A J F. 2000. An Introduction to Genetic Analysis. New York: W. H. Freeman

Harris L, Bajorath J. 1995. Profiles for the analysis of immunoglobulin sequences: comparison of *V* gene subgroups. Protein Sci, 4: 306-310

Harris R J. 1995. Processing of C-terminal lysine and arginine residues of proteins isolated from mammalian cell culture. J Chromatogr A, 705: 129-134

Harvey N. 1929. Luminescence during electrolysis. Journal of Physical Chemistry, 33: 1456-1458

Heideman D, Lurkin I, Doeleman M, et al. 2012. KRAS and BRAF mutation analysis in routine molecular diagnostics: comparison of three testing methods on formalin-fixed, paraffin-embedded tumor-derived dna. Journal of Molecular Diagnostics Jmd, 14 (3): 247-255

Henery S, George T, Hall B, et al. 2008. Quantitative image based apoptotic index measurement using multispectral imaging flow cytometry: a comparison with standard photometric methods. Apoptosis, 13(8):1054-1063

Hindson B J, Ness K D, Masquelier D A, et al. 2011. High-throughput droplet digital PCR system for absolute quantitation of DNA copy number. Anal Chem, 83 (22): 8604-8610

Hsu Y R, Chang W C, Mendiaz E A, et al. 1998. Selective deamidation of recombinant human stem cell factor during *in vitro* aging: isolation and characterization of the aspartyl and isoaspartyl homodimers and heterodimers. Biochemistry, 37: 2251-2262

Huang J, Wu Y, Chen Y, et al. 2011. Pyrene-excimer probes based on the hybridization chain reaction for the detection of nucleic acids in complex biological fluids. Angew Chem Int Ed Engl, 50 (2): 401-404

Huang X, Zhai C, You Q, et al. 2014. Potential of cross-priming amplification and DNA-based lateral-flow strip biosensor for rapid on-site GMO screening. Analytical and Bioanalytical Chemistry, 406 (17): 4243-4249

Hurn B A, Chantler S M. 1980. Production of reagent antibodies. Methods Enzymol, 70: 104-142

Ibrahem S, Seth R, O'Sullivan B, et al. 2010. Comparative analysis of pyrosequencing and QMC-PCR in conjunction with high resolution melting for KRAS/BRAF mutation detection. International Journal of Experimental Pathology, 91 (6): 500-505

Imai M, Ninomiya A, Minekawa H, et al. 2006. Development of H5-RTLAMP (loop-mediated isothermal amplification) system for rapid diagnosis of H5 avian influenza virus infection. Vaccine, 24 (44-46): 6679-6682

Jones C D, Yeung C, Zehnder J L. 2003. Comprehensive validation of a real-time quantitative bcr-abl assay for clinical laboratory use. Am J Clin Pathol, 120 (1): 42-48

Kabat E A. 1991. Sequences of proteins of immunological interest. 5th ed. New York: Diane Publishing Co

Kaneko S, Feinstone S M, Miller R H. 1989. Rapid and sensitive method for the detection of serum hepatitis B virus DNA using the polymerase chain reaction technique. J Clin Microbiol, 27 (9): 1930-1933

Karunanayake Mudiyanselage A P K K, Yu Q K, Leon-Duque M A, et al. 2018. Genetically encoded catalytic hairpin assembly for sensitive RNA imaging in live cells. J Am Chem Soc, 140 (28): 8739-8745

Kasianowicz J J, Robertson J W, Chan E R, et al. 2008. Nanoscopic porous sensors. Annu Rev Anal Chem (Palo Alto Calif), 1:737-766

Kohler G, Milstein C. 1975. Continuous cultures of fused cells secreting antibody of predefined specificity. Nature, 256: 495-497

Korbel J O, Urban A E, Affourtit J P, et al. 2007. Paired-end mapping reveals extensive structural variation in the human genome. Science, 318 (5849): 420-426

Kozal M J. 2009. Drug-resistant human immunodefiency virus. Clinical Microbiology & Infection, 15 (Supplement s1): 69-73.

Krol L C, Hart N A, Methorst N, et al. 2012. Concordance in KRAS and BRAF mutations in endoscopic biopsy samples and resection specimens of colorectal adenocarcinoma. European Journal of Cancer, 48 (7): 1108-1115

Kuwana T, Epstein B, Seo E. 1963. Electrochemical generation of solution luminescence. Journal of Physical Chemistry, 67: 2243-2244

Lan W J, Hao G K, Wang J, et al. 2010. Duplexed on-microbead binding assay for competitive inhibitor of epidermal growth factor receptor by quantitative flow cytometry. Basic & Clinical Pharmacology & Toxicology, 107: 560-564

Lan W J, Lin Y M, Men Z H, et al. 2017. Surface-decorated *S. cerevisiae* for flow cytometric array immunoassay. Analytical and Bioanalytical Chemistry, 409: 5259-5267

Lara-Ochoa F, Almagro J C, Vargas-Madrazo E, et al. 1996. Antibody-antigen recognition: a canonical structure paradigm. J Mol Evol, 43: 678-684

LaTuga M S, Ellis J C, Cotton C M, et al. 2011. Beyond bacteria: a study of the enteric microbial consortium in extremely low birth weight infants. PLoS One, 6 (12): e27858

Lefterova M I, Suarez C J, Banaei N, et al. 2015. Next-generation sequencing for infectious disease diagnosis and management: A report of the association for molecular pathology. The Journal of Molecular Diagnostics, 17 (6): 623-634

Leland J K, Powell M J. 1990. Electrogenerated chemoluminescence: anoxidative reduction type ECL reaction sequence using tripropyl amine. Journal of the Electrochemical Society, 137 (10): 3127

Letko M, Marzi A, Munster V. 2020. Functional assessment of cell entry and receptor usage for SARS-CoV-2 and other lineage B betacoronaviruses. Nat Microbiol, 5: 562-569

Li B, Jiang Y, Chen X, et al. 2012. Probing spatial organization of DNA strands using enzyme-free hairpin assembly circuits. J Am Chem Soc, 134 (34): 13918-13921

Li H, Wu L, Zhou W, et al. 2017. Microfluidic disk for the determination of human blood types. Microsystem Technologies, 23 (12): 5645-5651

Lisa S, Nicola P, Marina V, et al. 2008. High-resolution melting analysis for rapid detection of KRAS, BRAF, and PIK 3CA gene mutations in colorectal cancer. American Journal of Clinical Pathology, 130 (2): 247-253

Liu X, Zhang C, Zhao M, et al. 2018. A direct isothermal amplification system adapted for rapid SNP genotyping of multifarious sample types. Biosensors and Bioelectronics, 115: 70-76

Lo F S, Luo J D, Lee Y J, et al. 2009. High resolution melting analysis for mutation detection for *ptpn11* gene: applications of this method for diagnosis of noonan syndrome. Clinica Chimica Acta, 409 (1-2): 75-77

Machida M J, Chen C, Liang L, et al. 2013. One thousand genomes imputation in the national cancer institute breast and prostate cancer cohort consortium aggressive prostate cancer genome-wide association study. Prostate, 73 (7): 677-689

Maes R K, Langohr I M, Wise A G, et al. 2014. Beyond H&E: Integration of nucleic acid-based analyses into diagnostic pathology. Veterinary Pathology, 51(1): 238-256

Maleki L A, Majidi J, Baradaran B, et al. 2013. Production and characterization of murine monoclonal antibody against synthetic peptide of CD34. Hum Antibodies, 22: 1-8

Mardis E R. 2008. Next-generation DNA sequencing methods. Annu Rev Genom Hum Genet, 9:387-402

Martiny D, Busson L, Wybo I, et al. 2012. Comparison of the Microflex LT and Vitek MS systems for routine identification of bacteria by matrix-assisted laser desorption ionization-time of flight mass spectrometry. Journal of Clinical Microbiology, 50 (4): 1313-1325

Matthijs G, Souche E, Alders M, et al. 2015. Guidelines for diagnostic next-generation sequencing. European Journal of Human Genetics, 24 (1): 1584-1589

Mehrpouyan M, Bishop J E, Ostrerova N, et al. 1997. A rapid and sensitive method for non-isotopic quantitation of HIV-1 RNA using thermophilic SDA and flow cytometry. Molecular and Cellular Probes, 11 (5): 337-347

Metzker M. 2010. Sequencing technologies — the next generation. Nat Rev Genet, 11:31-46

Morrison T, Hurley J, Garcia J, et al. 2006. Nanoliter high throughput quantitative PCR. Nucleic Acids Research, 34 (18): e123

Motamedi M H K , Saghafinia M , Karami A , et al. 2011. A review of the current isothermal amplification techniques: Applications, advantages and disadvantages. Journal of Global Infectious Diseases, 3(3):293

Nadauld L, Regan J F, Miotke L, et al. 2012. Quantitative and sensitive detection of cancer genome amplifications from formalin fixed paraffin embedded tumors with droplet digital PCR. Translational Medicine, 2 (2): 1000107

Nakane P, Pierce G. 1966. Enzyme-labeled antibodies: preparation and application for the localization of antigens. Journal of Histochemistry and Cytochemistry, 14 (12): 929-931

Nakano M, Komatsu J, Matsuura S I, et al. 2003. Single-molecule PCR using water-in-oil emulsion. J Biotechnol, 102 (2): 117-124

Nicolini U, Lalatta F, Natacci F, et al. 2004. The introduction of QF-PCR in prenatal diagnosis of fetal aneuploidies: time for reconsideration. Hum Reprod Update, 10 (6): 541-548

Niedringhaus T P, Milanova D, Kerby M B, et al. 2011. Landscape of next-generation sequencing technologies. Anal Chem, 83 (12): 4327-4341

Notomi T, Okayama H, Masubuchi H, et al. 2000. Loop-mediated isothermal amplification of DNA. Nucleic Acids Research, 28 (12): E63

Nurith K, Chen P, Don H J, et al. 2005. Novel isothermal, linear nucleic acid amplification systems for highly multiplexed applications. Clinical Chemistry, 51 (10): 1973-1981

Oh S J, Park B H, Jung J H, et al. 2016. Centrifugal loop-mediated isothermal amplification microdevice for rapid, multiplex and colorimetric foodborne pathogen detection. Biosens Bioelectron, 75: 293-300

Ottesen E A, Hong J W, Quake S R, et al. 2006. Microfluidic digital PCR enables multigene analysis of individual environmental bacteria. Science, 314 (5804): 1464-1467

Pasqualini L, Mencacci A, Leli C, et al. 2012. Diagnostic performance of a multiple real-time PCR assay in patients with suspected sepsis hospitalized in an internal medicine ward. J Clin Microbiol, 50 (4): 1285-1288

Pichler M, Balic M, Stadelmeyer E, et al. 2009. Evaluation of high-resolution melting analysis as a diagnostic tool to detect the BRAF v600e mutation in colorectal tumors. Journal of Molecular Diagnostics, 11 (2): 140-147

Potapova A, Albat C, Hasemcier B, et al. 2011. Systematic cross-validation of 454 sequencing and pyrosequencing for the exact quantification of DNA methylation patterns with single CpG resolution. BMC Biotechnol, 11: 6

Qiu X, Wang P, Cao Z. 2014. Hybridization chain reaction modulated DNA-hosted silver nanoclusters for fluorescent identification of single nucleotide polymorphisms in the let-7 miRNA family. Biosens Bioelectron, 60: 351-357

Quan C, Alcala E, Petkovska I, et al. 2008. A study in glycation of a therapeutic recombinant humanized monoclonal antibody: where it is, how it got there, and how it affects charge-based behavior. Anal Biochem, 373: 179-191

Quan K, Huang J, Yang X, et al. 2015. An enzyme-free and amplified colorimetric detection strategy via target-aptamer binding triggered catalyzed hairpin assembly. Chem Commun (Camb), 51 (5): 937-940

Rehm H L, Bale S J, Bayrak-Toydemir P, et al. 2013. ACMG clinical laboratory standards for next-generation sequencing. Genetics in Medicine, 15 (9): 733-747

Roychowdhury S, Chinnaiyan A M. 2016. Translating cancer genomes and transcriptomes for precision oncology. CA: A Cancer Journal for Clinicians, 66: 75-88

Rowley T. 2012. Flow cytometry—a survey and the basics. Mater Methods, 2: 125

Santora L C, Kaymakcalan Z, Sakorafas P, et al. 2001. Characterization of noncovalent complexes of recombinant human monoclonal antibody and antigen using cation exchange, size exclusion chromatography, and BIAcore. Anal Biochem, 299: 119-129

Scatchard G. 1949. The attractions of proteins for small molecules and ions. Annals of the New York Academy of Sciences, 13: 660-672

Schuler F, Trotter M, Geltman M, et al. 2015. Digital droplet PCR on disk. Lab on a Chip, 16 (1): 208-216

Schwartz L S, Tarleton J, Popovich B, et al. 1992. Fluorescent multiplex linkage analysis and carrier detection for Ducheme/Becher muscular dystrophy. Am J Hum Genet, 51: 721-729

Sebastian S, Stella L, Katrin H, et al. 2011. Systematic cross-validation of 454 sequencing and pyrosequencing for the exact quantification of DNA methylation patterns with single CpG resolution. BMC Biotechnology, 11 (1): 6

Shen F, Du W, Kreutz J E, et al. 2010. Digital PCR on a slipchip. Lab on a Chip, 10 (20): 2666-2672

Shimizu F, Nakayama J, Ishizone S, et al. 2003. Usefulness of the real-time reverse transcription-polymerase chain reaction assay targeted to alpha 1, 4-*N*-acetylglucosaminyl transferase for the detection of gastric cancer. Lab Invest, 83 (2): 187-197

Singh R, Maganti R J, Jabba S V, et al. 2005. Microarray-based comparison of three amplification methods for nanogram amounts of total RNA. American Journal of Physiology Cell Physiology, 288 (5): 1179-1189

Smith C C, Wang Q, Chin C S, et al. 2012. Validation of ITD mutations in FLT3 as a therapeutic target in human acute myeloid leukaemia. Nature, 485 (7397): 260-263

Smith G D, Chadwick B E, Willmore-Payne C, et al. 2008. Detection of epidermal growth factor receptor gene mutations in cytology specimens from patients with non-small cell lung cancer utilising high-resolution melting amplicon analysis. Journal of Clinical Pathology, 61 (4): 487-493

Snitkin E S, Zelazny A M, Thomas P L, et al. 2012. Tracking a hospital outbreak of carbapenem-resistant *Klebsiella pneumoniae* with whole-genome sequencing. Sci Transl Med, 4 (148): 148ra116

Solassol J, Ramos J, Crapez E, et al. 2011. KRAS mutation detection in paired frozen and formalin-fixed paraffin-embedded (FFPE) colorectal cancer tissues. International Journal of Molecular Sciences, 12 (5): 3191-3204

Song C, Milbury C A, Li J, et al. 2011. Rapid and sensitive detection of *KRAS* mutation after fast-cold-PCR enrichment and high-resolution melting analysis. Diagnostic Molecular Pathology the American Journal of Surgical Pathology Part B, 20 (2): 81-89

Song C X, Clark T A, Lu X Y, et al. 2012. Sensitive and specific single-molecule sequencing of 5-hydroxymethylcytosine. Nature Methods, 9 (1): 75-77

Song W, Zhu K, Cao Z, et al. 2012. Hybridization chain reaction-based aptameric system for the highly selective and sensitive detection of protein. Analyst, 137 (6): 1396-1401

Song X, Chen H, Zare R N. 2020. Teflon spray ionization mass spectrometry. Journal of the American Society for Mass Spectrometry, 31 (2): 234-239

Spears P A, Linn C P, Woodard D L, et al. 1997. Simultaneous strand displacement amplification and fluorescence polarization detection of *Chlamydia trachomatis* DNA. Anal Biochemistry, 247 (1): 130-137

Sun Y, Qin P, He J, et al. 2021. Rapid and simultaneous visual screening of SARS-CoV-2 and influenza viruses with customized isothermal amplification integrated lateral flow strip. Biosens Bioelectron, 197: 113771

Sun Y, Zhou X, Yu Y. 2014. A novel picoliter droplet array for parallel real-time polymerase chain reaction based on double-inkjet printing. Lab Chip, 14 (18): 3603-3610

Tawfik D S, Griffiths A D. 1998. Man-made cell-like compartments for molecular evolution. Nat Biotechnol, 16 (7): 652-656

Tomita N, Mori Y, Kanda H, et al. 2008. Loop-mediated isothermal amplification (LAMP) of gene sequences and simple visual detection of products. Nat Protoc, 3 (5): 877-882

Unger M A, Chou H P, Thorsen T, et al. 2000. Monolithic microfabricated valves and pumps by multilayer soft lithography. Science, 288 (5463): 113-116

Vandrovcova J, Thomas E R, Atanur S S, et al. 2013. The use of next-generation sequencing in clinical diagnosis of familial hypercholesterolemia. Genet Med, 15 (12): 948-957

Vijayalakshmi K, Shankar V, Bain R M, et al. 2020. Identification of diagnostic metabolic signatures in clear cell renal cell carcinoma using mass spectrometry imaging. International Journal of Cancer, 147 (1): 256-265

Vincent M, Xu Y, Kong H. 2004. Helicase-dependent isothermal DNA amplification. EMBO Rep, 5 (8): 795-800

Vogelstein B, Kinzler K W. 1999. Digital PCR. Proc Natl Acad Sci USA, 96 (16): 9236-9241

Walsh J M, Goldberg J D. 2013. Fetal aneuploidy detection by maternal plasma DNA sequencing: a technology assessment. Prenat Diagn, 33 (6): 514-520

Wan Y, Shang J, Graham R, et al. 2020. Receptor recognition by the novel coronavirus from Wuhan: an analysis based on decade-long structural studies of SARS coronavirus. J Virol, 94 (7): e00127-20

Wang H, Li C, Liu X, et al. 2018. Construction of an enzyme-free concatenated DNA circuit for signal amplification and intracellular imaging. Chem Sci, 9 (26): 5842-5849

Wang H, Wang H, Liu C, et al. 2016. Ultrasensitive detection of telomerase activity in a single cell using stem-loop primer-mediated exponential amplification (SPEA) with near zero nonspecific signal. Chem Sci, 7 (8): 4945-4950

Wang J, McLenachan P A, Biggs P J, et al. 2013. Environmental bio-monitoring with high-throughput sequencing.

Brief Bioinform, 14 (5): 575-588

Wang Z, Li J, Liu B, et al. 2005. Chemiluminescence of CdTe nanocrystals induced by direct chemical oxidation and its size-dependent and surfactant-sensitized effect. Journal of Physical Chemistry, 109 (49): 23304-23311

Warren L, Bryder D, Weissman I L, et al. 2006. Transcription factor profiling in individual hematopoietic progenitors by digital RT-PCR. Proceedings of the National Academy of Sciences, 103 (47): 17807-17812

White R A, Blainey P C, Fan H C, et al. 2009. Digital PCR provides sensitive and absolute calibration for high throughput sequencing. BMC Genomics, 10: 101-116

Wild D. 2013. The Immunoassay Handbook. 4th ed. New York: Elsevier Science Ltd

Xie S, Tang Y, Tang D. 2018. Converting pyrophosphate generated during loop mediated isothermal amplification to ATP: Application to electrochemical detection of *Nosema bombycis* genomic DNA PTP1. Biosens Bioelectron, 102: 518-524

Xu G, Hu L, Zhong H, et al. 2012. Cross priming amplification: mechanism and optimization for isothermal DNA amplification. Rep, 2 (2): 246

Yalow R S, Berson S A. 1959. Assay of plasma insulin in human subjects by immunological methods. Nature, 184 (Suppl 21): 1648-1649

Yang Y, Strahan A, Li C, et al. 2010. Detecting low level sequence variants in recombinant monoclonal antibodies. Mabs, 2: 285-298

Zhang W, Zheng K, Ye Y, et al. 2021. Pipette-tip-enabled digital nucleic acid analyzer for COVID-19 testing with isothermal amplification. Anal Chem, 93 (46): 15288-15294

Zhao S, Stodolsky M. 2004. Pyrosequencing: a tool for DNA sequencing analysis. Methods Mol Biol, 255: 211-219

Zhao Y, Chen F, Qin J, et al. 2018. Engineered Janus probes modulate nucleic acid amplification to expand the dynamic range for direct detection of viral genomes in one microliter crude serum samples. Chem Sci, 9 (2): 392-397

Zhu L, Xu Y, Cheng N, et al. 2016. A facile cascade signal amplification strategy using dnazyme loop-mediated isothermal amplification for the ultrasensitive colorimetric detection of *Salmonella*. Sensors & Actuators B: Chemical, 242: 880-888

Zhu Q, Qiu L, Yu B, et al. 2014. Digital PCR on an integrated self-priming compartmentalization chip. Lab on a Chip, 14 (6): 1176-1185